Schwindel und
Gleichgewichtsstörungen

W0380421

RUDOLF KUNZE
Arzt
Brückenkopf 4
4950 Minden

Wolfgang Stoll · Dieter R. Matz · Eckhard Most

Schwindel und Gleichgewichtsstörungen

Diagnostik – Klinik – Therapie

Ein interdisziplinärer Leitfaden für die Praxis

122 Abbildungen, 31 Tabellen

1986
Georg Thieme Verlag Stuttgart · New York

Prof. Dr. med. W. Stoll
Hals-Nasen-Ohrenklinik der Westfälischen Wilhelms-Universität Münster
Kardinal-von-Galen-Ring 10, 4400 Münster

Priv.-Doz. Dr. D. R. Matz
Neurologische Abteilung des Evangelischen Krankenhauses Lippstadt
Wiedenbrücker Straße 33, 4780 Lippstadt

Prof. Dr. med. E. Most
Med. Klinik u. Poliklinik der Westfälischen Wilhelms-Universität Münster
Westring 3, 4400 Münster

CIP-Kurztitelaufnahme der Deutschen Bibliothek

Stoll, Wolfgang:
Schwindel und Gleichgewichtsstörungen : Diagnostik –
Klinik – Therapie ; e. interdisziplinärer Leitf. für
d. Praxis / Wolfgang Stoll ; Dieter R. Matz ;
Eckhard Most. – Stuttgart ; New York : Thieme, 1986.

NE: Matz, Dieter R.: ; Most, Eckhard:

Wichtiger Hinweis: Medizin als Wissenschaft ist ständig im Fluß. Forschung und klinische Erfahrung erweitern unsere Kenntnisse, insbesondere was Behandlung und medikamentöse Therapie anbelangt. Soweit in diesem Werk eine Dosierung oder eine Applikation erwähnt wird, darf der Leser zwar darauf vertrauen, daß Autoren, Herausgeber und Verlag größte Mühe darauf verwandt haben, daß diese Angabe genau dem **Wissensstand bei Fertigstellung des Werkes** entspricht. Dennoch ist jeder Benutzer aufgefordert, die Beipackzettel der verwendeten Präparate zu prüfen, um in eigener Verantwortung festzustellen, ob die dort gegebene Empfehlung für Dosierungen oder die Beachtung von Kontraindikationen gegenüber der Angabe in diesem Buch abweicht. Das gilt besonders bei selten verwendeten oder neu auf den Markt gebrachten Präparaten und bei denjenigen, die vom Bundesgesundheitsamt (BGA) in ihrer Anwendbarkeit eingeschränkt worden sind.

Geschützte Warennamen (Warenzeichen) werden *nicht* besonders kenntlich gemacht. Aus dem Fehlen eines solchen Hinweises kann also nicht geschlossen werden, daß es sich um einen freien Warennamen handele.

Das Werk, einschließlich aller seiner Teile, ist urheberrechtlich geschützt. Jede Verwertung außerhalb der engen Grenzen des Urheberrechtsgesetzes ist ohne Zustimmung des Verlages unzulässig und strafbar. Das gilt insbesondere für Vervielfältigungen, Übersetzungen, Mikroverfilmungen und die Einspeicherung und Verarbeitung in elektronischen Systemen.

© 1986 Georg Thieme Verlag, Rüdigerstraße 14, D-7000 Stuttgart 30
Printed in Germany
Satz und Druck: Druckhaus Dörr, Inhaber Adam Götz, D-7140 Ludwigsburg, gesetzt auf Linotype System 5 (202)

ISBN 3-13-663201-X 1 2 3 4 5 6

Vorwort

Schwindel umfaßt die verschiedensten subjektiven Empfindungen. Semantisch und medizinisch ist dieser Begriff Ausdruck einer gestörten Gleichgewichtssituation.

Der Volksmund spricht von Schwindel, wenn das Verhältnis zur Wahrheit nicht ausgewogen ist. Dichter umschreiben mit Schwindel Gemütswallungen, die ein inneres Ungleichgewicht hervorheben.

Medizinisch gesehen kann Schwindel als Monosymptom, Leit- oder Begleitsymptom auftreten. Die Beschwerden beinhalten abnorme Bewegungsempfindungen, ein unerklärliches Unsicherheitsgefühl, Verlust der Herrschaft über den Körper, Ohnmacht, Sehstörungen, Flimmern vor den Augen, Übelkeit etc. Letztlich lassen diese Schilderungen eine irritierte räumliche Beziehung zur Umgebung erkennen. Dieser Zustand flößt den meisten Menschen, insbesondere den älteren, Angst ein. Sie merken, daß ihr Körper nicht in gewohnter Weise reagiert.

Schwindel ist ebenso wie Schmerz ein Alarmsignal, dessen Ursache abgeklärt werden muß.

Ziel des vorliegenden Buches ist, dem praktisch tätigen Arzt und Fachkollegen einen praxisnahen Leitfaden an die Hand zu geben, um dem Patienten möglichst unverzüglich einer fachgerechten Behandlung zuzuführen.

Münster, im Sommer 1985

W. Stoll D. R. Matz E. Most

Inhaltsverzeichnis

Allgemeiner Teil

Einleitung

Das gleichgewichtserhaltende System

Der Mensch erlangt durch seine aufrechte Körperhaltung die Fähigkeit, sein manuelles und geistiges Potential voll zu entfalten.

Physikalisch gesehen stellt diese Körperhaltung eine ausgesprochen labile Gleichgewichtslage dar, da der Unterstützungspunkt weit unter dem Schwerpunkt liegt. Der Mensch muß also durch ständige Muskelarbeit ein Maximum an Energie aufbringen, um auf zwei Füßen stehen zu können. Dieses verdankt er der Leistungsfähigkeit seines Stütz- und

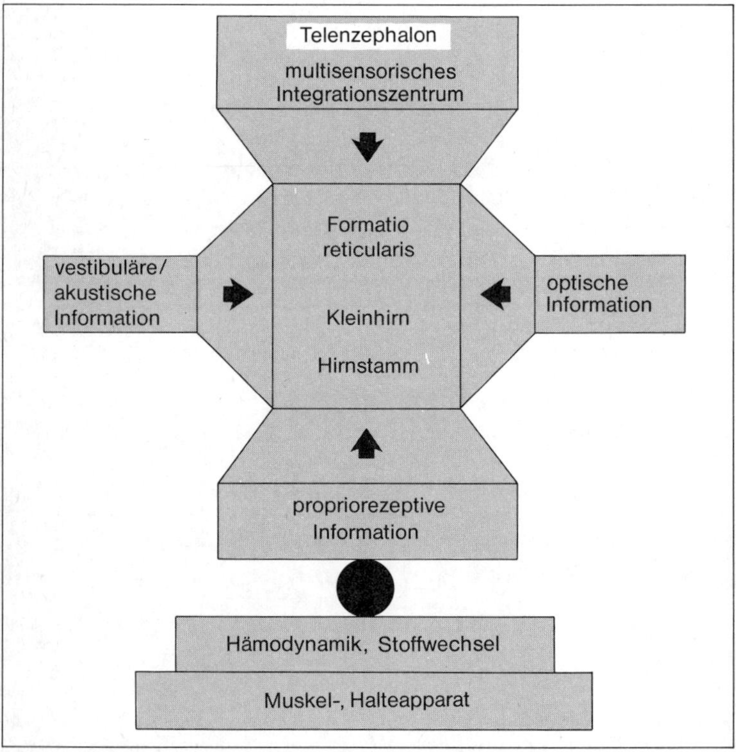

Abb. 1 Gleichgewichtserhaltendes System (Mosaikstruktur)

Halteapparates sowie der regulierenden zentralen und peripheren Stationen. *Die Basis aller Funktionen ist eine intakte Hämodynamik und ein intakter Stoffwechsel* (Abb. 1).

Die Erhaltung des Gleichgewichts ist mit der Orientierung im Raum auf das engste verbunden. Mehrere Sinne sind an dieser Aufgabe beteiligt.

Auge, Ohr, Propriorezeptoren der Muskulatur und der Gelenke sowie Tast-, Schmerz- und Temperaturrezeptoren der Haut liefern ständig Informationen über die Position des Körpers und seiner Teile in Bezug zur Umwelt.

Statische Orientierung

Die Gleichgewichtslage des Körpers orientiert sich an der Lotrechten der Schwerkraft. Schwerkraftsensoren sind Sakkulus und Utrikulus, das visuelle System und die Somatosensoren.

Dynamische Orientierung

Jede Körperbewegung bedingt eine veränderte Umweltbeziehung. Sie wird von den Sinnesorganen, die auf spezifische Reize antworten, wahrgenommen und mit dem Stand der erfolgten statischen Orientierung verglichen. Die aufgenommenen Impulse gelangen über verschiedene Bahnen an übergeordnete Zentren, wo eine allgemeine Koordination und Assoziation stattfinden. An der Gleichgewichtserhaltung sind Fremd- und Eigenreflexe beteiligt.

Das Zusammenspiel aller gleichgewichtserhaltenden Stationen ermöglicht Automatismen, die eine Körperhaltung wie Stehen und Sitzen oder Bewegungsabläufe wie Gehen mühelos ermöglichen.

Kompensation

Der multifaktorielle Aufbau des Gleichgewichtssystems ist die physiologische Grundlage der Kompensationsmechanismen. Sie treten in Kraft, wenn ein oder mehrere Bausteine aus dem Gesamtgefüge herausgebrochen sind.

Nach kurzfristigen hämodynamischen oder vestibulären Krisen tritt in der Regel relativ schnell wieder eine schwindelfreie Lage ein, sofern keine Defektheilung eine provozierbare Anfälligkeit zurückläßt.

Dagegen ist die Symptomatik bei zentralen Läsionen durch bilateral gekreuzte Repräsentation im Bereich des zentralvestibulären Systems von Anfang an weniger ausgeprägt, da umfangreiche Kompensationsmechanismen anatomisch vorgegeben sind.

Nach neurophysiologischen Untersuchungen dürfte die Reorganisation im wesentlichen auf die Aktivierung neuer cholinerger, monoaminerger und GABA-erger Synapsen, der Wiederherstellung der zunächst reduzierten metabolischen Aktivität und der Verarbeitung der Fehlinformationen durch Erlernen neuer Feed-back-Mechanismen zurückzuführen sein.

Die Kompensationsfähigkeit ist altersabhängig.

Anatomie und Physiologie

Periphervestibuläres System und gleichgewichtserhaltende Regulationssysteme

Hauptaufgaben des Vestibularapparates:

- Information über die Stellung des Kopfes im Raum (räumliche Orientierung),
- Information über das Einwirken linearer und angulärer Beschleunigungskräfte,
- Koordination von Augenbewegungen während vestibulärer Stimulation (räumliche Orientierung),
- Koordination von Bewegungsabläufen durch Einflüsse auf die Skelettmuskulatur,
- Aufrechterhaltung des Reflextonus, insbesondere, um bei gestörtem Gleichgewicht wieder in die normale Ausgangsposition zurückzukehren.

Labyrinth (Innenohr)

Das Labyrinth beherbergt zwei funktionell getrennte Sinnesorgane, den Vestibularapparat und das Hörorgan. Die enge anatomische Nachbarschaft kennzeichnet zahlreiche Krankheitsbilder.

Das häutige Labyrinth ist ein mit Endolymphe gefülltes, geschlossenes Hohlraumsystem, das Bogengänge, Utrikulus, Sakkulus und Ductus cochlearis einschließt. Über den Ductus endolymphaticus (Aquaeductus vestibuli) endet der Endolymphschlauch in einer gleichnamigen Duraduplikatur (Saccus endolymphaticus).

Das Endolymphsystem wird vom perilymphatischen Raum umgeben, dessen äußere Wand dem knöchernen Labyrinth entspricht. Durch den Ductus perilymphaticus (Aquaeductus cochleae) stehen Perilymphe und Subarachnoidalraum in Verbindung (Abb. 2).

Die knöcherne Kapsel wird an zwei Stellen, dem ovalen und runden Fenster, unterbrochen. Im ovalen Fenster dichten Ringband und Steigbügelfußplatte, im runden Fenster eine Membran den Perilymphraum ab.

Perilymphe ist kaliumarm und natriumreich. Sie setzt sich aus einer Mischung von Blutfiltrat und Liquor cerebrospinalis zusammen.

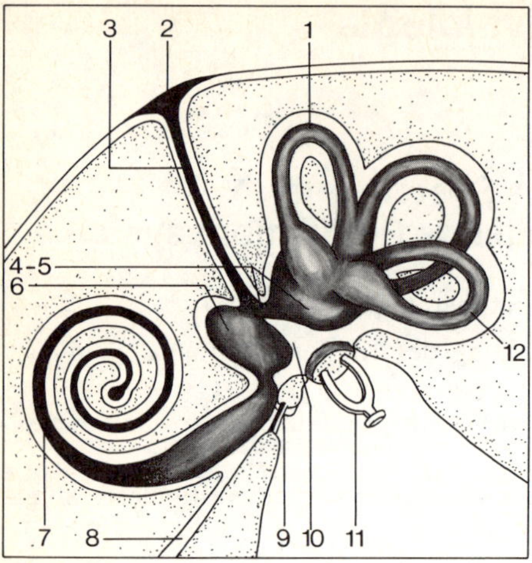

Abb. 2 Innenohr.
1 Perilymphraum (oberer Bogengang),
2 Saccus endolymphaticus,
3 Ductus endolymphaticus,
4 Utrikulus,
5 Ductus utriculosaccularis,
6 Sakkulus,
7 Kochlea,
8 Ductus perilymphaticus,
9 rundes Fenster,
10 Vorhof,
11 Steigbügel,
12 lateraler Bogengang

Endolymphe ist kaliumreich und natriumarm und entstammt der Stria vascularis (s. S. 141).

Zelluläre Kalium-Natrium-Austauschpumpe: Das für konstante Ionenkonzentrationen verantwortliche Elektrolytaustauschsystem befindet sich im Bereich der Stria vascularis, des Sakkulus und des Utrikulus. Passive Diffusionsvorgänge laufen im Saccus endolymphaticus ab.

Otolithenapparat

Sakkulus und Utrikulus liegen in Vertiefungen des Vorhofes, der den Raum zwischen Schnecke und Bogengängen einnimmt. Sie sind durch den Ductus utriculosaccularis miteinander verbunden, von dem der Ductus endolymphaticus abzweigt, und umhüllen die Makulaorgane (Abb. 3).

Makroskopisch stellen Macula sacculi und Macula utriculi gekrümmte, beckenförmige Scheiben dar, die annähernd senkrecht zueinander stehen (Abb. 4). Das Epithel der Sinnesorgane setzt sich aus Haarzellen und Stützzellen zusammen. Die Zilien der Sinneszellen (pro Zelle mehrere Stereozilien und ein Kinozilium) haben in Sakkulus und Utrikulus eine bestimmte Anordnung, deren physiologische Bedeutung noch nicht endgültig geklärt ist. Sie sind in eine gelatinöse Membran eingebettet. An ihrer Oberfläche liegen hexagonale, prismatische Calciumcarbonatkristalle, die sog. Otolithen (Statolithen, Otokonien). Die Otolithen des Utrikulus sind randständig, die Otolithen des Sakkulus in der Mitte der Membran gehäuft.

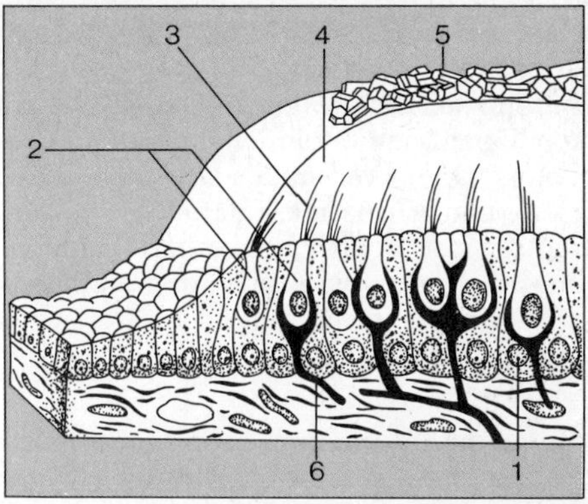

Abb. 3 Schema einer Macula statica.
1 Stützzellen,
2 Sinneszellen,
3 Zilien,
4 Statolithenmembran,
5 Statolithen,
6 afferente Nervenfaser
(aus *W. Becker, H. H. Naumann, C. R. Pfaltz:* Hals-Nasen-Ohren-Heilkunde. Thieme, Stuttgart 1982)

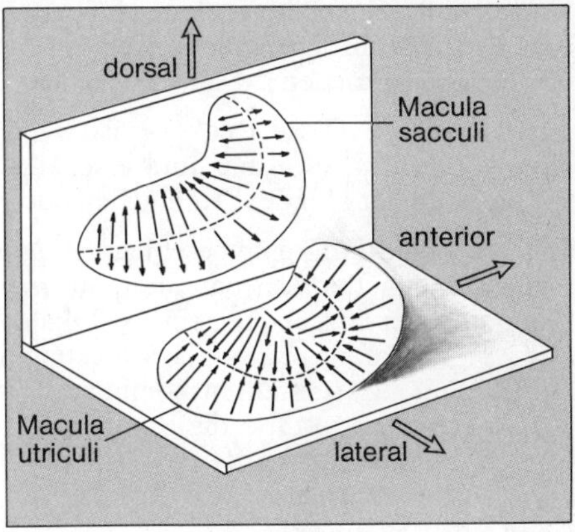

Abb. 4 Ausrichtung der Haarzellen auf dem Otolithenapparat. Die Richtung der Pfeile zeigt die Richtung der Haarablenkung an, die die Haarzellen auf der entsprechenden Region der Rezeptoroberfläche erregt
(aus *H. H. Lindemann:* Adv. Anat. Embryol. Cell. Biol. 42 (1969) 1

Macula utriculi und Macula sacculi reagieren spezifisch auf Linearbeschleunigung sowie auf Gravitationskräfte.

Der Sakkulus liegt in der Ebene des vertikalen hinteren Bogenganges und dient in erster Linie der Wahrnehmung vertikaler, der Utrikulus, der in der Ebene des horizontalen Bogenganges liegt, der Wahrnehmung horizontaler Beschleunigungsreize. Aufgrund der anatomischen Beschaffenheit der Organe ist die Reizaufnahme in allen Ebenen des Raumes gewährleistet (s. Abb. 6).

Rein mechanisch werden die Otolithen bei Reizeinwirkung durch Scherkräfte auf ihrer Unterlage verschoben, wodurch die Zilien in bestimmter Richtung abbiegen. Die so entstehenden Sinneszellimpulse lösen bestimmte Statolithenreflexe aus.

Der makulookuläre Reflex dient der optimalen Augenstellung, der makulospinale Reflex einer stabilen Körperposition.

Einfluß der Schwerkraft: Die Schwerkraftbeschleunigung „g" wirkt ständig auf den Otolithenapparat ein und unterhält einen bestimmten Tonus. Damit verbunden sind Stellreflexe auf den Kopf sowie auf die Hals- und Körpermuskulatur. Sie tragen dazu bei, daß die Maculae staticae stets in der Lage verharren oder in die Ausgangslage zurückgehen, die durch die Gravitationseinflüsse vorgegeben sind. So ändert z. B. ein Kaninchen seine Kopfstellung praktisch nicht, wenn Rumpf und Extremitäten in die verschiedensten Positionen im Raum gebracht werden.

Durch die Information über die Position des Kopfes im Raum ist das ZNS in der Lage, Kopf, Hals und Körper nach jeder Neueinstellung auszurichten. Diese Fähigkeit wurde früher dem Halsreflex auf die Extremitätenmuskulatur, dem Halsreflex auf die Augenmuskulatur, dem Körperstellreflex auf den Kopf und dem Körperstellreflex auf den Körper zugesprochen (MAGNUS u. DE KLEIJN 1912, 1915).

„Liftreaktion": Diese Reaktion ist weniger bei Erwachsenen als bei Kleinkindern nachweisbar und erscheint besonders eindrucksvoll im Tierversuch mit Hunden, Kaninchen oder Katzen (Abb. 5).

Eine vertikale Progressivbeschleunigung nach oben (Lift ↑) führt zur Beugestellung der Extremitäten, nach Beendigung der Beschleunigung zu einer Streckung; eine vertikale Beschleunigung nach unten (Lift ↓) ist anfangs mit einer Streckung und nach Anhalten mit einer Beugung der Extremitäten kombiniert. Vertikale Körperstellung mit Kopf nach oben vestärkt die Reaktion, Kopf nach unten leitet die sog. „Sprungbereitschaft" ein.

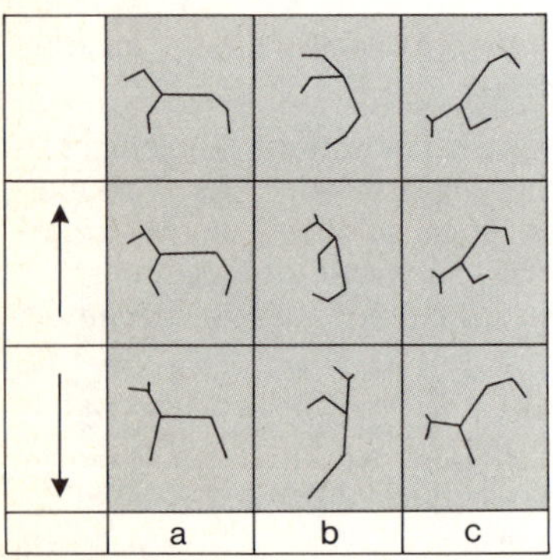

Abb. 5 Schematische Darstellung von „Liftreaktion" und „Sprungbereitschaft". a Normale Körperstellung. b Vertikale Körperstellung, Kopf oben. c Vertikale Körperstellung, Kopf unten. Die Richtung der vertikalen Progressivbeschleunigung ist durch Pfeile gekennzeichnet (aus *L. Landois, H. U. Rosemann:* Lehrbuch der Physiologie, Bd. II. Urban & Schwarzenberg, München 1962)

Bogengangsapparat

Die drei Bogengänge stehen annähernd in den drei Hauptrichtungen des Raumes. Unter Einbeziehung des Utrikulus bilden die häutigen Gänge Endolymphschläuche, die sich vor Einmündung in den Utrikulus je zu einer Ampulle aufweiten. Der Ampullendurchmesser beträgt ca. 1,5 mm.

Der *seitliche (laterale) Bogengang* wird wegen seiner Lage bei aufrechter Körperhaltung auch *horizontaler Bogengang* genannt, obgleich er in aufrechter Körperhaltung nicht exakt waagerecht liegt, sondern erst bei Vorwärtsneigung des Kopfes um ca. 30 Grad (Abb. 6 u. 7). Er grenzt an das Antrum mastoideum und liegt oberhalb der ovalen Fensternische in unmittelbarer Nachbarschaft des Fazialiskanals.

Der *obere (superiore) Bogengang* ist vertikal ausgerichtet und reicht an die mittlere Schädelgrube, wo er als Eminentia arcuata hervortreten kann.

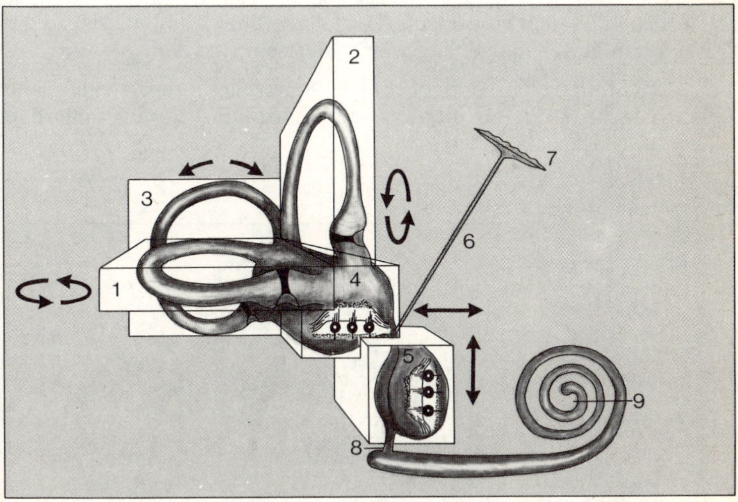

Abb. 6 Schematische Darstellung der auf den Vestibularapparat einwirkenden Beschleunigungskräfte.
1 lateraler Bogengang,
2 oberer Bogengang,
3 hinterer Bogengang,
4 Utrikulus,
5 Sakkulus,
6 Ductus endolymphaticus,
7 Saccus endolymphaticus,
8 Ductus reuniens,
9 Kochlea

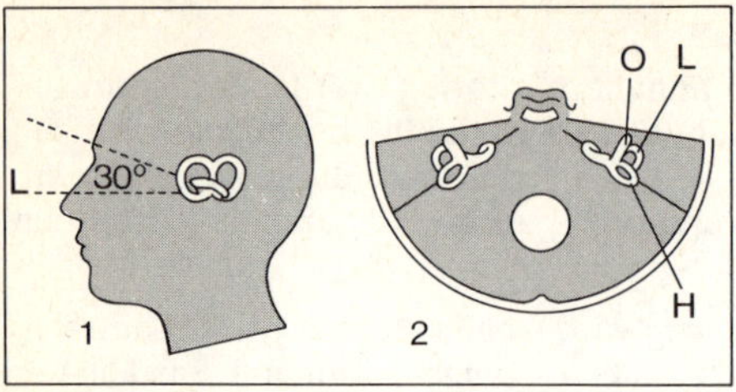

Abb. 7 Lage der Bogengänge im Schädel bei aufrechter Körperhaltung.
1 Seitenansicht,
2 Blick von oben,
L lateraler, O oberer, H hinterer Bogengang

Der *hintere (posteriore) Bogengang* steht ebenfalls in einer vertikalen Ebene, jedoch rechtwinkelig zum oberen Bogengang versetzt. Oberer und hinterer Bogengang bilden an den ampullenfreien Schenkeln ein Crus commune, so daß insgesamt nur fünf Endolymphgänge in den Utrikulus münden.

In der Mitte der Ampulle erhebt sich die Epithelschicht zu einem zur Längsachse des Bogenganges quergestellten Wall, der Crista ampullaris. Von außen reicht eine leichte Vertiefung (Sulcus ampullaris) an die Crista heran, durch die der zugehörige Nerv eintritt (Abb. 8).

Von den Sinneszellen, umgeben von Stützzellen, ragen zahlreiche Zilien (ca. 50–60 Stereozilien und ein Kinozilium) in eine gallertige

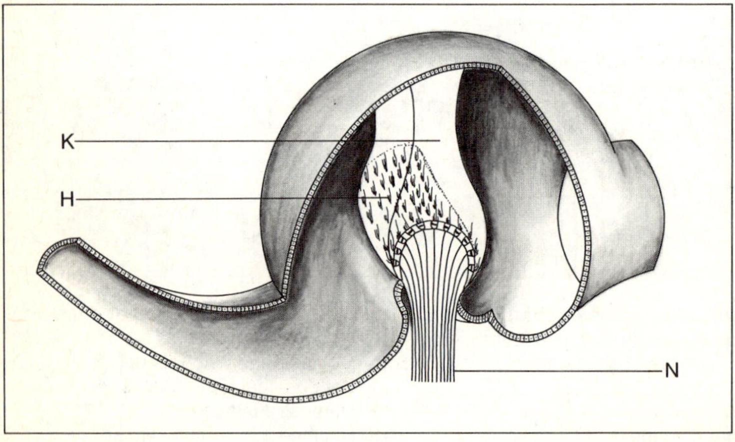

Abb. 8 Bogengangsampulle. K Kupula, H Haarzelle, N afferenter Nerv

Masse, die die Hauptsubstanz der Kupula bildet und bis zum Dach der Ampulle reicht (Abb. 8). Dadurch bildet das Kupula-Endolymphsystem eine funktionelle Einheit.

Der adäquate Reiz für das Kupula-Bogengangssystem ist die Winkelbeschleunigung. Sie verursacht in denjenigen Bogengängen, die sich in der Ebene der einwirkenden Kräfte befinden, Endolymphströmungen. Dadurch werden die Kupulaorgane proportional der Winkelbeschleunigung abgelenkt. Scherkräfte ergeben wie bei den Otolithen den spezifischen Reiz für die Sinneszellen.

Die Kupula arbeitet nach dem Prinzip des gedämpften Torsionspendels, d. h. sie pendelt nach reizbedingter Ablenkung aufgrund ihrer anatomischen Beschaffenheit in die Ruhelage zurück.

Die Physiologie der Bogengänge orientiert sich seit jeher am horizontalen Bogengang, dessen Reizschwelle wegen seiner extremen Beanspruchung niedriger ist als die der vertikalen Bogengänge. Dies gewährleistet das im Alltag häufig benötigte schwindelfreie Kopfdrehen in der Horizontalebene.

Rotatorischer Reiz

Körper- und Kopfdrehungen folgt stets eine bilaterale Reizung eines Bogengangpaares.

Wegen der Trägheit der Endolymphe wird die Kupula zunächst entgegen der Drehrichtung abgelenkt. Bei fortgesetzter gleichmäßiger Drehung (Langzeitdrehung) gleicht sich die Strömungsgeschwindigkeit der Drehgeschwindigkeit an, und die Kupula kehrt in ihre Ruhelage zurück. Nach plötzlichem Abstoppen der Drehung fließt die Endolymphe weiter und lenkt nunmehr die Kupula in die vorherige Drehrichtung ab.

Im Bereich des horizontalen Bogenganges steigert eine ampullopetale Strömung mit einer utrikulopetalen Kupulaauslenkung die Ruheaktivität in dem gleichseitigen Vestibulariszentrum (Depolarisationseffekt). Durch die gleichzeitige ampullofugale Endolymphströmung mit utrikulofugaler Auslenkung sinkt der kontralaterale Vestibularistonus (Hyperpolarisationseffekt) (Abb. 9).

Die Gesetzmäßigkeit (Ewald-Gesetz) gilt nur für den horizontalen Bogengang, da eine ampullofugale Deflexion in einem vertikalen Bogengang einen Depolarisationseffekt hat.

Merke: Die perrotatorische Tonusverschiebung löst einen Nystagmus in Drehrichtung, die postrotatorische Tonusverschiebung einen Nystagmus entgegen der Drehrichtung aus.

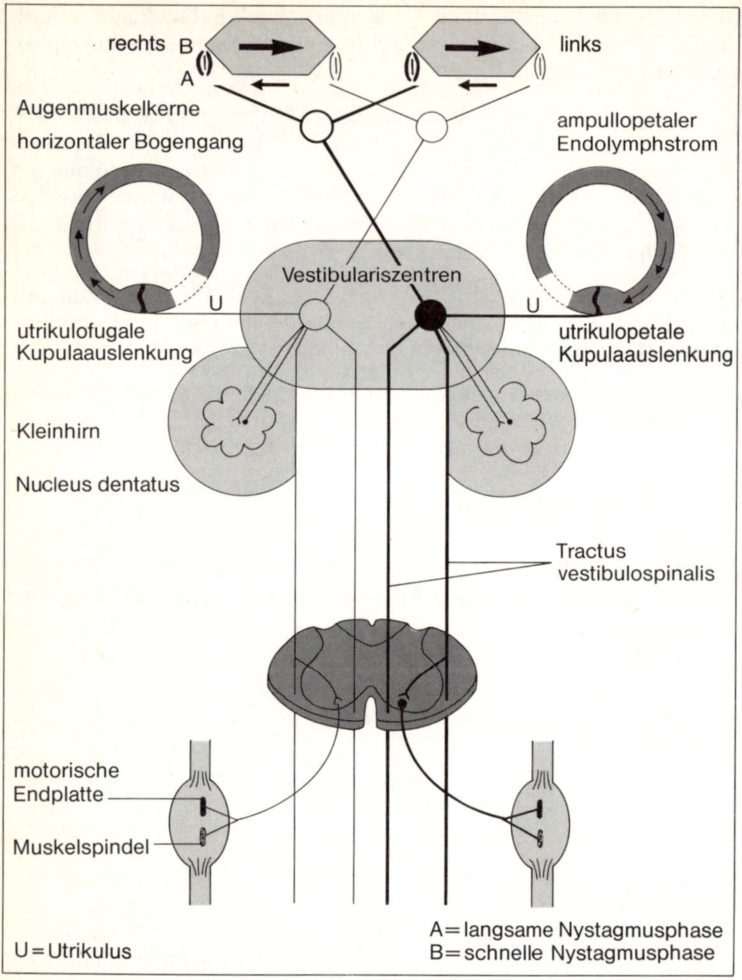

Abb. 9 Tonusverschiebung bei Linksdrehung mit utrikulopetaler Kupulaauslenkung und perrotatorischem Nystagmus nach links

Thermischer (kalorischer) Reiz

Die thermische Prüfung ist die wichtigste Methode zur seitengetrennten Untersuchung der peripheren Vestibularorgane. Durch Abkühlen bzw. Erwärmen (>/< 37°C Körpertemperatur) wird nach Bárány (1913) die Dichte der Endolymphe verändert, wodurch eine Strömung entsteht.

Diese Theorie wird durch die neuesten Raumfahrtforschungsergebnisse in Frage gestellt, da sich der thermische Nystagmus auch unter Schwerelosigkeit auslösen ließ (Scherer 1984).

Merke: Warmreiz führt zu einer utrikulopetalen Kupulaablenkung, erhöht den Ruhetonus (Depolarisation) und löst einen Nystagmus zur Seite des gereizten Ohres aus. Kaltreiz hat eine utrikulofugale Kupulaablenkung, einen verminderten Ruhetonus (Hyperpolarisation) und einen Nystagmus zur Seite des nicht gereizten Ohres zur Folge.

Die Vestibularistonusänderungen sind die Grundlage für das Zusammenspiel aller mit den Vestibulariszentren verbundenen Stationen.

Vestibulookulärer Reflex (Nystagmus)

Einer peripher ausgelösten Tonussteigerung in den Vestibulariszentren folgt eine kontralaterale Tonussteigerung in den pontinen Blickzentren mit Innervation von bestimmten Augenmuskelgruppen. Das Auge bewegt sich zunächst zur Seite des verminderten vestibulären Tonus.

Dies entspricht der langsamen, vestibulär bedingten Nystagmusphase. Danach folgt eine ruckartige, zentrale Ausgleichsbewegung zur Gegenseite, die als schnelle Nystagmusphase definitionsgemäß die Nystagmusrichtung angibt.

Hauptaufgabe der vestibulookulären Verbindung ist die Blickfeldstabilisierung, die wiederum zu einer stabilen raumbezogenen Lage des Körpers beiträgt. Dabei fungiert die Kupulaauslenkung als Regulator für die Geschwindigkeit der kompensatorischen Augenbewegung.

Beispiel: Trotz Kopfschütteln ist ein Gesunder in der Lage, einen vorgehaltenen Text zu lesen. Wird die vestibuläre Reizung durch Kopffixation aufgehoben und die Texttafel hin- und herbewegt, sind die vestibulookulären Reflexe außer Kraft. Ein Lesen des Textes ist dann nicht mehr möglich.

Vestibulospinale Reflexe

Die vestibulospinalen Reflexbögen sind mit zahlreichen Regulationssystemen verknüpft. Abweichreaktionen werden daher häufig von Gegenregulationen überlagert. Tonusüberwiegen auf einer Seite verursacht in der Regel kontralaterale Abweichreaktionen, sofern die Gegenregulationen nicht überwiegen.

Beispiel: Während einer Rechtsdrehung auf dem Drehstuhl sind ein Abweichen der Arme nach links (Armabweichreaktion) und ein Absinken des linken Armes (Armtonusreaktion) zu beobachten. Auch eine Kopfdrehung und Rumpfdrehung nach links fallen auf.

Nach Kaltspülung des linken Ohres folgt z. B. eine linksseitige Tonusminderung, die eine Gangabweichung nach links und eine Schwerpunktsverlagerung des Körpers nach links mit Fallneigung nach links verursacht. Nach Warmspülung des linken Ohres sind die Abweichreaktionen nach rechts gerichtet, da Warmreiz den Tonus erhöht.

Nervus vestibularis

Der N. vestibularis tritt zusammen mit dem N. facialis und N. cochlearis in den inneren Gehörgang ein. Das Nervenbündel bildet den VIII. Hirnnerven (N. statoacusticus).

Zum Ganglion vestibulare, das am Boden des inneren Gehörganges liegt, ziehen vorwiegend afferente und nur wenig efferente Fasern.

Nerven von der Macula utriculi und den Cristae ampullares des oberen und lateralen Bogenganges bilden den N. utriculoampullaris; Äste von der Macula sacculi den N. saccularis, der mit Ästen vom hinteren Bogengang zum N. sacculoampullaris zusammenläuft.

Der *retrolabyrinthäre* Verlauf, ein in der Otologie gebräuchlicher Begriff, bezeichnet den Nervenabschnitt vom Verlassen des Endorganes bis zur Einmündung in den Hirnstamm.

Die Fasern des N. vestibularis enden als erstes Neuron in den Vestibulariskernen (Schwalbe, Bechterew, Deiters). Nachdem in den Vestibulariskernen die Umschaltung auf das 2. Neuron erfolgt ist, unterliegt von hier aus die weitere Integration dem zentralvestibulären System.

Arterielle Labyrinthversorgung

Die A. labyrinthi entspringt der A. cerebelli inferior bzw. direkt der A. basilaris. Sie teilt sich im inneren Gehörgang in drei Äste, die verschiedene Strukturen versorgen (Abb. 10):

– A. vestibularis anterior	– vordere Hälfte des Vestibulums, Sakkulus, Utrikulus, Anteile des lateralen und oberen Bogenganges, N. vestibularis,
– A. vestibulocochlearis (R. vestibularis posterior, R. cochlearis)	– hintere Hälfte des Vestibulums, Sakkulus, Utrikulus, Crus commune, hinterer Bogengang, basale Schneckenwindung,
– R. cochlearis proprius	– Kochlea.

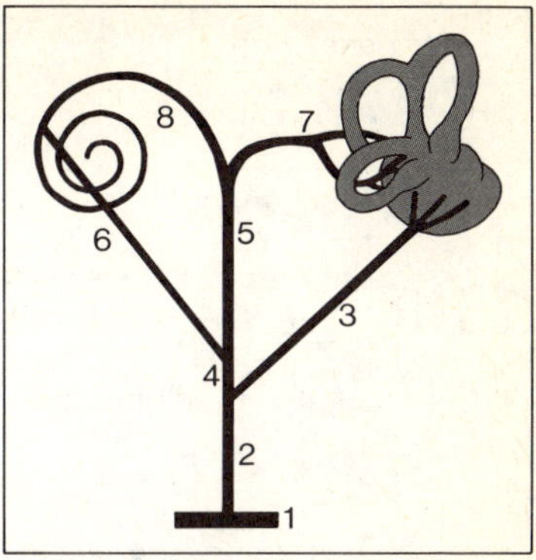

Abb. 10 Arterielle Labyrinthgefäße.
1 A. cerebelli inferior anterior bzw. A. basilaris,
2 A. labyrinthi,
3 A. vestibularis anterior,
4 A. cochlearis communis,
5 A. vestibulocochlearis,
6 A. spiralis medioli,
7 R. vestibularis (A. vestibularis posterior),
8 R. cochlearis

Zahlreiche feine Gefäßgeflechte schaffen fließende Übergänge zwischen den einzelnen Versorgungsgebieten. Anastomosen mit A.-carotis-externa-Ästchen von der Pauke her und mit Geflechten der A. carotis interna im Felsenbein unterstützen wahrscheinlich die Innenohrdurchblutung.

Zentralvestibuläres System und gleichgewichtserhaltende Regulationssysteme

Dem Verständnis der Anatomie und Physiologie der Bahnsysteme für die zentrale Weiterleitung der Sinnesreize sowie der hiermit abgestimmten Stützmotorik in Beziehung zu zusätzlichen übergeordneten motorischen Zentren (Hirnrinde, Basalganglien und Kleinhirn) kommt für die klinische Zuordnung verschiedener Störungen des Gleichgewichts vorrangige Bedeutung zu.

Aufsteigende Bahnsysteme

Das ZNS erhält Informationen von den höheren Sinnesorganen sowie den Mechanorezeptoren der Haut und Propriorezeptoren des Halteapparates. Abb. 11 verdeutlicht die über das Rückenmark zum Gehirn aufsteigenden neuronalen Bahnsysteme.

Hinterstrangbahnen erhalten ihre Information von den Mechanorezeptoren der Haut (Oberflächensensibilität) und von den Propriorezeptoren des Bewegungsapparates (Tiefensensibilität) über die Hinterwurzeln des Rückenmarks und werden erst in den Hinterstrangkernen der Medulla oblongata umgeschaltet, von wo sie teilweise ungekreuzt zum Kleinhirn, teilweise gekreuzt auf die andere Seite zum Thalamus verlaufen.

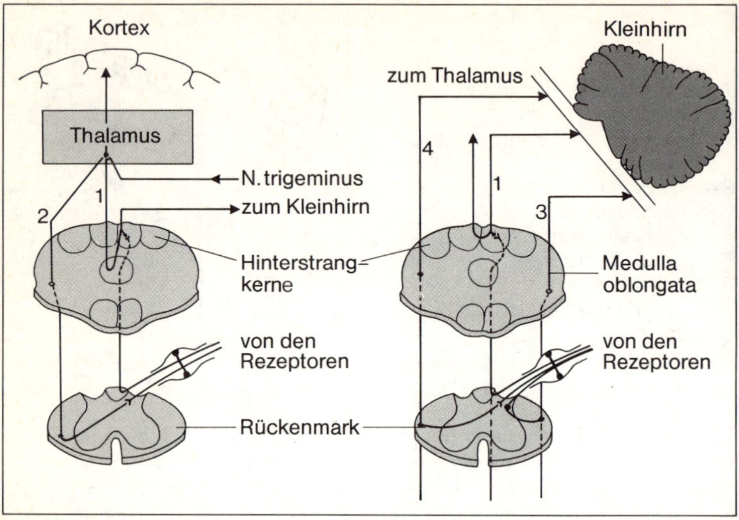

Abb. 11 Aufsteigende Bahnen (Afferenzen) des Rückenmarks (aus *S. Silbernagl, A. Despopoulos:* Taschenatlas der Physiologie, 2. Aufl. Thieme, Stuttgart 1983).
1 Hinterstrangbahnen, 3 Tractus spinocerebellaris posterior,
2 Tractus spinothalamicus, 4 Tractus spinocerebellaris anterior

Vorderseitenstrangbahnen erhalten ihre Information von den Rezeptoren für Schmerz und Temperatur (vereinzelt auch Druck und Berührung) erst nach Umschaltung und Kreuzung im jeweiligen Rückenmarkssegment und ziehen dann ohne Kreuzung in der Medulla oblongata zum Thalamus.

Aufsteigende Bahnen zum Kleinhirn, welche vornehmlich Empfindungen der Tiefensensibilität leiten, ziehen nach Umschaltung im jeweiligen Segment gekreuzt und ungekreuzt zum Kleinhirn.

Spezifische Bahnen (Projektionsbahnen) ziehen vom Thalamus zu umschriebenen Anteilen der Hirnrinde, z. B. dem Hör- und Sehzentrum sowie der somatomotorischen Zentralregion (Abb. 12). *Unspezifische (sog. retikuläre) Bahnen* haben eine Verbindung zu fast allen Kortexgebieten. Die Impulse dieser unspezifischen Bahnen kommen über die Formatio reticularis, welche nach Art eines Netzwerks Meldungen von allen Sinnesorganen und den aufsteigenden Rückenmarksbahnen enthält und als integrierender Faktor neurophysiologisch eine wesentliche Rolle für den Wachheitsgrad bzw. das Bewußtsein sowie für die Stützmotorik spielt.

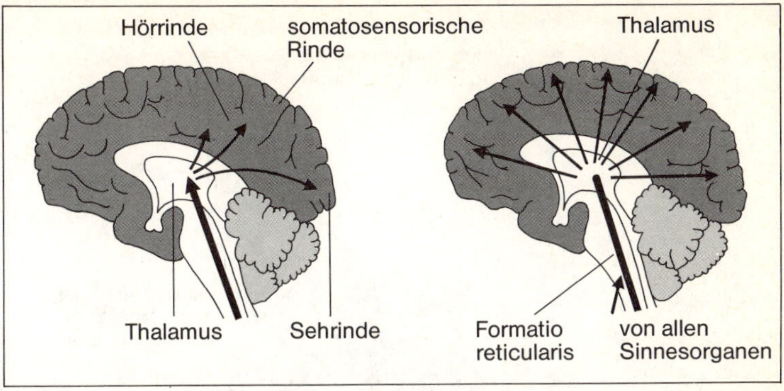

Abb. 12 Spezifische und unspezifische retikuläre Bahnen zur Großhirnrinde (aus *S. Silbernagl, A. Despopoulos:* Taschenatlas der Physiologie, 2. Aufl. Thieme, Stuttgart 1983)

Absteigende Bahnsysteme

Unser Organismus äußert sich der Umwelt gegenüber im wesentlichen durch Muskelbewegungen. Die Durchführung gezielter Bewegungen (Zielmotorik) wird hierbei vermittelt durch die dargestellten *Pyramidenbahnen* (Abb. 13).

Diese ziehen, ausgehend von der somatotopisch gegliederten primären motorischen Hirnrinde im Bereich der Zentralregion, zu den Motoneuronen im Vorderhorn des Rückenmarks. Weitere Efferenzen der motosensorischen Rinde erreichen den Hirnstamm, dessen absteigende Bahnen (Tractus rubro- u. reticulospinalis) ebenfalls an den Motoneuronen des Vorderhorns enden. Diese funktionell sehr eng mit den Pyramidenbahnen gekoppelten sog. *„extrapyramidalen" absteigenden Bahnen* des Hirnstamms (s. Abb. 14) beteiligen sich maßgeblich an der Aufrechterhaltung und Neueinstellung der Stützmotorik.

Sensomotorische Regulation

In Abb. 14 sind die Zentren, Bahnen und Afferenzen der Stützmotorik dargestellt, die für eine ausgeglichene Stellung des Körpers im Raum verantwortlich sind.

Die den Skelettmuskel versorgenden Motoneurone nehmen ihren Ausgang vom Vorderhorn des Rückenmarks, dessen Zellen ihrerseits im Dienste höherer spinaler Zentren stehen. Hierbei handelt es sich in

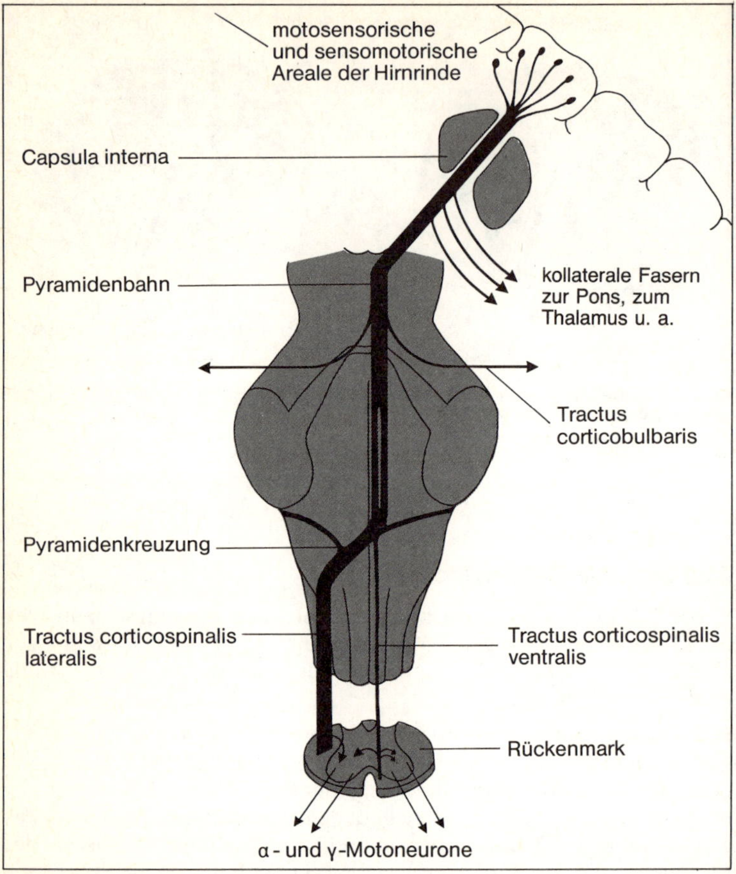

Abb. 13 Pyramidenbahn (aus *S. Silbernagl, A. Despopoulos:* Taschenatlas der Physiologie, 2. Aufl. Thieme, Stuttgart 1983)

erster Linie um die motorischen Zentren des Hirnstammes. Zu den wichtigsten Stationen zählen der Nucleus ruber, die Formatio reticularis und die Vestibulariskerne – insbesondere der laterale Deitersche Kern.

Die Hauptinformationen erhalten diese Zentren vom Labyrinth mit Meldungen über die Stellung und Bewegung des Kopfes, von den Propriorezeptoren des Bewegungsapparates (Gelenk- und Sehnenre-

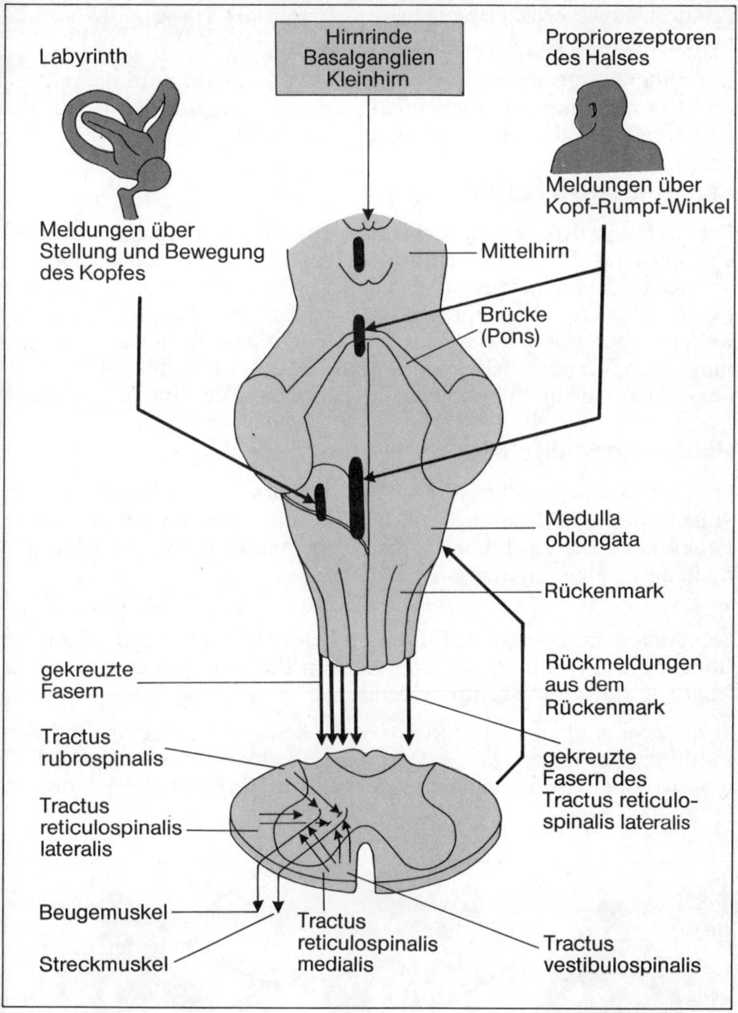

Abb. 14 Zentren, Bahnen und Efferenzen der Stützmotorik (aus *S. Silbernagl, A. Despopoulos:* Taschenatlas der Physiologie, 2. Aufl. Thieme, Stuttgart 1983)

zeptoren sowie Muskelspindeln) im Bereich des Halses mit Informationen über den Kopf- und Rumpfwinkel.

Ein weiterer Informationsfluß kommt vom *Kleinhirn* mit Integrations- und Koordinationsprogrammen zur Optimierung und Korrektur der primären Stützmotorik (zerebellare Kontrolle).

Labyrinthäre Kontrolle

Die auf den Körper einwirkenden Drehbeschleunigungen werden entsprechend der dreidimensionalen Anordnung der Bogengänge in drei Komponenten zerlegt und in den Vestibulariskernen zu einem die tatsächliche Drehung repräsentierenden Erregungsmuster integriert, wobei insbesondere dem lateralen Deiterschen Kern als Umschaltungs- und Verteilerstelle eine zentrale Position zukommt (Einzelheiten s. Anatomie und Physiologie des peripheren Vestibularapparates).

Halte- und Stellreflexe

Die motorischen Zentren des Hirnstammes sind im Rahmen der Stützmotorik die Schaltmotorik für die Halte- und Stellreflexe, deren Funktion es ist, unwillkürlich die Körperhaltung bzw. das Gleichgewicht aufrechtzuerhalten.

Haltereflexe dienen hierbei der Tonusverteilung der Muskulatur und der Augeneinstellung, wofür die Afferenzen vom Vestibularorgan (tonische Labyrinthreflexe) und von den Propriozeptoren des Halses (tonische Halsreflexe) entscheidend sind.

Stellreflexe sind die Afferenzen vom Gleichgewichtsorgan und den Propriozeptoren des Halses. Durch diese Labyrinth- bzw. Halsstellreflexe wird der Körper immer wieder in seine Normalstellung gebracht.

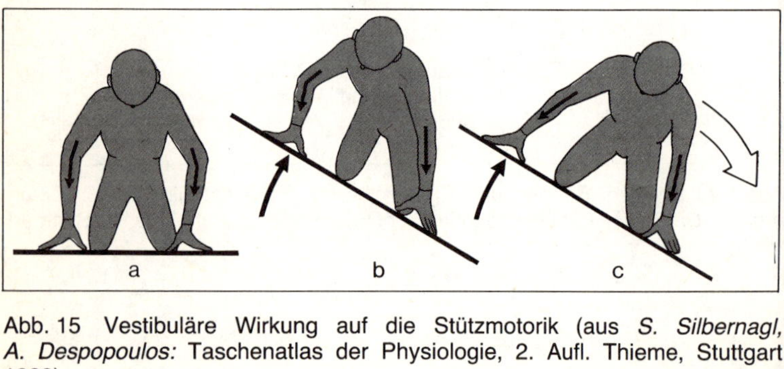

Abb. 15 Vestibuläre Wirkung auf die Stützmotorik (aus *S. Silbernagl, A. Despopoulos:* Taschenatlas der Physiologie, 2. Aufl. Thieme, Stuttgart 1983)

Hierbei wird durch die Labyrinthafferenz zunächst der Kopf und auf die Halsafferenz hin anschließend der Rumpf in seine Normalstellung gebracht. Über die Formatio reticularis beeinflussen Afferenzen aller Sinnesorgane sowie der aufsteigenden spinalen Bahnen zusätzlich diese Stellreflexe.

In Abb. 15 ist die Wirkung auf die Stützmotorik verdeutlicht.

So kommt es nach dem Kippen der Unterlage unter einer Versuchsperson über eine Reizung des Vestibularorgans zu starker Streckung von Arm und Oberschenkel auf der Talseite (Stützung) und zur Beugung des Arms auf der Bergseite (Abb. 15b), während ein Patient mit gestörtem Gleichgewichtsorgan nicht so reagieren kann und kippt (Abb. 15c).

In Abb. 16 ist die enge Verbindung des Vestibularorgans mit den Augenmuskelkernen über den Fasciculus longitudinalis medialis dargestellt.

Durch diese Verbindung wird jede Abweichung der Kopfstellung sofort durch eine gegenläufige Augenbewegung (Nystagmus) korrigiert, wodurch die Raumorientierung sehr erleichtert wird.

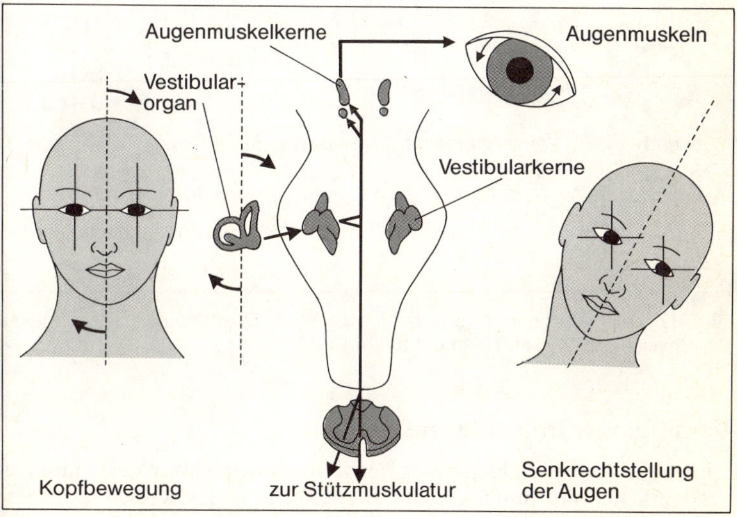

Abb. 16 Vestibuläre Wirkung auf die Blickmotorik (aus *S. Silbernagl, A. Despopoulos:* Taschenatlas der Physiologie, 2. Aufl. Thieme, Stuttgart 1983)

Zerebellare Kontrolle

Die Afferenzen des Kleinhirns von Labyrinth, Rückenmark und Hirnrinde sowie die efferenten Bahnen zum Thalamus (motosensorischen Kortex) und den motorischen Zentren des Hirnstammes ermöglichen die spezifisch programmierte Einbindung in die Ziel- und Stützmotorik über die pyramidalen und extrapyramidalen Bahnen (Abb. 17).

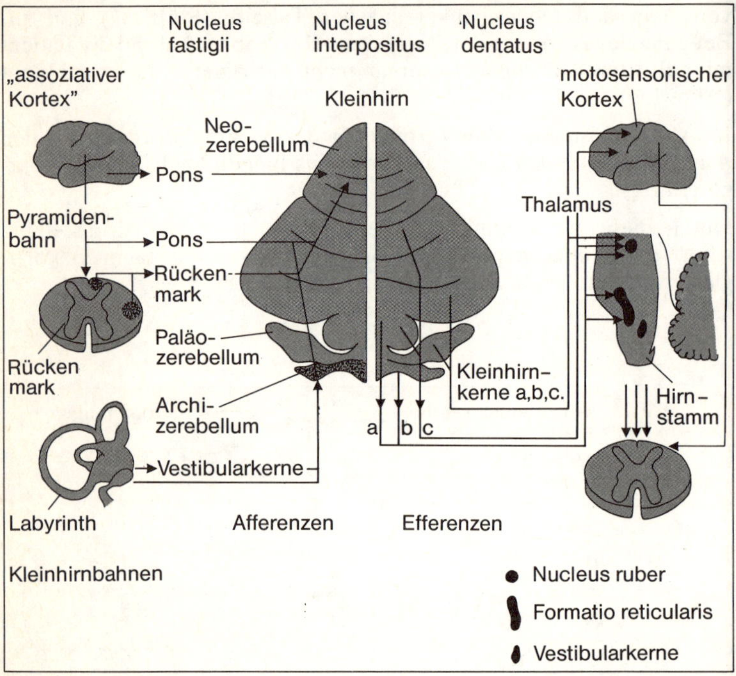

Abb. 17 Kleinhirnbahnen (aus *S. Silbernagl, A. Despopoulos:* Taschenatlas der Physiologie, 2. Aufl. Thieme, Stuttgart 1983)

Vestibulozentrale Integration

Eine übersichtliche Darstellung der zentralvestibulären Verbindungen verdeutlicht die umfangreiche Verschaltung des Gesamtsystemes (Abb. 18).

Nachdem in den Vestibulariskernen die Umschaltung auf das 2. Neuron erfolgt ist, ziehen aufsteigende Bahnen

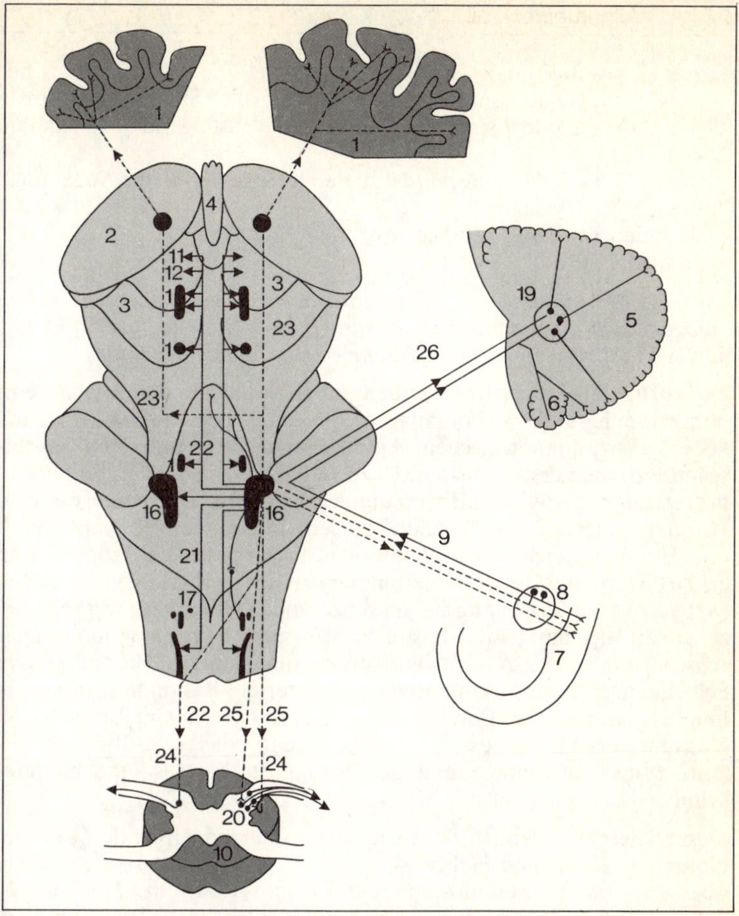

Abb. 18 Zentralnervöse efferente Verbindungen der rechtsseitigen Vestibulariskerne (nach Bohnert).

1 Großhirnrinde,
2 Thalamus,
3 Vierhügelplatte,
4 3. Ventrikel,
5 Kleinhirn,
6 Nodulus/Flokkulus,
7 Bogengang,
8 Ganglion vestibulare,
9 N. vestibulocochlearis,
10 Halsmark,
11 Nucleus interstitialis,
12 Nucleus ruber,
13 Nucleus N. oculomotorii,
14 Nucleus N. trochlearis,
15 Nucleus N. abducentis,
16 Nuclei vestibulares,
17 Nucleus dorsalis N. vagi,
18 Nucleus spinalis N. accessorii,
19 Nucleus fastigii,
20 motorische Vorderhornzellen,
21 Formatio reticularis,
22 Fasciculus longitudinalis medialis,
23 Lemniscus medialis et lateralis,
24 Tractus vestibulospinalis anterior lateralis,
25 Tractus reticulospinalis,
26 vestibulozerebellare Verbindung

- zur *Formatio reticularis* als Assoziationsfeld des Hirnstammes mit zusätzlichen Zuflüssen von Informationen aller Sinnesorgane sowie der aufsteigenden spinalen Bahnen und absteigenden kortikalen Bahnen,
- über das *mediale Längsbündel* zu den Kerngebieten der Augenmuskelnerven (Nystagmus),
- über den *Thalamus* zum Kortex,
- zum Kleinhirn.

Die enge Verbindung von Kleinhirn- und Vestibulariskernen kommt ontogenetisch auch darin zum Ausdruck, daß Nodulus und Flokkulus von der Vestibularformation abstammen (Vestibulozerebellum).

Die kortikalen Projektionen enden wahrscheinlich in der oberen Temporalwindung und im Frontallappen, wodurch sich Bezüge zu partiell komplex psychomotorischen Anfallsäquivalenten und zum psychischen Befinden denken lassen. Durch die Übertragung der die Formatio reticularis aktivierenden vestibulären Impulse auf die vegetativen Hirnnervenkerne kann die häufig begleitende vegetative Symptomatik mit Übelkeit, Erbrechen, Schweißausbruch und Vasokonstriktion erklärt werden. Die Bahnverbindungen des zentralen vestibulären Systems verlaufen bilateral, gekreuzt und ungekreuzt, weshalb bei zentralen supranukleären Läsionen Schwindel häufig nur in geringer Ausprägung oder gar nicht auftritt. In der Regel ist das subjektive Schwindelgefühl um so intensiver, je akuter die Läsion auftritt und je unmittelbarer sie im Bereich des 1. Neurons, d. h. im Bereich von Vestibularorgan, N. vestibulocochlearis und Nuclei vestibulares auftritt, wobei sich eine einseitige Störung stärker als eine bilateral symmetrische auswirkt.

Deszendierend gelangen die vestibulären Meldungen zu den Kerngebieten der Kopf- und Halsmuskulatur (N. spinalis accessorius) sowie über den Tractus vestibulospinalis und Tractus rubro- bzw. reticulospinalis zu den motorischen Vorderhornzellen des Rückenmarks, wodurch die beschriebenen Funktionen im Rahmen der Stützmotorik ermöglicht werden.

Hämodynamik

Die Funktionen des Organismus sind von einer adäquaten Blutversorgung abhängig, die neben dem Gasaustausch den Transport von Nährstoffen zu den Zellen und die Elimination von Stoffwechselendprodukten zu garantieren hat.

Schwindelsymptome sind dann zu erwarten, wenn die verschiedenen funktionellen Regelgrößen der Hämodynamik eine Minderperfusion des Gehirns nicht verhindern können, wobei die individuelle Toleranz sehr unterschiedlich ist.

Herzkreislaufsystem

Das in sich geschlossene Herzkreislaufsystem des Menschen stellt vereinfacht teils parallel, teils seriell geschaltete elastische und muskuläre Leitungsröhren dar, in denen der pulsatil gerichtete Blutstrom durch zwei funktionell getrennte Pumpen, den rechten und linken Ventrikel, aufrecht erhalten wird.

Der rechte Ventrikel pumpt das venöse Blut gegen einen relativ geringen arteriolären Widerstand in den Lungenkreislauf, während der linke Ventrikel mit fünffachem Druckaufwand gegenüber rechts den System- oder Körperkreislauf versorgt. Der Systemkreislauf läßt sich in das arterielle Verteilersystem mit etwa 15% des Blutvolumens und in das venöse Sammelsystem mit etwa 85% des Blutvolumens gliedern.

Die optimale Einstellung des *Herzminutenvolumens* auf die Anforderungen der Körperperipherie ist von kardialen und extrakardialen Faktoren abhängig. Unter Ruhebedingungen fördert das Herz 4–5 l/min oder auf die Körperoberfläche bezogen (Herzindex) 2,5–4,5 l/min/m^2. Während körperlicher Belastung kann das Minutenvolumen auf 20–30 Liter gesteigert werden. Der Quotient aus Herzminutenvolumen bzw. Herzindex und Herzfrequenz ergibt das Schlagvolumen bzw. den Schlagvolumenindex.

Determinanten der Herzmechanik

Die Größe des Schlagvolumens wird im wesentlichen von vier Faktoren bestimmt (Abb. 19):

Vorbelastung (Preload): Unter Vorbelastung wird die enddiastolische Ausgangslänge der Herzmuskelfaser verstanden, die beim Ventrikel dem enddiastolischen Volumen und in etwa dem enddiastolischen Druck entspricht. Aus einer vermehrten Ventrikelfüllung resultiert über eine stärkere Längenänderung der Muskelfasern eine Steigerung der myokardialen Spannungsentwicklung, d. h. bei Steigerung der Vorbelastung kommt es zu einer Erhöhung der Auswurfleistung des intakten Herzens (Frank-Starling-Mechanismus).

Nachbelastung (Afterload): Der Austreibungswiderstand, gegen den die Ventrikel unter Spannungsentwicklung das Blut in die Aorta bzw. Pulmonalarterie auswerfen, entspricht der Nachbelastung. In erster Linie ist hierfür der periphere Gefäßwiderstand verantwortlich. Nimmt bei konstanter Vorlast und Kontraktilität die Nachlast zu, vermindert das intakte Herz das Schlagvolumen.

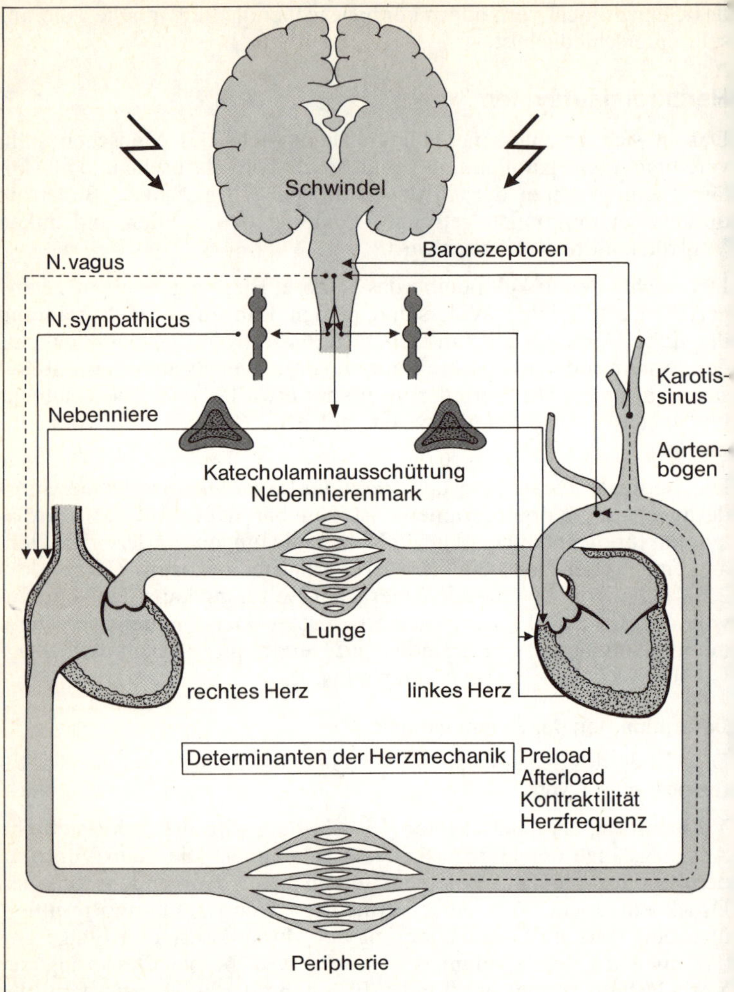

Abb. 19 Herzkreislaufsystem und Schwindel

Kontraktilität: Die dem Muskel eigene Möglichkeit, Kraft zu entwik keln, wird als Kontraktilität beschrieben. Sie ist eine entscheidend Größe für die Anpassung des Herzens an die Bedürfnisse des Organis mus und wird im wesentlichen durch die Sympathikusaktivität regu liert. Als Maß für die Kontraktilität werden beim Menschen in der Anspannungsphase die maximale Druckanstiegsgeschwindigkeit (dp/dt max) und in der Austreibungsphase die Ejektionsfraktion verwendet.

Herzfrequenz: Mit steigender Herzfrequenz wird die diastolische Füllungsphase der Ventrikel kürzer und damit das Schlagvolumen kleiner. Als kritische Frequenz bei Gesunden wird die durchschnittliche Ruhe-Herzschlagfolge von 180/min angesehen.

Neurohormonale und lokale Regulation des Herzkreislaufsystems

Bei körperlicher Belastung wird über einen vermehrten Blutrückfluß und eine *Sympathikus*aktivierung mit Steigerung der Kontraktilität und der Herzfrequenz das Herzminutenvolumen erhöht, wobei die Abhängigkeit des Schlagvolumens von der Herzfrequenz geringer wird. Eine zusätzliche Katecholaminausschüttung ist in Notfallsituationen durch das Nebennierenmark möglich.

Die Sympathikusstimulierung des Herzens wird durch den *N. vagus* antagonisiert, der auch die Freisetzung von Noradrenalin hemmen kann. Dieser funktionelle Antagonismus bezieht sich nicht nur auf die Verminderung der Herzfrequenz und die Überleitung im AV-Knoten, sondern auch auf die Kontraktilität der Ventrikel. *Dehnungsrezeptoren* (Mechanorezeptoren) wirken reflektorisch auf die Kreislaufregulation ein. Reizung des Karotissinus führt über parasympathische Nerven zu einer Reduktion der Herzfrequenz. Weiterhin kommt über eine Hemmung sympathischer Efferenzen eine Vasodilatation der Skelettmuskel- und Mesenterialgefäße zustande. Ähnlich wirken auch Pressorrezeptoren im Aortenbogen. Vorhöfe und Lunge verfügen ebenfalls über kreislaufwirksame Rezeptoren.

Die Regulation des peripheren Gefäßwiderstandes über die glatte Gefäßmuskulatur unterliegt *lokal-autonomen Einflüssen* (O_2-Spannung, CO_2-Spannung, Metaboliten, druckabhängige Dehnung) wie auch *neurohormonalen* Mechanismen. An den Gefäßen werden α-adrenerge Rezeptoren vornehmlich durch Noradrenalin erregt und vermitteln eine Gefäßkonstriktion. β_2-adrenerge Rezeptoren befinden sich vornehmlich an den Skelettmuskelgefäßen und reagieren empfindlich auf Adrenalin. Sie vermitteln eine Relaxation der glatten Muskulatur und damit eine Vasodilatation.

Weitere hormonale Einflüsse auf die Gefäßregulation durch Angiotensin 2, Vasopressin, Serotonin, Histamin und Prostaglandin sollen hier nicht näher besprochen werden.

Hinzuweisen ist auf die Tatsache, daß sich die Höhe des arteriellen Blutdrucks aus dem Produkt von peripherem Gefäßwiderstand und Herzminutenvolumen ergibt, weniger wichtig sind Herzfrequenz, Inotropie des linken Ventrikels, Hämatokrit und Windkesselfunktion der Aorta.

Erregungsbildungs- und Erregungsleitungssystem des Herzens

Sehr häufig sind Schwindelerscheinungen auf Herzrhythmusstörungen zurückzuführen. Ätiologisch kommen sowohl Erregungsbildungs- als auch Erregungsleitungsstörungen in Betracht. Hieraus können sich bradykarde und tachykarde Rhythmusstörungen entwickeln, die beide geeignet sind, Schwindelattacken hervorzurufen.

Sinusknoten

Der physiologischen Erregungsbildung im Sinusknoten liegt ein transmembranärer Ionenflux zugrunde, der ein elektrisches Aktionspotential auslöst. Während im allgemeinen ein rascher Natriumeinstrom und Kaliumausstrom die Depolarisation und Repolarisation bewirken, haben neuere Ergebnisse gezeigt, daß im Sinusknoten wie auch im AV-Knoten Calcium das Schlüsselion für die Depolarisation ist. Die Ausgangskonstellation des Ionengefälles wird durch energieverbrauchende Ionenpumpen wiederhergestellt. Eine wichtige Eigenschaft des Sinusknotens ist die Fähigkeit zur automatischen Impulsbildung, die auf einer langsamen Abnahme des diastolischen Ruhemembranpotentials beruht. Dies gilt auch für den Atrioventrikularknoten und die Purkinje-Fasern, die auf niedrigerem Frequenzniveau als sekundäre und tertiäre Reizbildungszentren bei Ausfall des Sinusknotens einspringen können.

Normalerweise breitet sich das im Sinusknoten entstandene Aktionspotential über präformierte Erregungsleitungsfasern in die verschiede-

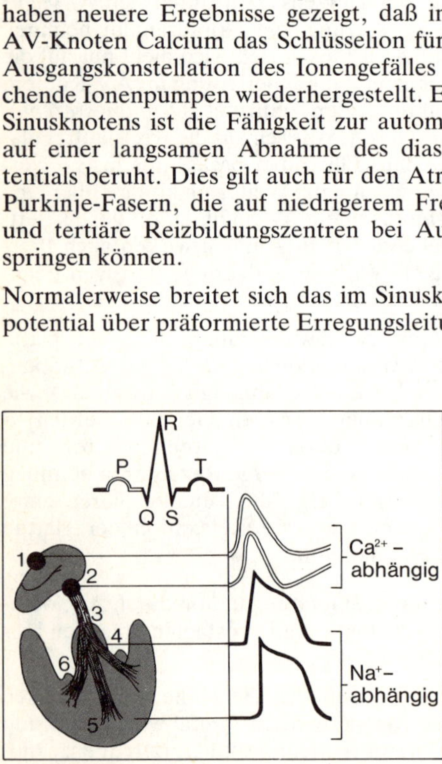

Abb. 20 Erregungsbildungs- und Erregungsleitungssystem des Herzens. Aus der Summe der Einzelpotentiale setzt sich das Oberflächen-Elektrokardiogramm zusammen (rechts).
1 Sinusknoten,
2 AV-Knoten,
3 His-Bündel,
4 u. 5 linker vorderer und hinterer Tawara'-Schenkel,
6 rechter Tawara-Schenkel

nen Herzabschnitte aus (Abb. 20). Diese Erregungsleitungsfasern zeichnen sich gegenüber den Herzmuskelzellen (~1 m/s) durch eine schnellere Leitungsgeschwindigkeit von etwa 2–4 m/s aus.

Atrioventrikularknoten (AV-Knoten)

Über *Vorhofleitungsbahnen* gelangt die elektrische Erregung zum Atrioventrikularknoten und erfährt hier eine Verzögerung (0,02–0,1 m/s), die für eine koordinierte Vorhof-Kammerkontraktion und eine adäquate Ventrikelfüllung notwendig ist. Höhergradige Blockierungen im AV-Knoten führen zu bradykarden Kammerrhythmen und können damit Schwindelerscheinungen hervorrufen.

Ventrikuläre Leitungsbahnen

Vom AV-Knoten aus wird die elektrische Erregung über das *His-Bündel* in die zu den Kammern führenden *Tawara-Schenkel* geleitet. Linksseitig teilt sich der Tawara-Schenkel in ein vorderes und ein hinteres Bündel. Die Unterbrechung eines Schenkels führt nicht zu Störungen des Herzrhythmus. Weil in einem solchen Fall die Arbeitsmuskulatur die elektrische Leitung zu dem abgeschnittenen Kammeranteil übernimmt, kommt es zu einer Leitungsverzögerung, die sich im EKG als Links- bzw. Rechtsschenkelblock dokumentiert. Erst bei einer Blockierung aller Tawara-Schenkel manifestiert sich ein kompletter Block, der sich im Routine-EKG als AV-Block 3. Grades zeigt und nur durch ein intrakardiales His-Bündel-EKG als intra- oder infra-Hisscher Block aufgedeckt werden kann.

Die Endverzweigungen des Reizleitungssystems sind die *Purkinje-Fasern,* die mit der Arbeitsmuskulatur des Herzens in direkten Kontakt treten. Pukinje-Fasern haben die Fähigkeit, als Schrittmacherzellen mit bradykarder Frequenz aktiv zu werden (tertiäres Schrittmacherzentrum).

Allgemeine Pathogenese bradykarder und tachykarder Herzrhythmusstörungen

Bradykarde Herzrhythmusstörungen sind nicht nur Folge pathologischer Prozesse am Erregungsbildungs- und Leitungssystem, sondern können auch extrakardialer Natur sein. Vagotone Einflüsse, wie z. B. das Karotissinussyndrom oder Medikamente, können Bradykardien auslösen.

Tachykarde Herzrhythmusstörungen werden einmal durch eine *gesteigerte Erregungsbildung* erklärt, wobei nicht nur physiologische Schrittmacherzellen, sondern auch geschädigte Herzmuskelzellen in den verschiedenen Abschnitten des Herzens ursächlich in Betracht kommen. Nicht selten werden diese ektopen Herde bei bradykardem

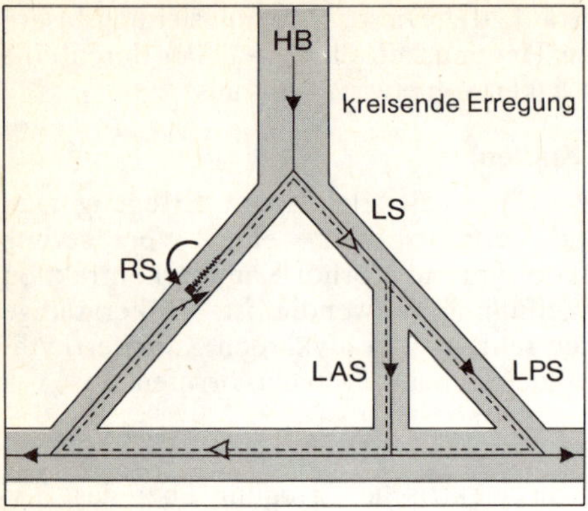

Abb. 21 Reentry-Mechanismus. HB His-Bündel, RS rechter Tawara-Schenkel, LS linker Tawara-Schenkel, LAS linker vorderer, LPS linker hinterer Tawara-Schenkel

Grundrhythmus aktiv. Weiterhin wird die sogenannte *kreisende Erregung (Reentry-Mechanismus)* als Ursache tachykarder Herzrhythmusstörungen angesehen (Abb. 21). Hierzu ist die Blockierung einer Leitungsbahn in einer Richtung Voraussetzung (s. Pfeil in Abb. 21), so daß die elektrische Erregung über einen anderen Teil des Leitungssystems weitergeleitet wird. Die Erregung kann nun retrograd den Leitungsblock passieren und in den inzwischen nicht mehr refraktären, funktionell intakten Leitungsweg eintreten. Damit ist der Reentry-Kreis geschlossen und eine sich selbst unterhaltende Tachykardie etabliert. Dieser Mechanismus ist bei akzessorischen Leitungsbahnen um den AV-Knoten, wie z. B. beim WPW-Syndrom für paroxysmale Tachykardien verantwortlich.

Schon hier soll erwähnt werden, daß *Digitalis* und praktisch *alle Antiarrhythmika* in der Lage sind, schwerwiegende bradykarde und tachykarde Rhythmusstörungen auszulösen und damit Schwindelattacken hervorzurufen.

Stoffwechsel

Die Funktion der Körperzellen und damit der Organsysteme ist an komplizierte metabolische Regelmechanismen gebunden, die Aufnahme, Um- und Abbau von Nahrungsstoffen zur Energiegewinnung und Synthese körpereigener Substanz steuern. Im Einzelnen kann hier nicht auf die Biochemie des Kohlenhydrat-, Fett- und Eiweißstoffwechsels eingegangen werden.

Spontanhypoglykämien sind neben Tremor, Schweißausbrüchen, Müdigkeit u. a. häufig mit Schwindelneigung verknüpft, da das Gehirn sehr empfindlich auf einen Abfall der Blutglucose reagiert. Neben definierten Erkrankungen neigen vegetativ labile Menschen zu reaktiven Hypoglykämien, wobei eine Vaguswirkung auf die B-Zellen des Pankreas oder eine überschießende Insulinsekretion auf reine Kohlenhydrataufnahme angenommen wird.

Gasaustauschstörungen können Schwindel erzeugen, die jedoch über Puffersysteme in weiten Grenzen kompensiert werden. Erkrankungen des Lungenparenchyms führen selten zu Schwindelerscheinungen. Hypokapnie, z. B. bei Hyperventilation ruft über eine Vasokonstriktion der Hirngefäße Schwindel hervor.

Störungen des Wasser- und Elektrolythaushalts können für Schwindel verantwortlich sein. Wasservergiftungen (hypotone Hydration), Hyperkaliämie u. a. sind mögliche Schwindelursachen.

Endokrine Entgleisungen manifestieren sich nicht selten in ihren Frühstadien durch Schwindelneigung. Neben Hypoglykämien spielen hier Hypovolämie, verminderte adrenerge Ansprechbarkeit und Vasodilatation mit Hypotonie eine wichtige Rolle.

Medikamente und Noxen (u. a. Gase) können über Stoffwechselbeeinflussung Schwindel hervorrufen. Hier sind anamnestische Angaben von wesentlicher Bedeutung.

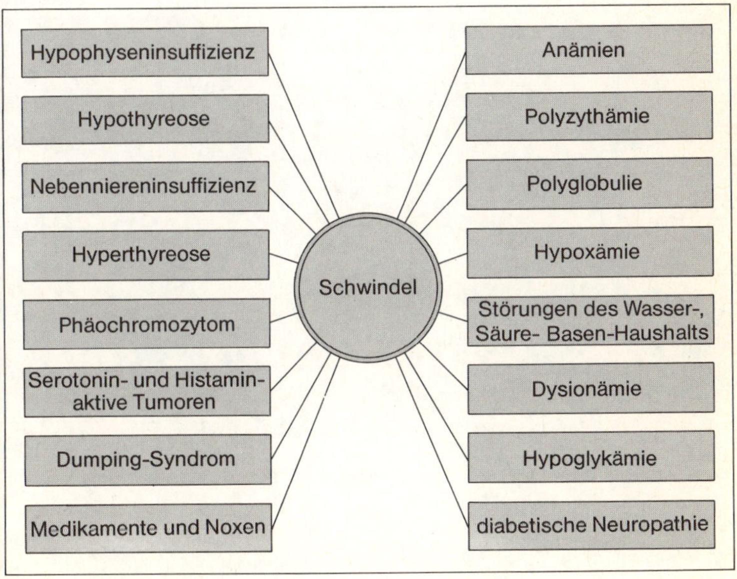

Abb. 22 Metabolisch ausgelöste Schwindelursachen

Als begleitendes, nicht führendes Symptom findet sich Schwindel bei sehr vielen, internistischen Erkrankungen, bei denen es in bestimmten Stadien zu metabolisch-zirkulatorischen Störungen kommt.

Abb. 22 gibt eine Übersicht über mögliche Ursachen metabolisch-hypoxischer Schwindelerscheinungen.

Schwindelanamnese, Schwindelanalyse

Grundkonzept

Die Schwindeldiagnostik basiert auf der allgemeinen pathogenetischen und ätiologischen Vorstellung der Schwindelentstehung.

Das subjektive Schwindelgefühl ist global gesehen Ausdruck eines gestörten neuronalen Entladungsmusters in den kortikalen Projektionsgebieten. Diese Empfindung tritt z. B. ein, wenn Vestibularisimpulse mit Informationen aus anderen im Dienste des Gleichgewichtssystems stehenden afferenten Funktionseinheiten kollidieren.

Die Vielzahl neuronaler Verschaltungen erklärt den Einfluß labyrinthärer, propriozeptiver, spinaler, hirnbasaler, kortikaler, zerebellarer, optischer und psychischer Impulse auf das vestibuläre Gesamtsystem.

Ursachen der Fehlinformationen sind in der Regel Ausfälle oder Blockierungen von Rezeptoren, Bahnsystemen und Koordinationszentren, ausgelöst durch hämodynamische, metabolische, raumfordernde bzw. mechanische Veränderungen.

Das ätiologische Spektrum reicht an den verschiedenen Angriffspunkten von kardiovaskulären Störungen, Infektionskrankheiten, degenerativen Prozessen, Stoffwechselstörungen und Neoplasien bis hin zu Traumen, Allergien, Autoimmunprozessen usw.

Merke: Für die richtige Einschätzung von Schwindelbeschwerden ist die exakte Anamnese weit aufschlußreicher als zahlreiche, häufig unnötige technische Untersuchungen.

Dem erstkonsultierten Arzt obliegt die Entscheidung, ob der geklagte Schwindel allgemeinmedizinisch ausreichend erklärbar ist oder ob weitere gezielte fachärztliche Untersuchungen notwendig sind.

Hierzu ist als Leitfaden für das gesamte Untersuchungsprogramm eine grobe Unterteilung in:

- periphervestibulären Schwindel,
- zentralbedingten Schwindel,
- nichtvestibulären Schwindel

anzustreben. Diese Abstufung ist bereits mit Hilfe einer anamnestischen Differenzierung möglich.

Periphervestibulärer Schwindel

Unter der periphervestibulären Lokalisation versteht man Störungen im Bereich des Labyrinthes und des retrolabyrinthären Bereiches (VIII. Hirnnerv).

Der periphervestibuläre Schwindel wird bei einseitiger Erkrankung meist im Sinne eines systematischen Schwindels mit einer Richtungstendenz empfunden.

Als charakteristisch gilt der richtungsbezogene, horizontale, auch mit geschlossenen Augen wahrnehmbare Drehschwindel. Er beherrscht die Akutphase, begleitet von lebhaftem richtungsbestimmten Nystagmus, richtungskonstanten Abweichreaktionen und vegetativen Erscheinungen wie Übelkeit, Erbrechen, Schweißausbruch usw. Hörstörungen und Tinnitus sind oft vorhanden, ihr Fehlen schließt aber keinesfalls eine periphervestibuläre Genese aus.

Die vertikal richtungsbezogenen Empfindungen wie Liftgefühl, Fall in die Tiefe, Heben und Senken des Bodens usw. sind weitaus seltener und lassen an Störungen des Otolithenapparates bzw. des hinteren Bogenganges denken.

Die Symptomatik von doppelseitigen Labyrinthausfällen unterscheidet sich von einseitigen Störungen grundsätzlich und ähnelt eher zentralvestibulären Störungen (vgl. S. 138).

Zentralbedingter Schwindel

Bei Läsionen oberhalb der Vestibulariskerne ist Schwindel nicht obligat, jedoch häufig vorhanden. Der Schwindel ist dann weniger ausgeprägt als bei periphervestibulären Schädigungen. Subjektiv wird in der Regel Schwankschwindel angegeben.

Im Gegensatz zu peripheren Ausfällen ist bei zentralen Läsionen keine strenge Koppelung von Schwindel und Nystagmus gegeben. So kann z. B. auch ein starker Nystagmus ohne Schwindelgefühl beobachtet werden.

Ein zentralvestibulärer Schwindel äußert sich gewöhnlich als Dauerschwindel, dessen Intensität nur geringfügige Schwankungen aufweist. Seltener besteht eine Zunahme der Beschwerden in Schüben, jedoch meist ohne Hörstörungen.

Merke: Bewußtseinsstörungen sind definitionsgemäß nicht mehr als Schwindel im eigentlichen Sinne zu werten. Sie sind in der Regel auf eine zentrale Ursache zurückzuführen.

Allgemeines Unsicherheitsgefühl, das Gefühl „wie betrunken zu sein" oder eine richtungswechselnde Fallneigung sind Empfindungen, die in der Mehrzahl bei zentralen Störungen geäußert werden. Bei peripheren Störungen sind diese asystematischen Angaben seltener.

Zentralvestibulärer Schwindel schließt auch Symptome des extrapyramidalen Systems mit ein. Sie imponieren vornehmlich als Koordinationsstörungen (kortikale, zerebellare, spinale Ataxie, Stammganglienataxie).

Daneben können Läsionen im peripheren neuromuskulären Bereich zu den Empfindungen einer Gleichgewichtsstörung führen, die anamnestisch durch die Kombination zusätzlicher Symptome der jeweiligen Grunderkrankung, z. B. Systemerkrankung, zugeordnet werden können.

Ein fokaler kortikaler Schwindel kann im Rahmen umschriebener Funktionsstörungen der Hirnrinde auftreten. Dabei sind die parietookzipitalen visuellen Areale vorrangig betroffen. Das Schwindelgefühl dieser Genese wird als Sehunsicherheit bzw. als Einschränkung der räumlichen Orientierung beschrieben. Solche Symptome können bei kleinen Infarkten und Neubildungen über längere Zeit anhalten. Bei transitorischen ischämischen Attacken oder bei abortiven ophthalmischen Migränezuständen haben sie anfallsartigen Charakter.

Schwindelattacken im Sinne eines echten Bewegungsschwindels finden sich auch bei gesteigerter hirnelektrischer Aktivität durch primär fokale Erregbarkeitssteigerung in den kortikalen vestibulären Arealen.

Epileptische Schwindelattacken sind als isolierte Äquivalente vereinzelt beschrieben worden, sollten jedoch nur bei fokal nachweisbarer Erregbarkeitssteigerung diagnostiziert werden.

Als kurzzeitiges Ereignis mit Schwindel kann auch die Aura vor einem generalisierten großen Anfall mit Bewußtseinsverlust empfunden werden. Sie weist dann auf ein primär fokales, sekundär generalisiertes Anfallsleiden hin.

Häufiger gibt der Patient Schwindel als „Entrücktsein" an. Dieses Gefühl entsteht im Rahmen partieller, komplexer psychomotorischer Anfälle. Es läßt sich oftmals durch eine typische Eigen- bzw. Fremdanamnese mit Begleitsymptomen wie motorischen Automatismen, vegetativen Zeichen, Geschmacks-, Geruchsstörungen, szenischen Halluzinationen usw. richtig einordnen.

Nichtvestibulärer Schwindel

Im Rahmen des asystematischen Schwindels nimmt der unspezifische Allgemeinschwindel schon rein zahlenmäßig einen breiten Raum ein.

Die subjektive Schilderung dieser Schwindelzustände ist vielgestaltig und schließt Empfindungen wie Taumeligkeit, Kopfleere, Kopfdruck, Benommenheit, Schwarzwerden vor den Augen, Schwäche in den Beinen, Atemnot, intestinale Beschwerden usw. ein.

Ursache dieser Angaben kann letztlich jede internistische Erkrankung sein, die sekundär über eine zerebrale Hypoxie oder direkt über neuronale Membranpotentialstörungen das gewohnte synaptische Übertragungsmuster beeinflußt.

Fehlen otologische, neurologische und internistische Organstörungen, ist differentialdiagnostisch an psychogenen bzw. psychovegetativen Schwindel zu denken. Eine derartige Schwindelentstehung dürfte in der Praxis häufiger als allgemein angenommen vorliegen, ist jedoch als Ausschlußdiagnose anzusehen und bedarf stets der Bestätigung durch den Facharzt.

Subjektive Schilderung der Beschwerden

Anhand der Grundvorstellungen über die Schwindelentstehung wurde die Bedeutung der subjektiven Empfindung hervorgehoben. Daher gehört es zu den Hauptaufgaben des Erstuntersuchers, krankheitsspezifische Charakteristika aus den Schilderungen herauszufiltern. Dieser Aufgabe ist mit äußerster Sorgfalt nachzugehen, da die subjektive Darstellung der Beschwerden Ausgangspunkt aller weiteren diagnostischen Schritte ist. Die häufigsten angegebenen Empfindungen und ihre wahrscheinlichsten Ursachen sind Tab. 1 zu entnehmen.

Verlaufsform des Schwindels

Intensität und Dauer der Schwindelbeschwerden sind Basisparameter, die von hoher differentialdiagnostischer Wichtigkeit sind.

Das *Intensität-Zeit-Verhältnis* liefert den Schlüssel zur Aufdeckung des Grundleidens.

Einige Schwindelformen treten spontan auf und dauern nur Sekunden, andere Schwindelformen treten spontan auf und werden zum Dauerzustand. Weitaus zahlreicher sind Schwindelbeschwerden in Abhängigkeit von körperlicher Anstrengung, Bewegungen, Lage- und Haltungswechsel, äußeren toxischen, situationsbedingten und psychischen Einflüssen. Auf diese Belastungen bzw. Provokationen reagiert der Körper je nach Grundleiden unterschiedlich.

Um die Verlaufsform des Schwindels richtig einordnen zu können, empfiehlt es sich, einige gezielte Fragen zu stellen:

Tabelle 1 Häufigste angegebene Empfindungen

Subjektive Empfindung	Mögliche Ursachen
Drehschwindel	periphervestibulär
Lateropulsion	
Lift-, Fallgefühl (z. B. Fall in die Tiefe, Boden hebt und senkt sich)	
Schwankschwindel	zentralvestibulär
Taumeligkeit	
Betrunkenheitsgefühl	
Allgemeine Unsicherheit	
Benommenheit ohne Bewußtseinspausen	
Plötzliche Benommenheit	nichtvestibulär
Schwarzwerden vor den Augen	
Flimmern bzw. Sternchensehen	
Leere im Kopf	
Leere im Magen, Übelkeit	
Schwäche in den Beinen, Schwanken	
Akuter Schweißausbruch	
Atemnot	
Schneller Herzschlag, Herzstechen	
Kollaps ohne Bewußtlosigkeit	
Verschwommenheit	
Doppelsehen	
Scheinbewegung	

- Tritt der Schwindel unverhofft ohne äußere Einflüsse auf?
- Tritt der Schwindel unter körperlicher und/oder situationsbedingter, psychischer oder anderer Belastung auf?
- Tritt der Schwindel nach Medikamenteneinnahme auf?
- Wie lange halten die Beschwerden an?
- Hat die Schwindelintensität abnehmende, ansteigende oder gleichbleibende Tendenz?
- Wie verhält sich die Intensität bei körperlicher Anstrengung, nimmt sie zu, nimmt sie ab oder bleibt sie gleich?
- Zu welcher Tageszeit erreichen die Beschwerden ihr Maximum?

Aus den Antworten läßt sich eine schematische Einteilung mit Rückschlüssen auf wahrscheinliche Ursachen ableiten (Abb. 23).

	Zeit	Spontaner Schwindel
a	Sekunden	**Attackenschwindel** 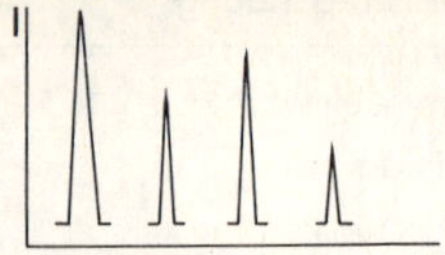 z. B. Basilarisinsuffizienz, „petits maux" synkopale Prodromi, präiktale Aura
b	Minuten bis Stunden	**Anfallsschwindel** 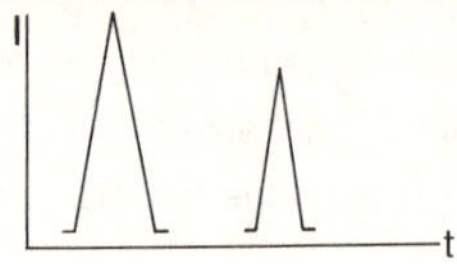 z. B. Morbus Ménière **Unspezifischer Schwindel** 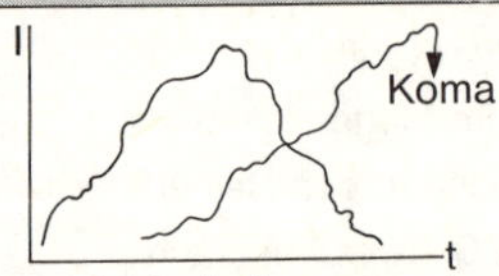 z. B. Hypoglykämie, hypertensive Krise endokrine Störungen
c	Wochen bis Monate	**Ausfallschwindel** 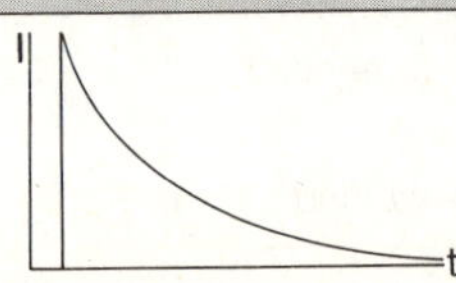 z. B. Labyrinthapoplex, Felsenbeinquerbruch
d	Wochen bis Jahre	**Dauerschwindel** 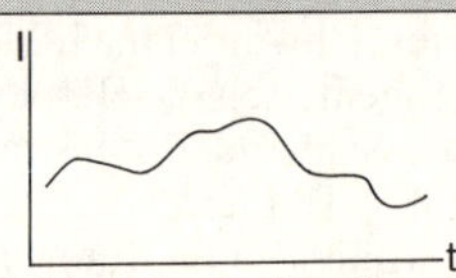 z. B. hirnorganisches Syndrom (metabolisch, vaskulär, raumfordernd)

Abb. 23 Verlaufsformen des Schwindels. P Provokation bzw. Belastung

Provozierbarer Schwindel

Orthostaseschwindel	Paroxysmaler Lagerungsschwindel
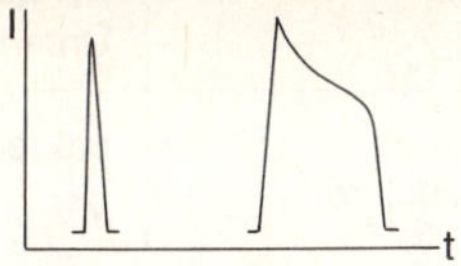 z.B. hypotone Regulationsstörung	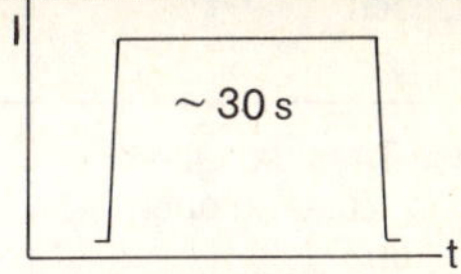 z.B. Otolithenstörung, Labyrinthfistel

Lage- und Lagerungsschwindel

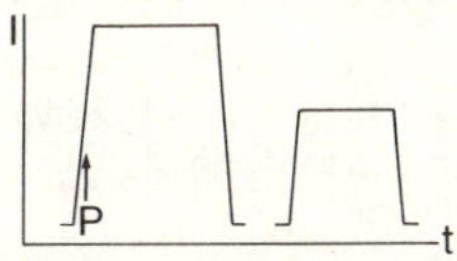

P > Kopftieflage, Kopfseitenlage

z.B. Alkohol, Medikamente, Schädel-Hirn-Trauma, Multiple Sklerose, Labyrinthläsion, HWS-Syndrom

Belastungsschwindel

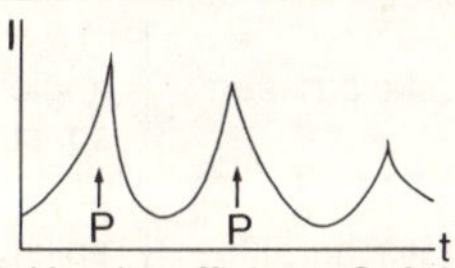

P > körperliche Anstrengung, Muskelarbeit

z.B. Herzinsuffizienz, Gefäßstenose, Anämie, Shuntvitien, pulmonale Insuffizienz

Spezifischer Belastungsschwindel

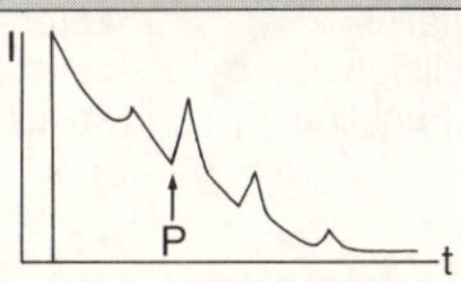

P > Bücken, Aufrichten, rasche Kopf- und Körperbewegungen, Haltungswechsel, Balancieren

z.B. „Triggerlabyrinth" bei nicht kompensierter Labyrinthläsion, Neuropathia vestibularis, postkommotionell

Dauerschwindel unter Belastung

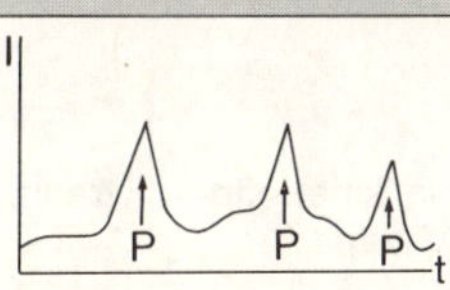

P > Zielmotorik

z.B. Kleinhirnprozeß

Tabelle 2 Richtungsgebende Besonderheiten

Anamnestisch	Klinisch	Ätiologische Unterteilung
Hörverlust, Tinnitus, Ohrenschmerzen, Zustand nach Ohroperation	otoskopische-, audiologische-, vestibuläre Befunde	otogen
Periorale Parästhesien, Sehstörungen (Sternchensehen, Augenflimmern), Sturzanfälle („drop-attacks"), vegetative Störungen	gekreuzte Hirnstammsymptomatik usw.	vertebrobasilär
Abhängigkeit der Beschwerden von HWS-Bewegungen, „HWS-Syndrom"	Myogelosen, radikuläre motorische oder sensorische Störungen, Reflexdifferenzen	zervikal
Sensibilitätsstörungen, Muskelschwäche, -schwund, abnorme Ermüdbarkeit, u. U. Schmerzen	Muskelatrophien, Paresen, Reflexanomalien, trophische Störungen	neuromuskulär
Symptome „basilärer", ophthalmischer und ophthalmoplegischer Migräne	u. U. Augenmuskelparesen	angiospastisch
„Entrücktsein" (bei partiell komplexen psychomotorischen Anfällen), vestibuläre Aura	spezifische Anfallscharakteristika	epileptisch
Spezifische Beschwerden der vorrangig betroffenen Funktionssysteme, kombinierter Systembefall, z. B. häufig bei multipler Sklerose und Lues	Reiz- oder Ausfallssymptome der jeweiligen neuroanatomischen Funktionssysteme	zerebral, zerebellar, spinal
Konversionssymptomatik, Angst- und Spannungszustände mit häufiger Klaustrophobie, „Untragbarkeit der Situation" mit Unsicherheit auf Beinen	spezifische psychopathologische Symptomatologie	psychogen
Schädel-Hirn-Trauma (Commotio und Contusio cerebri)	Ausfallsymptomatik betroffener Funktionssysteme	traumatisch
Doppelbilder, Scheinbewegungen	Sehschwäche, Motilitätsstörung, Schielen	okulär
usw.		

Richtungsweisende Vorgeschichte

Nach der subjektiven Schilderung und nach der Einschätzung der Verlaufsform muß die Anamnese durch einen Fragenkatalog vertieft werden, der die Differentialdiagnose weiter einengt. Dieses Vorgehen soll schließlich über eine vorläufige Diagnose zu einer rationellen Auswahl der weiteren notwendigen Untersuchungsschritte führen.

Je sorgfältiger der erstbehandelnde Arzt die Schwindelanalyse betreibt, desto eher kann die fachgerechte Behandlung erfolgen.

Als Hilfe für den Fragenkatalog sind anamnestische und klinische Besonderheiten in Tab. 2 aufgeführt, weitere Einzelheiten finden sich im speziellen Teil des Buches.

Orientierende Untersuchungen

Körperliche Untersuchung

Dem orientierenden körperlichen Untersuchungsstatus kommt ein hoher Stellenwert zu, da er in manchen Fällen eine krankheitsspezifische Einordnung der Schwindelerscheinungen zuläßt, insbesondere aber den Ausgangspunkt für weiterführende, gezielte diagnostische Schritte bildet.

Der Untersuchungsgang gliedert sich in:

- Inspektion,
- Palpation und Perkussion,
- Auskultation,
- Blutdruckmessung an Armen und Beinen.

Inspektion

Haut, Schleimhäute einschl. Konjunktiven

Blasses Hautkolorit weist nach Ausschluß einer konstitutionellen Blässe (Schleimhäute und Konjunktiven normal durchblutet) auf eine Anämie unterschiedlicher Genese hin.

Rötung der Gesichtshaut findet sich bei essentieller Hypertonie, Polyzythämie bzw. Polyglobulie, Zuckerkrankheit oder erhöhtem Herzminutenvolumen (hyperkinetisches Herzsyndrom, Aortenklappeninsuffizienz usw.).

Ikterische Hautverfärbung (auch der Skleren) sind typisch für den hämolytischen Ikterus (auch Dysfunktion künstlicher Herzklappen!), den hepatozellulären Ikterus (Hepatitis, Stauungsleber, Drogen) und den cholestatischen Ikterus.

Merke: Falscher Ikterus ohne Skleren- und Schleimhautfärbung nach Medikamenten und intensivem Karottengenuß.

Eine *Zyanose* bildet sich bei Zunahme des reduzierten Hämoglobins aus.

Zentrale Zyanose: bei pulmonalen Erkrankungen und kardial bedingter Lungenstauung mit entsprechender Sauerstoffdiffusionsstörung (Sauerstoffsättigung unter 75%).

Mischblutzyanosen: angeborene Rechts-Links-Kurzschlüsse im Herzen oder im Bereich der großen Gefäße.

Periphere oder kapillare Zyanosen: verlangsamter Blutfluß im Kapillarstromgebiet infolge Vasokonstriktion, venöser Stauung oder Reduktion des Herzminutenvolumens bedingt eine vermehrte Sauerstoffausschöpfung in der Peripherie bei meist normaler arterieller Sauerstoffsättigung.

Spezielle Hautveränderungen: Lippenzyanose und zyanotische Rötung der Wangen (Mitralbäckchen) bei Mitralklappenstenose.

Schmutzigbraune Verfärbung belichteter Hautstellen bei Globalinsuffizienz der Nebennieren (Morbus Addison).

Exantheme und Urtikaria sind Ausdruck allergischer Reaktionen.

Petechiale Blutungen als Folge einer hämorrhagischen Diathese.

Palmarerythem und Spider-Nävi bei Leberzirrhose.

Generalisierte und lokalisierte Ödeme

Wassereinlagerungen bei Rechtsherzinsuffizienz, Nierenerkrankungen und Eiweißmangelzuständen sind meist generalisiert, während entzündliche, allergische oder perivaskuläre Ödeme lokalisiert sind.

Anatomische, richtungsweisende Befunde

Kyphoskoliosen, Faßthorax, Nachschleppen einer Thoraxhälfte beim Atmen, pulsierende Karotiden und Halsvenenstauungen weisen auf Störungen des kardiopulmonalen Systems hin. Halsvenenstauung verbunden mit Gesichtsödem und Kollateralkreisläufen lassen an eine retrosternale Struma, Tumoren oder ein Aneurysma der Aorta thoracalis denken.

Palpation und Perkussion

Durch die Palpation lassen sich gröbere organische Strukturveränderungen verschiedener Körperregionen nachweisen.

Schwirren als spezieller Tastbefund findet sich über der Brustwand bei Aorten- und Pulmonalklappenstenosen, beim Ventrikelseptumdefekt und über dem linken Schulterblatt bei Aortenisthmusstenose.

Dellenbildende, symmetrische Ödeme an den abhängigen Körperpartien sind neben der deutlich vergrößerten Leber Ausdruck einer manifesten Herzinsuffizienz.

Myxödematöse Ödeme hinterlassen auf Druck keine Dellen. Lymphödeme sind von derber Konsistenz.

Pulspalpation

Allgemeine Hinweise: Die periphere Pulspalpation orientiert über Störungen des Herzrhythmus und verschiedene Pulsqualitäten. Bei erniedrigtem Blutdruck (Kollaps, Schock) erfolgt die Palpation an den Karotiden und Femoralarterien. Nachweis eines Pulsdefizits ist nur durch simultane Herzauskultation möglich.

Folgende **Pulsformen** werden unterschieden:

- *Pulsus frequens bzw. rarus:* Frequenz über 90/min bzw. unter 50/min.
- *Pulsus irregularis* bei absoluter Arrhythmie infolge von Vorhofflimmern oder Vorhofflattern, bei Extrasystolie oder wechselnden AV-Knotenblockierungen.
- *Pulsus parvus und altus:* Pulsamplitude bei kleinem (z. B. bei Mitralklappenstenose, Aortenklappenstenose, Kreislaufzentralisation) und großem Schlagvolumen (z. B. Wasserhammerpuls bei Aortenklappeninsuffizienz, offenem Ductus Botalli, Hyperthyreose, Fieber).
- *Pulsus tardus und celer* beschreiben den Pulsdruckanstieg, Pulsus tardus z. B. bei Bradykardie, vagotoner Kreislaufregulation, Myxödem, Hirndruck, Typhus abdominalis, Pulsus celer z. B. bei hyperkinetischem Herzsyndrom, Aortenklappeninsuffizienz, Kollaps, Fieber.
- *Pulsus durus und mollis:* Spannungszustand der Gefäße bei hypertoner bzw. hypotoner Kreislaufsituation.
- *Pulsus alternans:* von Schlag zu Schlag wechselnde Pulsamplitude bei schwerer Linksherzschädigung.
- *Pulsus paradoxus:* inspiratorische Verminderung der Pulsamplitude bei Perikardergüssen und -konstriktionen.
- *Pulsamplitudendifferenzen* an den Extremitäten: bei organischen Strömungshindernissen, z. B. zwischen Armen und Beinen bei Aortenisthmusstenose.

Perkussion

Die Perkussion spielt in der Herzdiagnostik eine geringe Rolle. Demgegenüber liefert sie bei Lungenerkrankungen wichtige Informationen. Infiltrative Lungenprozesse führen zu einer Schallverkürzung, emphysematische Veränderungen zu einem hypersonoren Klopfschall.

Auskultation

Für die Diagnostik von *Lungenerkrankungen* ist die sorgfältige Auskultation sehr hilfreich. Grobblasige und kleinblasige Rasselgeräusche werden bei Entzündungen der großen und kleinen Bronchien gehört, feines Knisterrasseln ist für das Anfangs- und Endstadium der Pneumonie typisch.

Pleurareiben bis zum Lederknarren kann bei trockener Pleuritis auftreten.

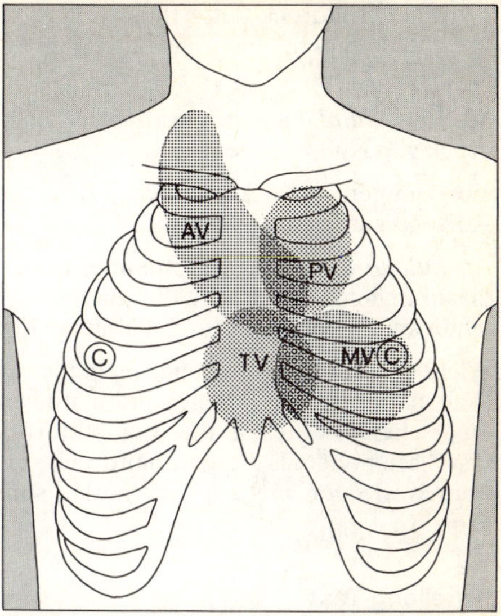

Abb. 24 Auskultationspunkte bei Herzklappenfehlern. AV Aortenklappe, PV Pulmonalklappe, TV Trikuspidalklappe, MV Mitralklappe

Erworbene und angeborene Herzfehler werden zu einem hohen Prozentsatz qualitativ durch die Auskultation erfaßt. Auf die differentialdiagnostisch bedeutsamen Auskultationsphänomene wird im speziellen Teil eingegangen. Die Trennung zwischen systolischen und diastolischen Geräuschen wird durch die gleichzeitige Pulspalpation erleichtert. Weiterhin sind der Klangcharakter (hoch-, tieffrequent), das Punctum maximum und die Fortleitung der Geräuschphänomene für die Differenzierung von Herzfehlern von Bedeutung. Abb. 24 zeigt die klassischen Auskultationspunkte.

Bei der Schwindeldiagnostik ist die Auskultation auch auf den Bereich der supraaortalen Äste und die Karotiden auszudehnen. Strömungsgeräusche in diesen Gebieten müssen zu einer weiterführenden Diagnostik veranlassen.

Blutdruckmessung und Schellong-Test

Der arterielle Blutdruck wird im wesentlichen vom Herzminutenvolumen und dem peripheren Gefäßwiderstand bestimmt. Als Blutdruckgrenzwerte gelten unter Ruhebedingungen systolisch 140 mmHg und diastolisch 90 mmHg. Auch unter Berücksichtigung der altersbedingten Drucksteigerung ist ein systolischer Wert über 160 mmHg als pathologisch anzusehen. Der Blutdruck unterliegt einem Tag-Nacht-Rhythmus, wobei die höchsten Werte in den Abendstunden auftreten.

Wird der Blutdruck unter Belastung gemessen, sind systolische Werte über 210 mmHg und diastolische über 115 mmHg krankheitsverdächtig.

Merke: *Nullphänomen:* Korotkoff-Töne sind bis zum Manschettendruck von Null zu hören.

Vorkommen: unter körperlicher Belastung, Hyperthyreose, Anämie, Aorteninsuffizienz u. a.

Auskultatorische Lücke: stumme Zone zwischen systolischem und diastolischem Blutdruck, die zu niedrige systolische Werte vortäuschen kann. Kontrolle durch Palpieren der Radialarterie!

Wichtig: Blutdruckmessung an beiden Armen und an den Beinen. Wegen peripherer Amplifikation und größerer Weichteilmasse des Oberschenkels liegen die Beinblutdruckwerte etwa um 20 mmHg systolisch höher als die Armblutdruckwerte. Differenzen der Armblutdruckwerte von mehr als 25 mmHg sprechen für einen organischen Prozeß.

Schellong-Test

Zur Diagnostik hypotoner Kreislaufregulationsstörungen wird nach zehnminütigem Liegen der Blutdruck vor und während mehrminütigen Stehens gemessen. Bei kreislaufstabilen Personen steigt der diastolische Blutdruck unter geringer Frequenzzunahme leicht an, während der systolische Druck um höchstens 15 mmHg absinkt.

Bewertung

Hypotone Reaktion: Verkleinerung der Blutdruckamplitude durch unphysiologischen Abfall des systolischen Blutdrucks und/oder Zunahme des diastolischen Wertes bei überschießender Frequenzsteigerung.

Hypodyname Reaktionsform: Abfall des systolischen und diastolischen Drucks (bis zur Nichtmeßbarkeit in Diastole) bei geringer Frequenzänderung.

Der *Schellong-Belastungstest* hat keine praktische Bedeutung erlangt.

Methodisch korrekter ist der Nachweis hypotoner Regulationsstörungen mit Hilfe eines Kipptisches.

Im *EKG-Steh-Test* werden bei Orthostase neben der Herzfrequenzsteigerung Endstreckenveränderungen im Sinne von T-Wellenabflachungen bis T-Negativität als Aufsteh- oder Spätreaktion beobachtet. Sie stehen in keiner festen Beziehung zur peripheren Kreislaufregulation. Kollapszustände ohne EKG-Veränderungen sind möglich.

Neurostatus

Das Besondere in der Neurologie ist nach der Befunderhebung nicht sofort der Sprung zur ätiologischen Diagnose, sondern zunächst immer die Frage nach dem Ort der Läsion. Vereinfacht kann nach MUMENTHALER (1982) die Reihenfolge des Denkens von der Anamnese zur Therapie als „Prinzip der sechs W“ dargestellt werden.

Tabelle 3 Neurostatus (nach *Mumenthaler*)

Kopf		Beweglichkeit, Klopfempfindlichkeit, Meningismus, Druckschmerz an den Nervenaustrittspunkten (supra- und infraorbital, subokzipital), Auskultation des Schädels und der Karotiden, Pulsation der Karotis
Hirnnerven	I	Riechprobe (Kaffee), ein- und doppelseitig
	II	Fernvisus, Gesichtsfelder (Parallelversuch), eventuell Augenhintergrund
	III, IV, VI	Augenmotilität (frei, koordiniert), Nystagmus, Pupillenverhalten (rund, gleichweit, mittelweit, Reaktion auf Licht und Konvergenz)
	V	Gesichtssensibilität, Kornealreflex, Masseterkraft
	VII	willkürliche und mimische Innervation, Chvostek-Versuch
	VIII	Gehör (Flüstersprache, Uhrticken)
	IX, X	Gaumensegel (symmetrisch), Würgreflex, Innervation des M. sternocleidomastoideus
	XII	Zungeninnervation
Sprache		(Aphasie, Dysphasie, Dysarthrie)
Arme		Rechtshänder – Linkshänder, Trophik, Tonus, Motilität, grobe Kraft, Diadochokinese, Finger-Nase-Versuch (eventuell Tremor), Reflex (Bizeps-R., Trizeps-R., Radius-Periost-R.), Sensibilität, Schmerzempfindung, Temperatursinn, Lagesinn, Vibrationssinn, Stereognosie
Rumpf		Wirbelsäule (Klopfschmerz), Sensibilität, Reflexe (Bauchhaut-R., Kremaster-R.)
Beine		Trophik, Tonus, Motilität, grobe Kraft, Fußpulse, Lasègue-Zeichen, Druckschmerz an den Nervenstämmen, Knie-Hakken-Versuch, Reflexe (Patellarsehnen-R., Achillessehnen-R., Babinski, Gordon), Sensibilität, Schmerzempfindung, Temperatursinn, Vibrationssinn, Lagesinn
Gehen und Stehen		Romberg-Versuch, Gangprobe, Gang auf der Linie, Gang auf Fersen und Fußspitzen
Psyche		Hirnorganisches Psychosyndrom (Bewußtseinslage, Orientierung in Zeit, Raum und zur eigenen Person)

- Wie kam es zur Erkrankung (Anamnese)?
- Was stellt man fest (Befund)?
- Wo sitzt die Läsion, die solche Symptome bewirken kann (topische Diagnose)?
- Warum erkrankt der Patient (ätiologische Diagnose)?
- Wohin führt der Krankheitsprozeß (Prognose)?
- Womit behandelt man (Therapie)?

Tab. 3 veranschaulicht ein auch in der Praxis gut anwendbares Schema für die klinisch-neurologische Untersuchung.

Koordinationsprüfungen

Mit Hilfe von Koordinationsprüfungen erfolgt die Gleichgewichtsuntersuchung im eigentlichen Sinne. Der Begriff der Ataxie schließt dabei sämtliche Koordinationsstörungen ein. Die Störungen weisen entweder eine Richtungstendenz auf oder sie äußern sich in einem ungerichteten, diffus wechselnden Bild.

Bei peripheren Labyrinthstörungen ist die Abweichreaktion meist reproduzierbar und richtungsbestimmt und meist mit der Richtung der langsamen Nystagmuskomponente übereinstimmend.

Stehprüfungen

Prinzip: Suche nach einer Abweichreaktion (Fallneigung, Schwanken) aus einer stabilen Gleichgewichtslage heraus.

Romberg-Versuch

Vorgehen: Stehen mit geschlossenen Augen, Füße parallel und eng nebeneinander. Die Untersuchungsdauer beträgt 1–3 Minuten. Für die Armhaltung gibt es verschiedene Möglichkeiten: Arme locker herunterhängen lassen (nach Romberg), Arme vor der Brust verschränken, Arme um 90 Grad anheben, Handrücken nach oben (Abb. 25).

Beurteilung: Der Untersucher achtet auf eine reproduzierbare Abweichung bzw. Fallneigung zur Seite. Eine deutliche Richtungstendenz ist bei stärkerer peripherer Läsion zu erwarten, regellose Abweichungen sind für zentrale Störungen typisch. Die Reaktion bei Labyrinthausfall ist durch Kopfdrehung zur Seite des erkrankten Ohres zu beeinflussen, da sich dann die Fallrichtung nach hinten ändert. Eine zentrale Störung ist durch Kopfdrehung nicht zu beeinflussen. Wenn die vorgehaltenen Arme mit einer deutlichen Pronationstendenz absinken, ist eine zentrale Parese anzunehmen.

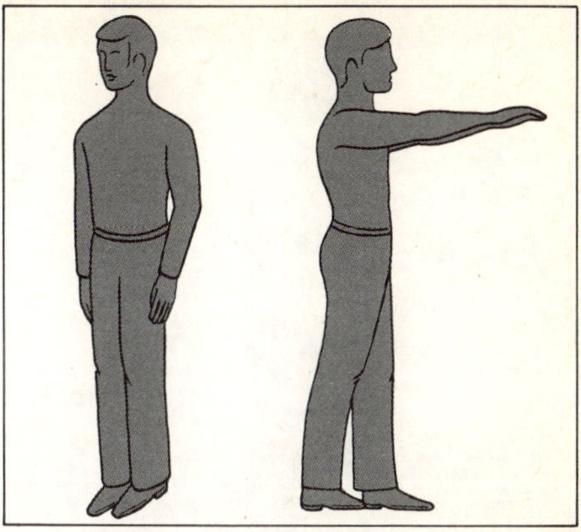

Abb. 25 Einfacher Romberg-Versuch (links). Erschwerter Romberg-Versuch (rechts), syn. „Tandem-Romberg"

Erschwerter Romberg-Versuch

Vorgehen: Füße voreinander stellen („Tandem-Romberg"), Augen geschlossen mit oder ohne Jendrassikschen Handgriff. Stehen auf einem Bein.

Beurteilung: Die Toleranzgrenze ist gegenüber dem normalen Rombergversuch entsprechend zu erhöhen. Einem Gesunden sollte jedoch das Stehen unter diesen Bedingungen für eine gewisse Zeit möglich sein.

Gehprüfungen

Prinzip: Suche nach einer Abweichreaktion aus einer labilen Gleichgewichtslage heraus.

Unterberger-Versuch

Vorgehen: Gehen auf der Stelle (80–100 Schritte oder 1–3 Minuten), Augen geschlossen, Arme vorgestreckt, Handrücken oben, Knie anheben, Ruhe im Untersuchungsraum (Abb. 26).

Beurteilung: Der Tretversuch gilt als zuverlässige Methode zur Erfassung einer Abweichreaktion, d. h. einer Körperdrehreaktion, die insbesondere bei peripheren vestibulären Störungen deutlich wird. Die Toleranzgrenze einer normalen Abweichung liegt zwischen 40 und 60 Grad nach jeder Seite und ca. 1 m nach vorne. Rechtshänder weichen eher nach links, Linkshänder eher nach rechts ab.

Eine Abweichung nach hinten spricht für eine hirnbasale bzw. zerebellare Störung (UNTERBERGER 1938).

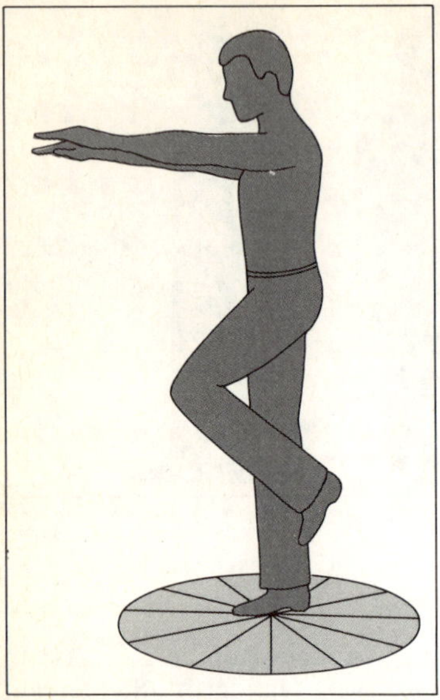

Abb. 26 Unterberger-Versuch

„Sterngang" (Babinski und Weil)

Vorgehen: Patient geht zügig vor und zurück, ohne Kehrtwendungen auszuführen. Bei entsprechender Abweichtendenz ergibt sich aus der abgeschrittenen Strecke das Bild eines Sternes.

„Schachbrettgehen"

Vorgehen: Auf dem Boden des Untersuchungsraumes ist eine schachbrettähnliche Figur aufgemalt. Die Aufgabe besteht darin, die vorgegebenen Felder in einer bestimmten Richtung und Reihenfolge einmal rechts herum und einmal links herum mit kleinen Schritten oder voreinander gesetzten Füßen (Gänsefüßchen) und geschlossenen Augen abzuschreiten.

Beurteilung: Der Untersucher zeichnet die Gehrichtung synchron auf und findet typische Reaktionsformen (Abb. 27 u. 28) (Stoll 1981).

„Blindgang" geradeaus

Vorgehen: Gehen mit geschlossenen Augen entlang einer am Boden aufgezeichneten Linie.

Beurteilung: Abweichung von der aufgezeichneten Linie in ∢-Grad.

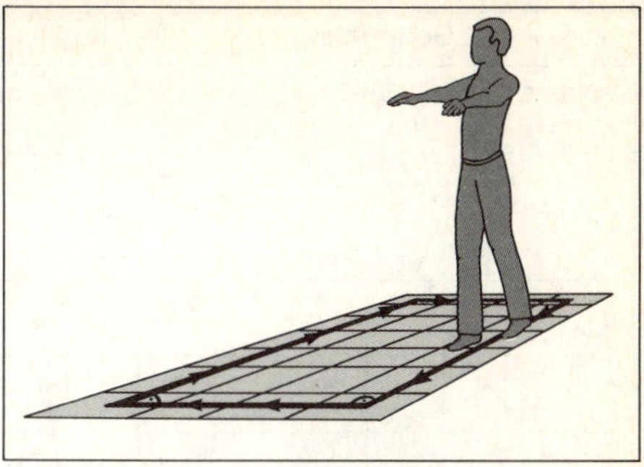
a

Abb. 27 a „Schachbrettgehen". b Normalbefund bei „Schachbrettgehen" mit Linkswendung (rechte Bildhälfte) und Rechtswendung (linke Bildhälfte)

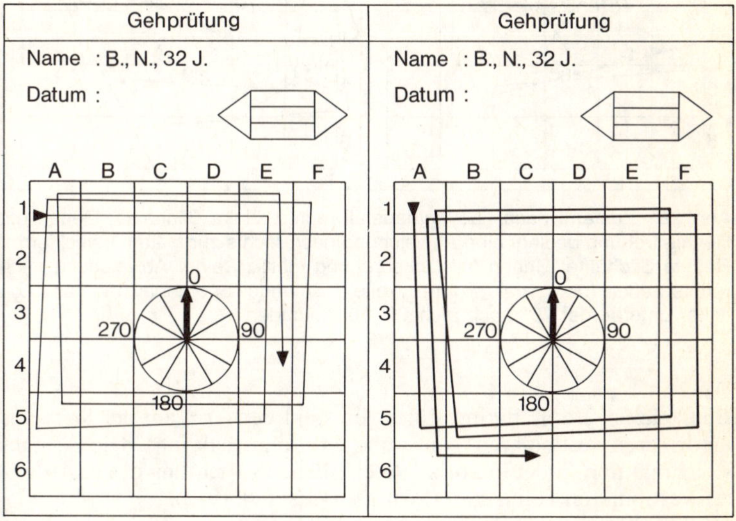

b

Erschwertes Gehen

Der Unterberger-Versuch kann auf einer Matratze oder Schaumgummiunterlage ausgeführt werden, was über propriozeptive zusätzliche Stimulation das Gehen erschwert. Die Anforderungen können auch durch Balancierübungen (Seiltänzergang, Gehen auf einer Bahnschwelle usw.) erhöht werden.

Positionsversuche

Abweichreaktion und Armtonusreaktion

Vorgehen: Im Sitzen oder Stehen Arme ca. 1–3 Minuten um 90 Grad anheben, Hände in Supinationsstellung, Augen geschlossen.

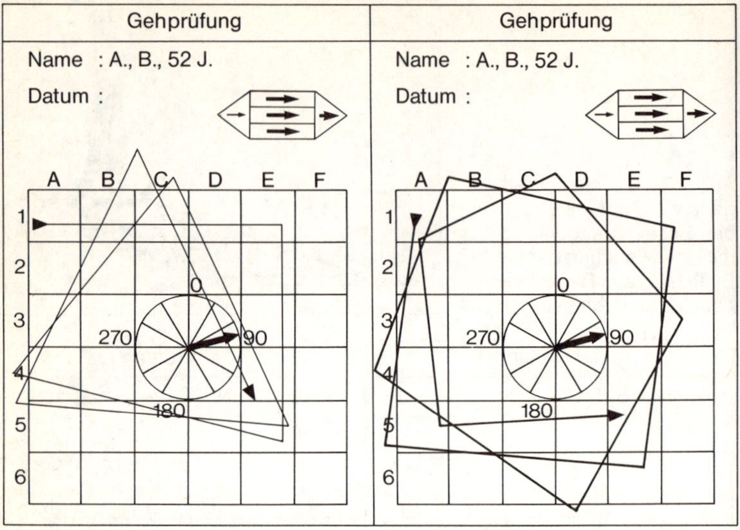

Abb. 28 Zustand nach Labyrinthausfall rechts. Linke Bildhälfte: Gehen mit Rechtsdrehung bedingt eine Abweichung nach rechts zur Mitte (Dreieckform). Rechte Bildhälfte: Gehen mit Linksdrehung führt zu einer Abweichung nach rechts außen (polygonale Form). Weitere Befunde: Spontannystagmus nach links, Unterberger 75° nach rechts in 30 Sekunden

Beurteilung: Bei Labyrinthstörungen sinkt der Arm auf der Seite des niedrigeren vestibulären Tonus ab (Armtonusreaktion). Die Armabweichreaktion findet in horizontaler Ebene in Richtung des erniedrigten vestibulären Tonus statt (Wodak u. Fischer 1922).

Finger-Nase-Zeigeversuch

Vorgehen: Arm zur Seite ausstrecken und anschließend Zeigefinger auf die Nasenspitze führen, mehrmals den Versuch mit geschlossenen Augen wiederholen.

Beurteilung: Seitenbetontes Vorbeizeigen weist auf eine labyrinthäre Störung hin. Ataxie oder Intentionstremor in Zielnähe ist häufig auf eine ipsilaterale Kleinhirnläsion bzw. Hirnstammschäden (z. B. Wallenberg-Syndrom) zurückzuführen.

Diadochokineseprüfung

Eine rasch wechselnde Pro- und Supination der Extremitäten dient zur Überprüfung der Koordinationsfähigkeit.

Knie-Hacke-Versuch

Vorgehen: Im Liegen wird die Hacke eines Fußes auf das Knie der Gegenseite aktiv gesetzt und anschließend auf der Unterschenkelvorderseite bis zum Fußrücken abwärts geführt.

Beurteilung: Zickzackbewegungen oder Intentionstremor in Zielnähe weisen auf zentrale Koordinationsstörungen.

Rebound-Phänomen

Vorgehen: Der Patient wird aufgefordert, gegen den Widerstand des Untersuchers seinen Arm zu beugen. Nach Loslassen sollte der Rückstoß normalerweise sofort reflektorisch abgebremst werden.

Beurteilung: Ein positives Rebound-Phänomen liegt vor, wenn die Abbremsung fehlt. Das Phänomen ist pathognomonisch für eine zerebellare Störung.

Tiefensensibilität

Vorgehen: Der Untersucher bringt passiv ohne Mitwirkung des Patienten Zehen und/oder Finger in eine bestimmte Position, die von dem Patienten bei geschlossenen Augen richtig angegeben werden müssen (Orientierung im Raum). Eine weitere Prüfungsmöglichkeit besteht darin, mit geschlossenen Augen eine Extremität in die symmetrische Position zu bringen, die durch die Position der Gegenseite vorgegeben wird.

Beurteilung: Fehlende propriozeptive räumliche Orientierung und Asymmetrie der Positionsanpassung sind Zeichen einer spinalen bzw. sensorischen Störung der Tiefensensibilität.

Zeigeversuche

Vorgehen: „Zur Prüfung der Zeigebewegungen des Armes wird zunächst der Zeigefinger allein ausgestreckt, die anderen Finger in die Hand eingeschlagen. Hierauf läßt man den Patienten die Augen schließen und den Arm in der Sagittalebene in die Horizontale gestreckt erheben. Nun berührt man den Zeigefinger des Patienten der ganzen Länge nach von oben mit seinem eigenen Zeigefinger. Jetzt hat der Patient seinen Arm auf das Knie herabzusenken und wieder zum Zeigefinger des Arztes zu heben“ (Bárány 1913).

Beurteilung: Der Normale kann den Zeigeversuch ohne jede Störung durchführen. Es ist darauf zu achten, daß die Zeigebewegung nicht zu schnell durchgeführt wird. In pathologischen Fällen tritt ein Vorbeizeigen nach links oder rechts ein.

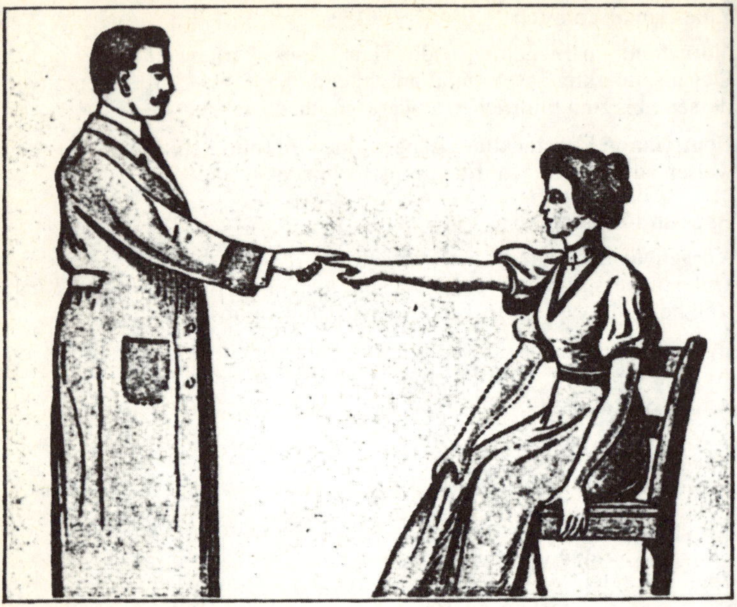

Abb. 29 Zeigeversuch (nach *Bárány)*

Anmerkung: Der Zeigeversuch ist vielfach modifiziert worden, er beruht nicht auf einer reinen Reflextätigkeit wie die Armabweichreaktion oder Armtonusreaktion, sondern Willkür und haptokinästhetische Erinnerung beeinflussen den Test (Abb. 29).

Vertikaler Zeichentest

Prinzip: Objektivierung der Abweichreaktion im vertikalen Zeichenbild (Modifikation des Schreibtests nach Fukuda 1939).

Vorgehen: Der Patient sitzt an einem Schreibtisch und zeichnet auf ein vor ihm liegendes Blatt Papier zügig 5 Reihen um 45 Grad gedrehter Kreuzchen. Das Papier darf nur mit der Bleistiftspitze in Berührung kommen. Hand, Arm und Rumpf dürfen den Tisch nicht berühren. Der Test ist mit geschlossenen Augen zu wiederholen, wobei der Untersucher nach Beendigung einer Reihe die Hand des Patienten zum jeweiligen neuen Ausgangspunkt führt.

Auswertung: Jede Testreihe wird gesondert ausgewertet. Der Winkel zwischen der Senkrechten „S“ und der Geraden „G“, von der die

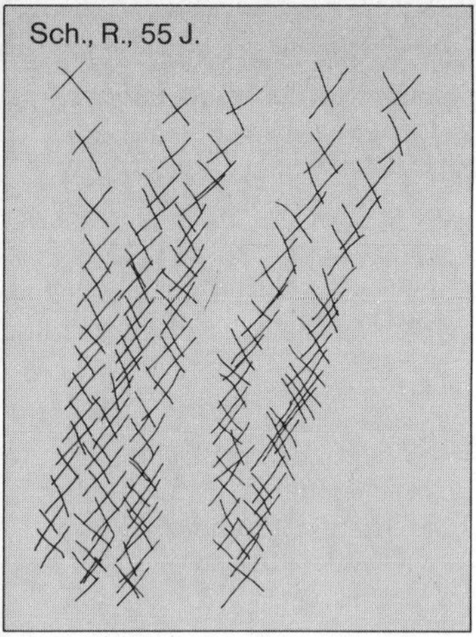

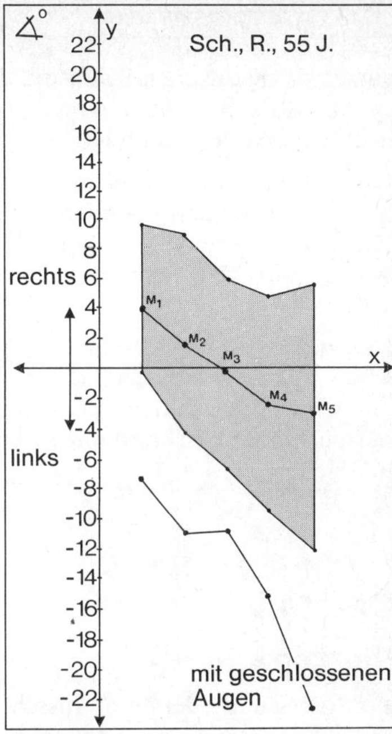

Abb. 30 Richtungsbezogene Abweichung im Vertikalen Zeichentest bei Neuropathia vestibularis

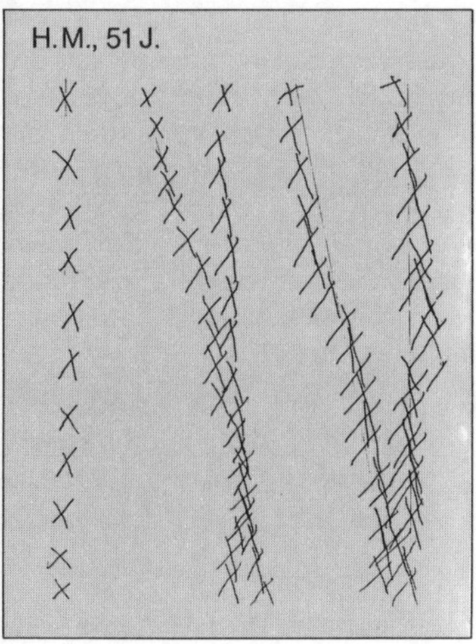

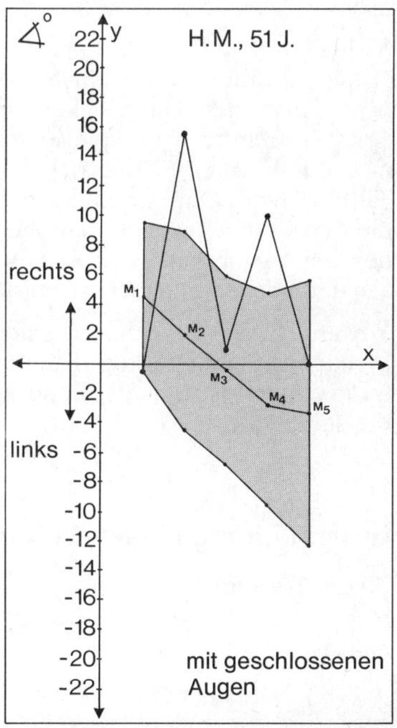

Abb. 31 Richtungswechselnde Abweichung im vertikalen Zeichentest bei Neurolues

einzelnen Kreuzchen-Schnittpunkte minimalen Abstand haben, entspricht dem gesuchten Abweichwinkel, wobei sich „S“ und „G“ im Schnittpunkt des ersten Kreuzchens einer Testreihe treffen sollen.

Die Winkelgröße ist in einem Koordinatensystem einzutragen, auf dem der Interquantilbereich 10/90 (schraffiertes Feld) vorgegeben ist. Die Streubreite wurde bei 150 Normalpersonen unterschiedlichen Alters gewonnen und dient dem Vergleich des jeweils ausgewerteten Tests.

Beurteilung: Die Abweichreaktion ist als pathologisch anzusehen, wenn sie außerhalb der Interquantilzone liegt. Bei zentralen Erkrankungen findet sich häufig ein Richtungswechsel der Abweichreaktion, bei peripheren Erkrankungen eher eine Richtungstendenz (Abb. 30 u. 31).

Ohrstatus

Otoskopie

Zur Sicherung oder zum Ausschluß einer otogenen Schwindelursache ist die Otoskopie unbedingt erforderlich (Tab. 4).

Vorgehen: Die Untersuchungslampe wird rechts neben dem Kopf des Patienten in Position gebracht. Der Stirnreflektor (Ohrenspiegel) vor dem Auge des Untersuchers muß so ausgerichtet sein, daß die Sehachse mit der vom Spiegel reflektierten Lichtachse zusammenfällt und durch einen Ohrentrichter den Gehörgang ausleuchtet. Beim Einführen des Ohrentrichters in den Gehörgang zieht der Untersucher die Ohrmuschel nach hinten oben. Die Trichterspitze soll die Grenze der Gehörgangshärchen passieren, aber zur Vermeidung von Schmerzen den knöchernen Gehörgangsteil nicht berühren.

Weitere Untersuchungsmöglichkeiten: Licht von einer Stirnlampe, Licht von einem Otoskop (Kombination von Lichtquelle und Ohrtrichter in einem Instrument), Endoskopie, Mikroskopie mit einem Operationsmikroskop.

Untersuchung mit der Stimmgabel

Weber-Versuch

Prinzip: Binauraler Vergleich der Knochenleitung mit der Stimmgabel (440 Hz).

Tabelle 4 Typische Trommelfellbefunde

Farbe		
Perlmuttgrau	:	normale Trommelfellfarbe
Hochrot, vorgewölbt	:	akute Mittelohrentzündung
Livide, retrahiert	:	Mukoserotympanon (adenoide Vegetationen, häufig bei Kindern)
Blaurot-Schwarz	:	Hämatotympanon (laterobasale Fraktur)
Defekte		
Randständiger Defekt	:	chronische Otitis media epitympanalis
Zentraler Defekt	:	chronische Otitis media mesotympanalis
Hämorrhagische Blasen	:	Grippeotitis
Gehörgangsbefunde		
Cerumen obturans	:	gelblich-sepiabraune Masse
Pulsierendes gelbliches Sekret (Eiter)	:	akute Mittelohrentzündung mit Trommelfellperforation
Weißliche Epithelschollen und Defekt am hinteren oberen Trommelfellrahmen	:	Cholesteatom bei chronischer Otitis media epitympanalis
Diffuse Gehörgangsschwellung	:	Otitis externa
Schmieriger oder trockener schuppiger Gehörgangsbelag	:	chronische Otitis externa, Gehörgangsekzem

Vorgehen: Angeschlagene Stimmgabel über der Mitte des Scheitels (ggf. Stirn- oder Kinnspitze) aufsetzen (Abb. 32).

Befunde: Normalhörige und symmetrisch Schwerhörige hören den Ton in beiden Ohren gleich laut (Kopfmitte). Bei einseitiger Schalleitungsstörung wird der Ton in das betroffene, bei einseitiger Innenohrschwerhörigkeit in das besser hörende Ohr *lateralisiert* (Tab. 5).

Rinne-Versuch

Prinzip: Monauraler Vergleich von Luft- und Knochenleitung.

Vorgehen: Angeschlagene Stimmgabel solange auf den Warzenfortsatz setzen, bis der Ton nicht mehr gehört wird. Danach Stimmgabel vor das Ohr halten, wo der Ton über Luftleitung normalerweise wieder wahrgenommen wird (Rinne positiv) (Abb. 32).

Befunde: Der Schalleitungsschwerhörige hört den Ton über Knochenleitung länger als über Luftleitung (Rinne negativ), bei Innenohr-

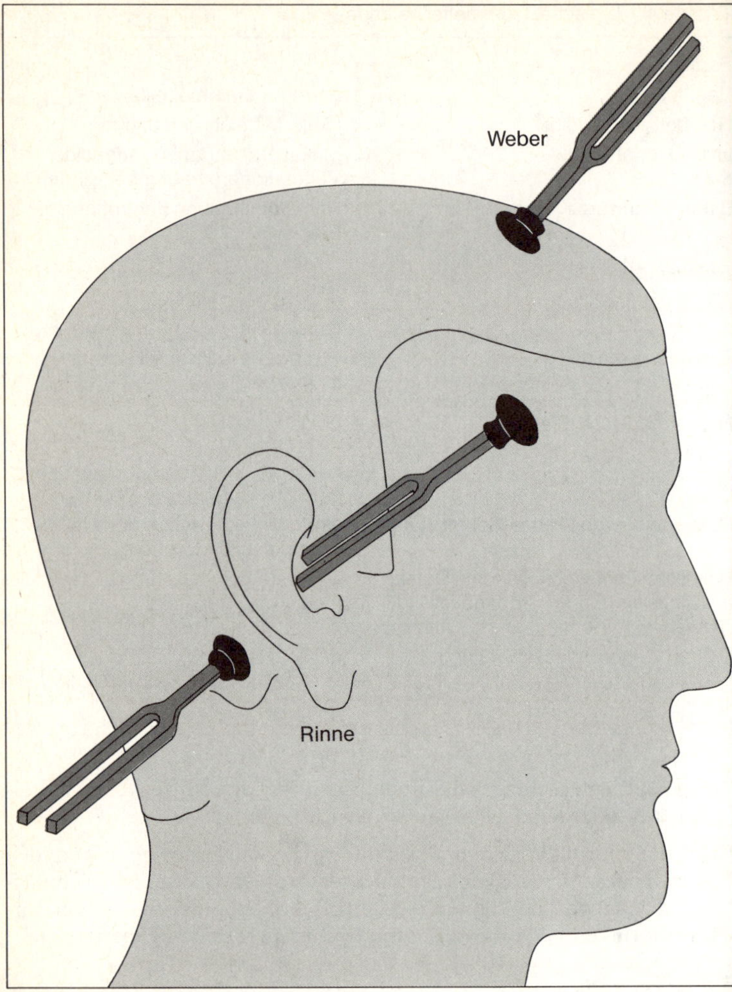

Abb. 32 . Stimmgabeluntersuchungen

schwerhörigkeit ist die Abklingphase über Luft- und Knochenleitung gegenüber normalem Hören verkürzt (Tab. 5).

Merke: Bei einseitiger Taubheit kann der Prüfton beim Rinne-Versuch auf die Gegenseite übergehört werden. Dies täuscht einen „negativen Rinne" vor.

Tabelle 5 Differenzierung von Hörstörungen

	Hörweite	Stimmgabel	
	Differenz Flüster-/ Umgangssprache	Weber	Rinne
Normalhörigkeit	sehr gering	Kopfmitte, keine Lateralisation	positiv
Schallempfindungsschwerhörigkeit	groß bei Hochtonverlust	Lateralisation in das besser hörende Ohr	positiv
Schalleitungsstörung	gering	Lateralisation in das schlechter hörende Ohr	negativ

Hörweitenbestimmung

Vorgehen: Viersilbige Zahlwörter sollen aus zunehmender Entfernung (vor der Ohrmuschel bis ca. 6 m Abstand) nachgesprochen werden. Flüstersprache wird mit Reserveluft und Umgangssprache in „normaler Zimmerlautstärke" vorgesprochen. Während der Untersuchung dichtet ein mit einem Mulläppchen bedeckter Finger, der zusätzlich Schüttelbewegungen ausübt, den Gehörgang ab.

Befunde: Die Hörweite entspricht dem Abstand, von dem aus Flüster- bzw. Umgangssprache so eben noch richtig nachgesprochen wird. Bei normalem Hörvermögen ist dies aus 6–8 m Entfernung möglich, sofern der Untersuchungsraum weitgehend frei von Störgeräuschen ist.

Untersuchung mit der Leuchtbrille

Spontannystagmus

Vorgehen: Die Leuchtbrille nach Frenzel (1925) ermöglicht eine optimale Beobachtung der Augen unter weitgehender Ausschaltung der Fixation. Die 15-Dioptrien starken Gläser haben für den Beobachter einen Lupeneffekt. Die Innenbeleuchtung der Brille führt zusätzlich zu einer reflektorischen Pupillenverengung und Unterbrechung der optischen Kontakte zur Umwelt (Abb. 33).

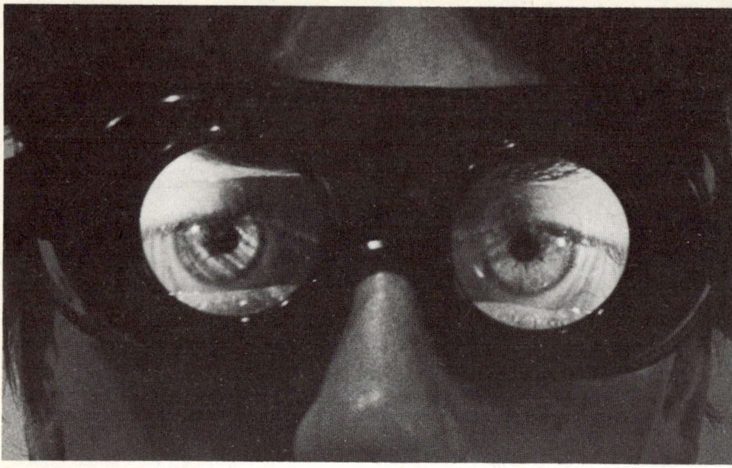

Abb. 33 Frenzel-Brille

Aufzeichnung: Das 5-Felder-Schema (Abb. 34) soll mit Symbolen für Schlagrichtung, Amplitude, Frequenz und Begleitschwindel ausgefüllt werden, die den Nystagmus in Abhängigkeit von der Blickrichtung kennzeichnen (Abb. 35).

Allgemeine Richtlinien

Der *horizontale, richtungsbestimmte, reproduzierbare Nystagmus* ist in der Regel vestibulärer Genese und dient dem Nachweis vestibulärer Schwindelbeschwerden.

Der *vertikale Nystagmus* ist stets Zeichen einer zentralen Störung und selten mit Schwindel kombiniert.

Der *richtungswechselnde Nystagmus* ist bei gleichbleibender Kopfhaltung auf zentrale Tonusschwankungen zurückzuführen und kann von Schwindel begleitet sein.

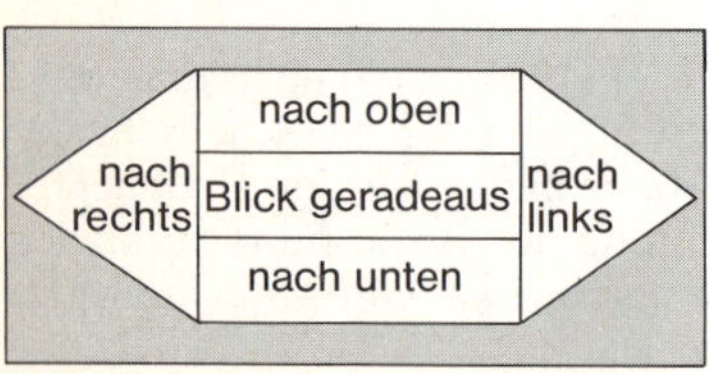

Abb. 34 Frenzel-Schema

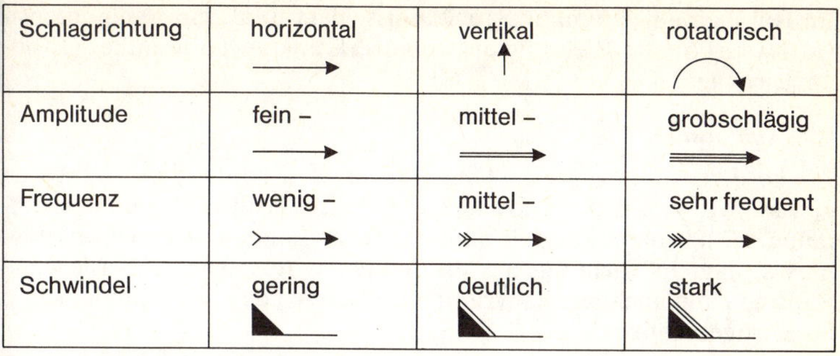

Abb. 35 Symbole für die Nystagmusbewertung

Merke: *Nystagmus ohne Schwindel* hat meist eine zentrale oder okuläre Ursache.

Schwindel ohne Nystagmus weist primär auf eine zentrale bzw. vaskuläre Erkrankung hin und kann auch Merkmal eines doppelseitigen Labyrinthausfalls sein.

Periphervestibulärer Nystagmus

Merke: Häufig von Schwindelbeschwerden begleitet.

Erkennungsmerkmal: Richtungsbestimmtes, horizontales Rucken der Augen. Eine rotatorische Zusatzbewegung ist seltener als bei zentralen Störungen zu erkennen. Sie erklärt sich durch unterschiedlichen Muskelzug am Bulbus.
Intensität: Der Nystagmus verstärkt sich beim Blick in Richtung der schnellen Phase und verringert sich in Richtung der langsamen Phase. Ein kontinuierliches Intensitätsgefälle weist auf eine periphere Schädigung, im Gegensatz zu einem sprunghaften Intensitätsgefälle bei zentralen Störungen (Abb. 36).

Ausfallnystagmus

Nach einem akuten Labyrinthausfall schlägt der Nystagmus horizontal in Richtung des gesunden Ohres. Die akute Ausfallphase wird von heftigem Schwindel und vegetativen Erscheinungen begleitet (vgl. S. 138).

Nach einem Labyrinthausfall findet im Laufe der Kompensation eine zentrale Umverteilung der Regelmechanismen statt. Der Spontannystagmus verliert sich und ist u. U. nach 6–24 Monaten nur noch durch Provokation oder überhaupt nicht mehr nachweisbar. Schwindelbeschwerden sind in der Regel schneller rückläufig.

Im Rahmen einer Funktionsrückkehr schlägt u. U. ein wenig intensiver Nystagmus in Richtung des zuvor erkrankten Labyrinthes (Erholungsnystagmus).

Reiznystagmus

Einige Erkrankungen des Ohres (z. B. Labyrinthitis) üben einen gewissen Reiz auf das Labyrinth aus. Dies entspricht einer Enthemmung, d. h. einem Wegfall inhibitorischer Impulse. Der Reiznystagmus schlägt in Richtung des erkrankten Ohres. Die reizauslösende Störung kann auch retrolabyrinthär im Bereich des N. vestibularis und im Kerngebiet liegen.

Während der akuten Erkrankungsphase wird der Reiznystagmus von Schwindel begleitet, in der Heilungsphase lassen Schwindel und Nystagmus normalerweise nach; bleiben Läsionen peripher oder zentral zurück, kann daraus ein Dauerschwindel resultieren.

Nystagmushemmende Faktoren

Fixation, Lidschlag, Vigilanz, Alter, Pharmaka, Willkürmotorik der Augen.

Zentralvestibulärer Nystagmus

Merke: Seltener als der periphervestibuläre Nystagmus von Schwindelbeschwerden begleitet.

Regelmäßiger Blickrichtungsnystagmus

Erkennungsmerkmal: Änderung der Schlagrichtung in jeder Blickrichtung, fehlt bei Blick geradeaus, ist auch ohne Frenzelbrille und schon bei geringer Blickwendung vorhanden.

Ursache: Blick- oder Fixationsparese (Blickhalteschwäche).

Merke: Eine Fixationsparese kann mit einer Objektflucht einhergehen, die subjektiv als Schwindel imponiert (Abb. 37).

Regelloser Blickrichtungsnystagmus

Erkennungsmerkmal: Er ist im Vergleich zum regelmäßigen Blickrichtungsnystagmus auch bei Blick geradeaus unter der Leuchtbrille zu erkennen.

Ursache: Meist Läsionen im Hirnstamm, seltener angeborene oder erworbene Veränderung in den Blickzentren (Formatio reticularis, Pons, Mittelhirnhaube, Myasthenia gravis, Enzephalitis).

Merke: Der Spontannystagmus bei Blick geradeaus kann auch vestibulärer Ursache sein. Dann liegt eine Mischform von zentralem und vestibulärem Nystagmus vor.

Schwindel und Gleichgewichtsstörung sind nur in Zusammenhang mit den erworbenen Nystagmusformen zu erwarten.

Sonderform: Der sog. *Bruns-Nystagmus* ist ein Frühzeichen von Kleinhirnbrückenwinkeltumoren. Er schlägt niederfrequent, grobschlägig bei Blick zur Seite der Läsion und hochfrequent, feinschlägig bei Blick zur Gegenseite.

Richtlinie: Der unerschöpfliche Blickrichtungsnystagmus ist immer zentral pathologisch einzuordnen, der erschöpfliche Blickrichtungsnystagmus kann z. B. auch okulär bedingt sein (Schielen usw.).

Upbeat-, Downbeat-Nystagmus

Erkennungsmerkmal: Vertikaler Nystagmus mit nach oben bzw. nach unten gerichteter schneller Komponente – meist begleitet von Oszillopsien.

Ursache: Kongenitale toxische Störungen, Arnold-Chiari-Mißbildung, Klippel-Feil-Syndrom, Schädel-Hirn-Trauma, Wernicke-Enzephalopathie usw.

Dissoziierender und konvergierender Nystagmus

Erkennungsmerkmal: Auseinander- bzw. zusammenführende ruckartige Augenbewegungen.

Ursache: Internukleäre Ophthalmoplegie, wenn z. B. ein Herd die Verbindung zwischen N.-abducens- und N.-oculomotorius-Kernen tangiert, am ehesten bei beidseitiger Läsion vorhanden (Encephalitis disseminata, Kleinhirntumor, Läsion des medialen Längsbündels).

Merke: Der konvergierende Nystagmus ist angeboren oder erworben und hat eine neurophysiologische Zuordnung. (Differentialdiagnose: Schielfehlstellungen des Auges.)

„Seesaw"-Nystagmus (Schaukelnystagmus)

Erkennungsmerkmal: Vertikale Augenbewegungen, wobei sich ein Auge nach oben, das andere synchron nach unten bewegt. Eine rotatorische Komponente ist zusätzlich zu erkennen.

Ursache: Angeborene oder erworbene Läsionen im parachiasmatischen Bereich, paraselläre Tumoren, posttraumatische Durchblutungsstörungen des oberen Hirnstammes und des Nucleus interstitialis. Ruckkomponenten lassen an eine Beteiligung der Vestibulariskerne denken.

Merke: Die erworbene Form geht häufig mit einer Hemianopsie einher.

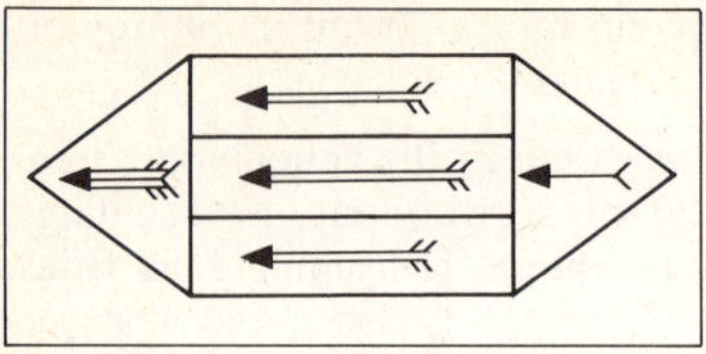

Abb. 36 Vestibulärer Spontannystagmus

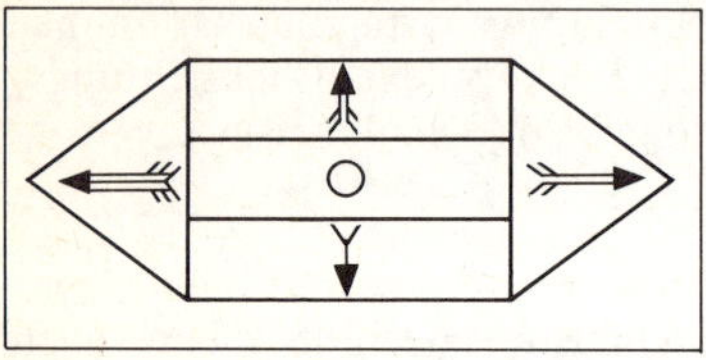

Abb. 37 Blickrichtungs-, Blicklähmungsnystagmus

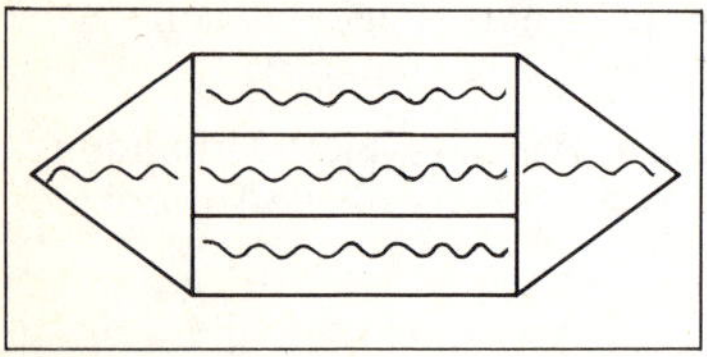

Abb. 38 Fixationsnystagmus: Pendelnystagmus

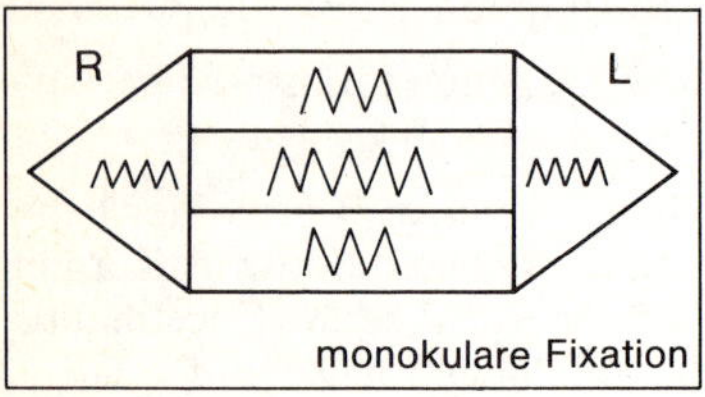

Abb. 39 Fixationsnystagmus: latenter Nystagmus

Nystagmus retractorius

Erkennungsmerkmal: Gleichzeitige Retraktionen der geraden Augenmuskeln, was zu rhythmischen Zuckungen der Augen in die Orbita hineinführt.

Ursache: Wahrscheinlich Läsionen im Bereich der Stammganglien (Vierhügelregion).

Nystagmus alternans

Erkennungsmerkmal: Richtungswechsel in einer bestimmten Periodik. Nach Kornhuber (1959) kennzeichnet dieser Nystagmus die maximale Enthemmung des vestibulären Systems und schlägt bei geöffneten und geschlossenen Augen.

Ursachen: Kongenital oder erworben, Kleinhirnläsionen, pontomesenzephale Haubenläsionen, Substantia-nigra-Defekte, parietookzipitale Großhirnläsionen, Enzephalitis, Lues.

Rebound-Nystagmus

Erkennungsmerkmal: Wird bei Blickwendung in Richtung der schnellen Komponente verstärkt und kehrt bei erneutem Geradeausblick seine Richtung um.

Ursache: Zerebellare Störungen (familiär gehäuft).

Erworbener Pendelnystagmus

Erkennungsmerkmal: Periodische Augenbewegungen, in der Regel Fehlen einer Unterteilung in schnelle und langsame Phase, Oszillopsien, die typischerweise bei dem angeborenen Pendelnystagmus fehlen.

Ursachen: Posttraumatische Hirnstamm- und Kleinhirnfunktionsstörungen, vaskuläre und demyelinisierende Erkrankungen.

Bergarbeiternystagmus

Erkennungsmerkmal: Hochfrequenter Pendelnystagmus (horizontale Zitterbewegungen), starke Schwindelbeschwerden, Übelkeit, Lichtscheu und Scheinbewegungen.

Der Nystagmus kann bei Tageslicht fehlen und tritt verstärkt bei Dämmerung auf.

Ursache: Chronische Intoxikation nach 10–20jähriger Tätigkeit im Steinkohlebergbau durch Grubengase (CO_2, CO, Methan).

Prognose: Spontanheilung nach ein- bis zweijähriger Arbeitspause.

Hysterischer Nystagmus

Erkennungsmerkmal: Horizontaler, hochfrequenter Pendelnystagmus mit geringer Amplitude.

Ursache: Angstneurosen, Psychosen in Verbindung mit Blepharospasmus und Konvergenzkrämpfen sowie engen Pupillen.

Merke: Begleitschwindel ist wahrscheinlich als psychogene Störung zu interpretieren.

Zentralokulärer Nystagmus

Merke: *Spontannystagmus meist ohne Begleitschwindel.*

Fixationsnystagmus

Synonym: Kongenitaler hereditärer Pendelnystagmus.

Erkennungsmerkmal: Binokulär symmetrisch vorhanden, horizontale Wellenform, vermindert bei Konvergenz, vermehrt bei Fixation, assoziiert mit Kopfoszillationen, aufgehoben im Schlaf; Inversion des optokinetischen Reflexes (bei optokinetischem Reiz geht die langsame Phase mit dem Reizmuster, was bei erworbenem Nystagmus nicht der Fall ist, und der optokinetische Nystagmus läßt sich nur in eine Richtung auslösen) (Abb. 38).

Klinik: Begleitsymptome des Fixationsnystagmus sind Sehschwäche, Fixationsermüdung, Kopfoszillationen, Kopfdrehen bei Fixation, Unsicherheit ohne typische Schwindelbeschwerden. Die Sehschärfe ist meistens vermindert. Häufig finden sich zusätzliche Veränderungen in der Netzhautmitte. Pendelförmige Augenbewegungen dominieren, daneben sind hüpfende Nystagmen zu beobachten. Eine weitere Untergliederung ermöglicht die Elektronystagmographie.

Funktionell besteht eine Beeinträchtigung der Fixation, die mehr oder weniger stark ausgeprägt sein kann.

Es gilt: *Je kleiner die Amplitude, desto besser die Sehschärfe.*

Ursache: Der Fixationsnystagmus ist zunächst als Anomalie und nicht als Symptom anzusehen. Er wird mitunter rezessiv geschlechtsverbunden vererbt. Pathogenetisch liegt eine Störung im Bereich des retinookulären Reflexbogens vor. Dieser Reflex hat normalerweise die Aufgabe, bei Fixation Gegenstände im Makulabereich abzubilden. Die Störung kann peripher (Retina) oder zentral (subkortikale Blickzentren) lokalisiert sein, wodurch kompensatorische, undulierende Augenbewegungen entstehen. Mono- und binokuläre Fehlsteuerungen sind bekannt.

Merke: Der Fixationsnystagmus erreicht sein Maximum bei Fixationsintention und ist bei geschlossenen Augen sowie im Dunklen aufgehoben.

Der vestibuläre Nystagmus hat dagegen sein Maximum bei geschlossenen Augen oder bei geöffneten Augen im Dunklen.

Latenter Fixationsnystagmus

Erkennungsmerkmal: Schlägt ausschließlich bei monokulärer Fixation (ein Auge verdeckt), ist beiderseits auslösbar mit Richtung zum jeweils unverdeckten Auge (Abb. 39).

Ursache: Angeborene asymmetrische Fixations- und Tonusverschiebung in den zentralen Regionen. Bei Amblyopie und bei Strabismus ist der Nystagmus latens manifest.

Nystagmus amblyopicus

Gilt als Sonderform des angeborenen Pendelnystagmus.

Erkennungsmerkmal: Pendelnystagmus mit Kopfzwangshaltung, da der Nystagmus in bestimmter Blickfeldeinstellung abnimmt. Klinisch gehäuft bei kongenitaler Hypoplasie und Dysplasie der Makula, Farbenblindheit, Albinismus und Makulakolobom, Schwachsichtigkeit, Gonoblenorrhoe; in ⅔ der Fälle mit Astigmatismus kombiniert.

Prognose: Wenn die Augenerkrankung nach dem 4. Lebensmonat manifest wird, ist eine Spontanremission zu erwarten.

Spasmus nutans

Erkennungsmerkmal: Irregulärer, asymmetrischer, horizontaler, vertikaler oder rotatorischer Nystagmus. Die Augenbewegungen sind oszillierend und werden kompensatorisch von wackelnden Kopfbewegungen und einer Schiefhalsstellung begleitet. Klinisch tritt die seltene Erkrankung in den ersten zwei Lebensjahren auf.

Ursache: Vermutlich Vitamin-A-Mangel der Stäbchen und Zäpfchen.

Prognose: Spontanremission nach 12–24 Monaten.

Spontane Augenbewegungen

Endstellnystagmus

Bei Blick über 35–40 Grad zur Seite folgt eine automatische Bulbusrückstellung, die einen Nystagmus vortäuschen kann.

Ermüdungsnystagmus

Die horizontalen Bulbusmuskeln ermüden bei längerem Blick zur Seite, was einen Muskeltremor auslöst.

Einstellungsnystagmus

Dieser Begriff beschreibt nystagmusartige Bulbusbewegungen, die zum Einfangen eines beweglichen Objektes dienen.

Pendeldeviation

Sinusförmige Bulbusbewegungen mit großer Amplitude (über 20 Grad) und niedriger Frequenz (ca. 0,2 Hz) sind beim Einschlafen physiologisch, finden sich aber auch nach Contusio cerebri (Abb. 40).

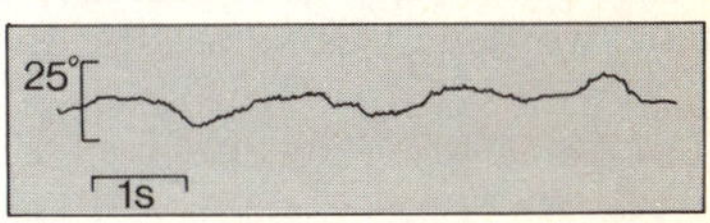

Abb. 40 Pendeldeviationen bei starker Ermüdung

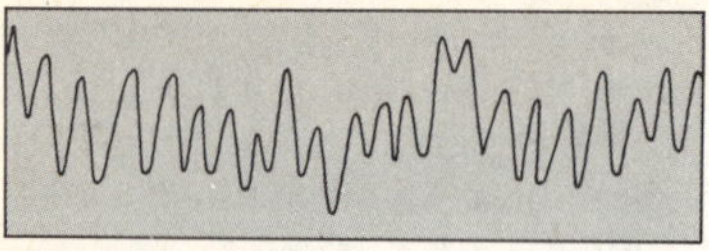

Abb. 41 Kippdeviation

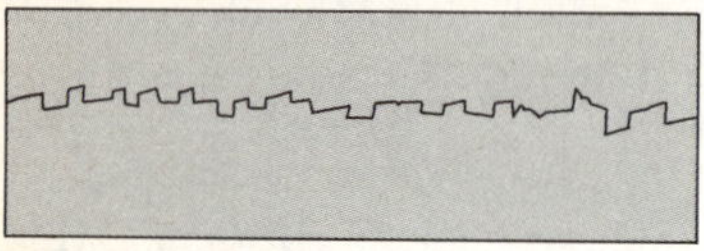

Abb. 42 Gegenrucke

Kippdeviation

Kippdeviationen unterscheiden sich von den Pendeldeviationen und dem Pendelnystagmus durch große unregelmäßige Amplituden und kurzem Verweilen der Augen in Endstellung. Derartige Bewegungen sind im Zusammenhang mit hirnstammbedingtem Stottern, Meningitiden und Enzephalitiden beobachtet worden (Abb. 41).

Gegenrucken und Treppenrucken

Diese vor allem im Elektronystagmogramm auffallenden Augenbewegungen sind keiner bestimmten pathologischen Veränderung zuzuordnen (Abb. 42).

Gegenrollen der Augen

Diese kompensatorische Augenstellung beschreibt eine Achsendrehung der Augen in der Frontalebene bei seitlicher Neigung des Kopfes. Die durch die Kopfneigung veränderte Einwirkung der Schwerkraftbeschleunigung aktiviert den Reflex auf Dauer, so daß eine Rückstellung der Augen erst nach Aufhebung der Kopfneigung erfolgt.

Nicht nur die Schwerkraft, sondern auch andere geradlinige Beschleunigungen können diese kompensatorische Augenbewegung auslösen.

Eine Neigung um 60–75 Grad reicht für die maximale Gegenrollung.

Bei Labyrinthlosen fehlt die Gegenrollung.

Tierversuche haben gezeigt, daß die Gegenrollung ihre Ursache in der Sakkulusfunktion hat. Somit ist das Phänomen zur Funktionsprüfung des Otolithenapparates geeignet, was aber klinisch bisher kaum ausgenutzt worden ist (JONGKEES 1953).

Spezielle Untersuchungen

Provokationsmethoden

Merke: Im Gegensatz zu einem Spontannystagmus ist ein Provokationsnystagmus nur *unter ausgewählten Bedingungen* nachweisbar.

Methode nach Frenzel-Hallpike-Stenger

Das Gesamtkonzept (Abb. 43) besteht aus Lockerungsmaßnahmen, Lageprüfung, Kopflageprüfung und Lagerungsprüfung. Für das Protokoll werden die bekannten Symbole verwendet (vgl. S. 61). Wichtige Beobachtungen (z. B. Latenzphasen, Dauer usw.) sind gesondert zu vermerken.

Zur Beantwortung klinischer Fragen muß nicht unbedingt bei jeder Untersuchung das gesamte „Programm" ablaufen, oftmals genügen Teilprüfungen, wie z. B. bei bettlägerigen Patienten. Der Einsatz der Leuchtbrille ist unbedingt bei der Durchführung zu empfehlen.

Sog. Lockerungsmaßnahmen

Unter diesem Begriff sind folgende Einzelprüfungen zusammengefaßt (Abb. 44):

1. Einnahme der schwindelauslösenden Kopf- oder Körperposition, ggf. Schwindel durch Bewegungsabläufe provozieren.
2. *Kopfschütteln.* Vorgehen: Der Untersucher nimmt den Kopf des Patienten in beide Hände und bewegt ihn mehrfach (ca. 10mal) zunächst horizontal in einem Winkel von mindestens 120 Grad schnell hin und her.
   Beurteilung: Die einfache Methode ist zuverlässig und gehört in jedem Fall in das Minimalprogramm. Sie ist geeignet, einen bereits abgeklungenen Ausfallnystagmus *(latenter Nystagmus)* aufzudecken und einen Reiznystagmus zu verstärken. Sagittales und frontales Kopfschütteln stimulieren primär den oberen bzw. den hinteren Bogengang, zirkuläres Kopfdrehen stellt einen weniger gezielten Reiz dar.
3. *Bücken und Wiederaufrichten.*
4. *Schnelles Aufrichten aus der Rückenlage.*

Die Prüfungen 3 und 4 entsprechen vestibulären Stimulationen in der Sagittalebene mit relativ großem Beschleunigungsreiz.

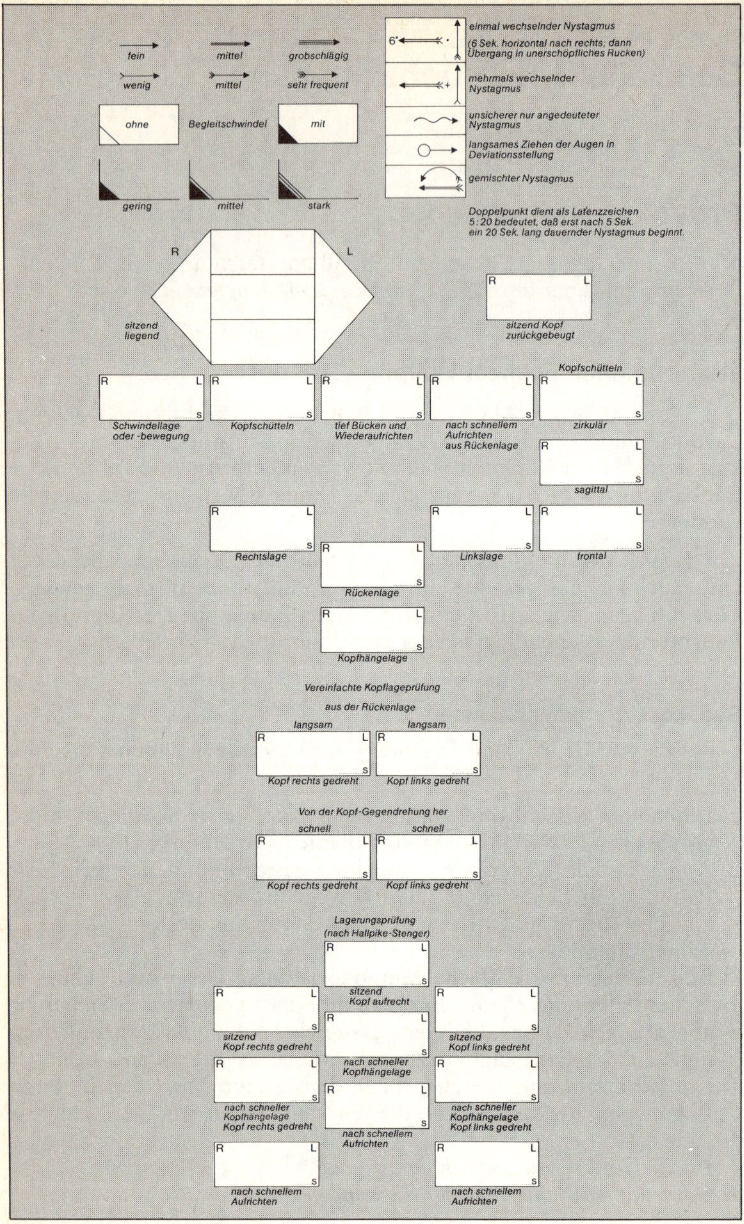

Abb. 43 Nystagmusschema (nach *Frenzel*)

Lageprüfung

Lage- und Lagerungsprüfung sind wichtige Bestandteile jeder Vestibularisuntersuchung (Abb. 45).

Vorgehen: Ausgehend von der Rückenlage nimmt der Proband auf der Untersuchungsliege die rechte Seitenlage und nach Rückkehr in die Ausgangsposition die linke Seitenlage ein. Danach wird der Kopf in Kopfhängelage gebracht (Abb. 45).

Beurteilung: Der eingenommene Lagereiz wirkt rein statisch auf den Liquordruck, ändert die Hirndurchblutung und die Verhältnisse am Otolithenapparat. Daraus resultiert ein bestimmter Lagenystagmus:

- Der *richtungsbestimmte Lagenystagmus* tritt in bestimmter Lage auf und ist häufig bereits transitorisch. Er hat einen peripheren oder zentralen Ursprung und kann auch unerschöpflich sein.
- Der *regelmäßig richtungswechselnde Lagenystagmus* schlägt bei Rechtslage nach rechts, bei Linkslage nach links oder umgekehrt. Diese Form spricht für zentrale Schäden und ist typisch für Intoxikationen mit Alkohol und Barbituraten (Abb. 46).
- Der *regellos richtungswechselnde Lagenystagmus* bezeichnet die Asymmetrie des Gesamtbildes und weist auch verschiedene Schlagrichtungen auf. Die Störung liegt zentral.

Kopflageprüfung

Diese Methode hat einen niedrigeren Stellenwert als Lage- und Lagerungsprüfung und kommt bei Frühuntersuchungen nach Schädel-Hirn-Traumen oder bei schwer zu mobilisierenden Patienten zum Einsatz (Abb. 47).

In der Aussage entspricht sie der Lageprüfung, wobei jedoch Halseinflüsse weniger gut ausgeschaltet werden können.

Lagerungsprüfung

Im Gegensatz zur Lageprüfung handelt es sich bei der Lagerungsprüfung um eine dynamische Provokation mit direkter kinetischer Stimulation des peripheren Vestibularapparates, mit Reiz auf die Halswirbelsäule, mit Beeinflussung der Blut- und Liquorzirkulation sowie der Lymphokinese. Die Prüfung ist besonders zum Nachweis eines „benignen paroxysmalen Lageschwindels“ (s. S. 165) geeignet.

Vorgehen: Im ersten Abschnitt der Prüfung kehrt der Oberkörper in der Sagittalebene nach schneller Kopfhängelage in die sitzende Ausgangsposition zurück. Im 2. und 3. Abschnitt wird der Kopf zunächst nach rechts bzw. nach links gedreht und in dieser Kopfposition die Kopfhängelage eingenommen (Abb. 48).

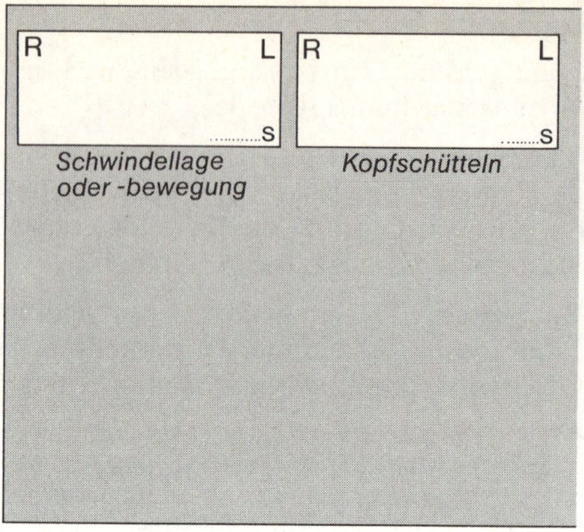

Abb. 44 Sog. Lockerungsmaßnahmen

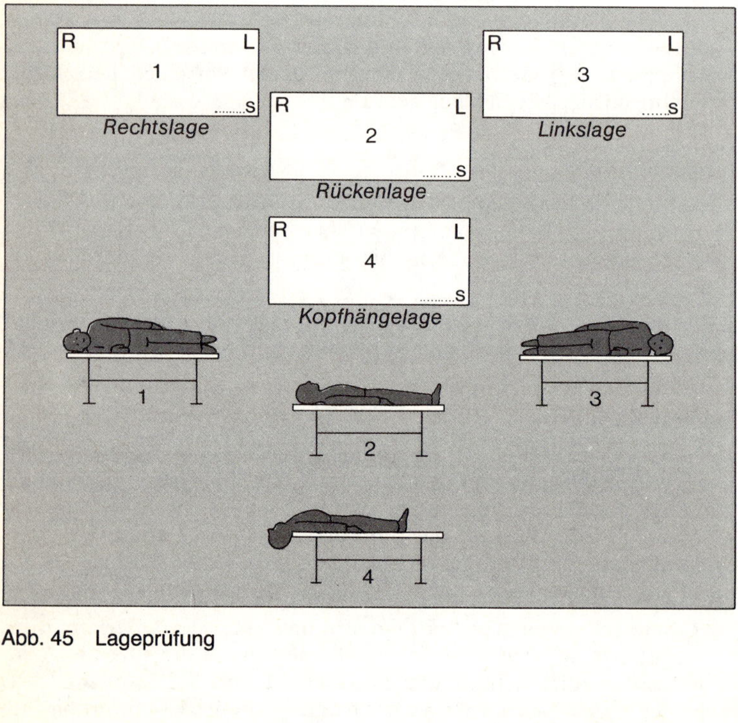

Abb. 45 Lageprüfung

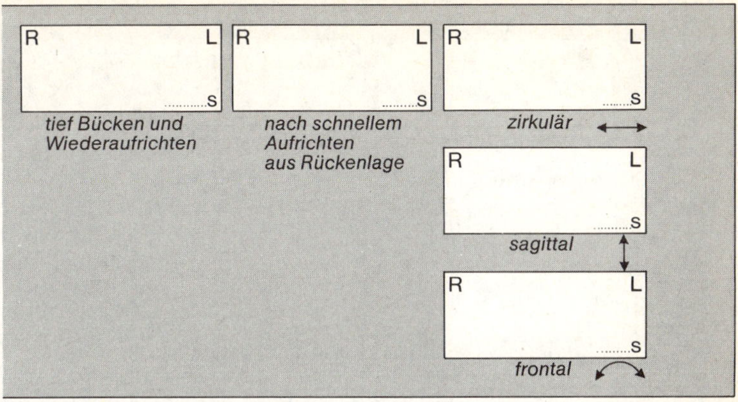

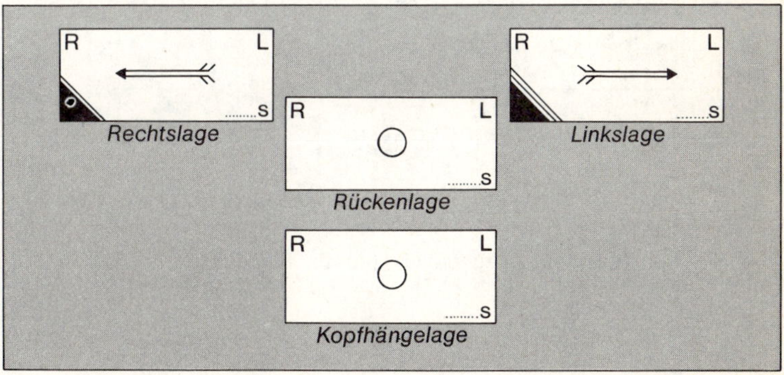

Abb. 46 Richtungswechselnder Lagenystagmus mit Lageschwindel bei zerebraler Durchblutungsstörung durch allgemeine Angiopathie (R. L., 56 J.)

Beurteilung: Der Lagerungsnystagmus entspricht häufig einem transitorischen Nystagmus, d. h. er dauert weniger als 30 Sekunden. Er tritt oftmals mit einer gewissen Latenz und deutlichem Decrescendo der Intensität auf.

Merke: Lage- und Lagerungsnystagmus sind nicht regelmäßig mit Schwindelbeschwerden kombiniert, ausgenommen der „benigne paroxysmale Lagerungsnystagmus“.

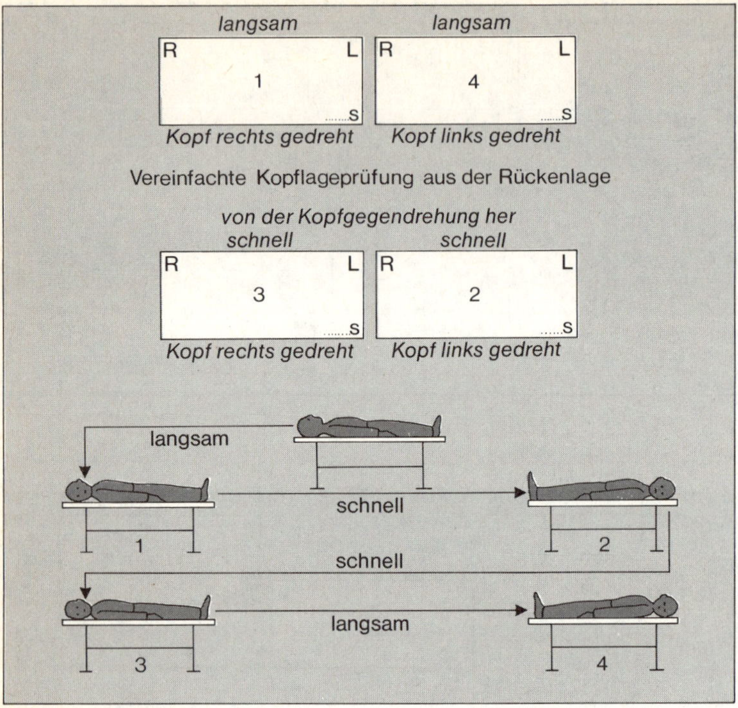

Abb. 47 Vereinfachte Kopflageprüfung (aus der Rückenlage)

Tabelle 6 Verschiedene Ursachen von Lage- und Lagerungsschwindel

Zentrale Prozesse	: Akustikusneurinom, Meningitis, Encephalitis disseminata, Wallenberg-Syndrom, Syringobulbie, Lues, Schädel-Hirn-Trauma usw.
Durchblutungsstörungen	: vertebrobasiläre Insuffizienz, Arteriosklerose, Stenosen usw.
Toxische Schäden	: Medikamente, Alkohol, CO usw.
Perilymphfisteln	: Fensterruptur, Stapesluxation usw.
Periphere Störungen	: Labyrinthitis, Morbus Ménière, Neuropathia vestibularis, traumatische Labyrinthläsion, Felsenbeinquerfraktur usw.

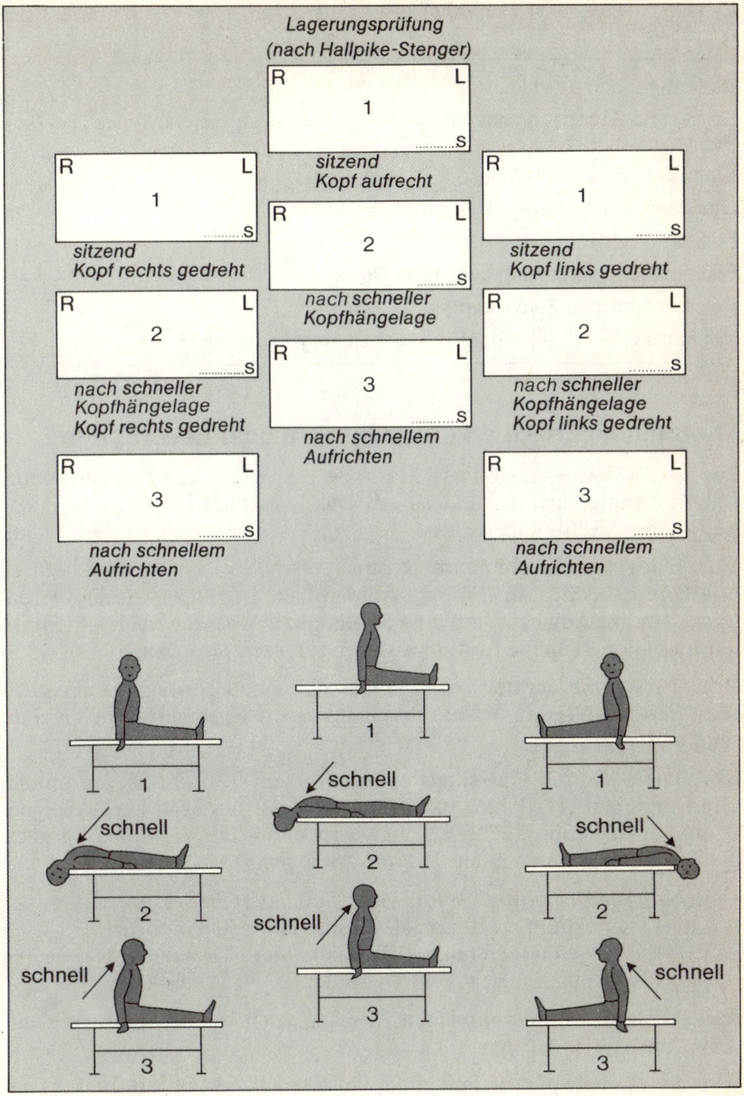

Abb. 48 Lagerungsprüfung (nach *Hallpike-Stenger*)

Tabelle 7 Pathophysiologische Grundlagen von Lage- und Lagerungsschwindel

Veränderungen des Liquordruckes
Druck- und Sogwirkung des Liquor cerebrospinalis auf die Labyrinthe über den Perilymphraum
Pathologische Lymphokinese
Otolithenstörung (Kupulolithiasis)
Toxische Enthemmung
Fehlerhafte Verarbeitung peripherer Reize
Halsreflektorische Fehlsteuerung
Mechanische und reflektorische Durchblutungsänderung

Thermische Erregbarkeitsprüfung mit der Leuchtbrille

Die von Bárány eingeführte Methode ermöglicht die *seitengetrennte* Labyrinthuntersuchung und ist entscheidend für die Diagnose einer peripheren Vestibularisstörung.

Vor jeder Untersuchung muß otoskopisch ein Trommelfellbefund erhoben werden. Bei Trommelfelldefekten oder operierten Ohren (z. B. Radikalhöhle) ist auf eine Spülung mit Wasser zu verzichten. In diesen Fällen kann die Luftkalorisation eingesetzt werden.

Prinzip: Wärmereiz des Gehörganges löst einen Nystagmus zur gleichen Seite, Kältereiz des Gehörganges einen Nystagmus zur Gegenseite aus (vgl. S. 13).

Vorgehen: Kopf in Optimumstellung bringen, d. h. im Liegen um 30 Grad anheben (Hallpike) bzw. im Sitzen um 60 Grad zurückneigen (Veits). Die benötigte Wassermenge ist durch die Wahl der Spritze, die Temperatur durch einen Thermostaten festgelegt.

- Rechts Warmspülung: 50 ml, 44 °C, Spüldauer 30 Sekunden.
- Links Warmspülung: 50 ml, 44 °C, Spüldauer 30 Sekunden.
- Rechts Kaltspülung: 50 ml, 30 °C, Spüldauer 30 Sekunden.
- Links Kaltspülung: 50 ml, 30 °C, Spüldauer 30 Sekunden.

Anstatt 50 ml werden in einigen Kliniken auch 100 ml Spülflüssigkeit verwendet.

Zwischen jeder Spülung muß eine Pause von 4–6 Minuten, besser von 7–10 Minuten liegen, damit der Temperaturgradient sicher abgeklungen ist.

Ein evtl. vorhandener Spontannystagmus ist quantitativ zu bestimmen. In dieser Situation interessieren vor allem Spülungen, die den Spontannystagmus umkehren oder verstärken. Dabei ist ggf. ein sog. Starkreiz (Wassertemperatur unter 20 °C) einzusetzen.

Auswertung: Für die klinische Routine empfehlen wir, mit Hilfe der Leuchtbrille die Schlagzahl von der 10. Sekunde bis zur 70. Sekunde nach Beendigung der Spülung festzulegen und in ein übersichtliches Schema einzutragen. Die von uns bevorzugte Darstellung hat gegenüber anderen den Vorteil, daß der Spontannystagmus und sein Einfluß auf die Ausgangssituation klar zu erkennen sind (Abb. 49). Durch diese Form der Aufzeichnung entstehen reaktionsspezifische Dreieckformen, die sich einfach interpretieren lassen (vgl. S. 93f). Die Skala kann je nach Wahl des Parameters (z. B. Dauer, Latenz usw.) verändert werden.

Die Aufteilung des Schemas in Felder für Rechts- und Linksnystagmen stützt sich auf die Beobachtung unter der Frenzel-Brille und gibt die Reaktion seitenrichtig wieder. Die Schlagzahl pro Zeiteinheit wird seitengerecht auf der numerierten Skala eingetragen und mit einem willkürlich festgelegten, an die Pupille erinnernden Bezugspunkt verbunden. Ein Spontannystagmus verändert die Ausgangssituation und ist als gestrichelte Linie zu erkennen (Abb. 49). Schlägt er z. B. nach links, so trägt der Untersucher die Schlagzahl des Spontannystagmus pro Zeiteinheit in die jeweils rechte Schemahälfte ein.

Der Spontannystagmus wird zusätzlich halbquantitativ im 5-Felder-Schema nach Frenzel dokumentiert.

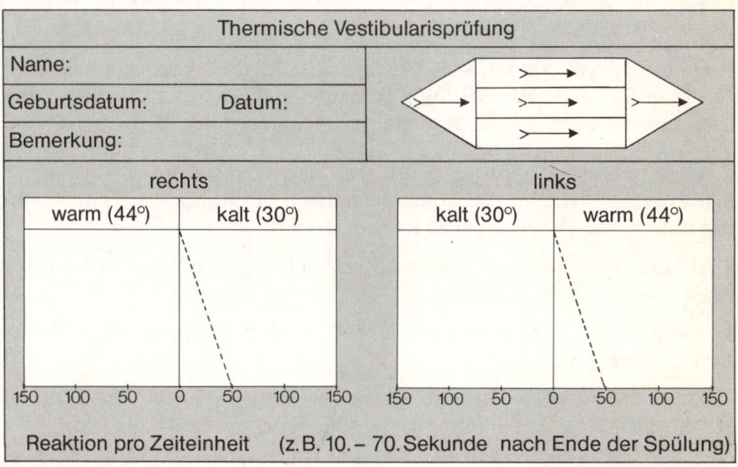

Abb. 49 Darstellung eines Spontannystagmus im Auswertungsschema

Die Aufzeichnung einer im Elektronystagmogramm registrierten thermischen Reaktion geschieht grundsätzlich nach dem gleichen Prinzip (vgl. S. 93f). Lediglich die Parameter und somit auch die Skala sind verschieden (STOLL 1978).

Beurteilung: Dem Untersucher sollte möglichst auf den ersten Blick – so wie er es vom Tonaudiogramm gewohnt ist – eine maximale Information zugänglich sein. Die Antworten auf die wichtigsten Fragen müssen demnach graphisch zur Darstellung kommen (vgl. S. 93, 94).

Folgende Fragen stehen im Vordergrund:

- Besteht eine seitengleiche Erregbarkeit des Vestibularapparates oder zeichnet sich eine Seitendifferenz ab?
- Ist ein Labyrinth ausgefallen?
- Liegt ein Spontannystagmus vor, und welchen Einfluß nimmt er auf die Erregbarkeit der Labyrinthe?
- Läßt er sich umkehren oder behält er seine Schlagrichtung bei?
- Läßt sich ein Richtungsüberwiegen der Reaktionslage nach einer Seite erkennen?

Die thermische Erregbarkeit läßt sich nicht mit standardisierten Normwerten vergleichen, da die Reaktion von zahlreichen individuellen Faktoren abhängig ist.

Normalerweise sollen die Seitendifferenz und das Richtungsüberwiegen ca. 20% der Gesamtreaktion nicht überschreiten. Bei entsprechender klinischer Vorgeschichte sind aber auch niedrigere Differenzen schon aussagekräftig.

Ein überstarkes Richtungsüberwiegen lenkt den Verdacht auf eine zentrale Störung. Wiederholte Reizung in kurzen Intervallen führt insgesamt zu einer Reaktionsabnahme (Habituation).

Kaltreiz (Starkreiz) löst in der Regel eine stärkere Reaktion aus als Warmreiz (Schwachreiz), wobei die heftigste Reaktion bei Temperaturen unter 20°C (Eiswasser) zu finden ist.

Vestibuläres Rekruiment: Schwachreiz führt gegenüber Starkreiz zu einer verminderten Reaktion.

Vestibuläres Dekruitment: Schwachreiz verursacht eine größere Reaktion als Starkreiz.

Parallelverhalten: Stark- und Schwachreiz ergeben eine gleich große Reaktion.

Anmerkung: Außer mit Wasser und Luft lassen sich mit galvanischem Strom Hyper- und Depolarisationseffekte am Endorgan und am Vestibularnerven auslösen, die zu Nystagmus und vestibulospinalen Reaktionen führen.

Bei kathodischer Stimulation ist der Nystagmus zur Reizelektrode, bei anodischer Stimulation zur entgegengesetzten Seite gerichtet.

Positives Fistelsymptom

Pressorisches Fistelsymptom

Das positive pressorische Fistelsymptom ist der wichtigste Hinweis auf eine Labyrinthfistel im Bereich der Bogengänge. Es wird routinemäßig bei jeder chronischen Otitis media epitympanalis geprüft.

Vorgehen: Eine auf einem Politzer-Ballon aufgesetzte, durchbohrte Olive dichtet den Gehörgang ab. Die dosierte Kompression des Ballons setzt eine Druckwelle in Gang, die zur Endolymphströmung und Kupuluaauslenkung führt (Abb. 50). Folgen sind heftiger Schwindel, was dem Untersucher Behutsamkeit auferlegt. Meist handelt es sich um eine Drehempfindung. Der Nystagmus ist zur erkrankten Seite gerichtet, bei Aspiration der eingepreßten Luft kann u. U. die Kupula in Gegenrichtung ausgelenkt werden, so daß nunmehr der Nystagmus in Richtung des gesunden Ohres schlägt. Dies gilt nur für die laterale Bogengangsfistel.

Mitunter genügt Druck mit dem Finger auf den Tragus, um das Fistelsymptom auszulösen (Abb. 51).

Beachte: Falsch positives Ergebnis durch verkehrte Technik (Luftdusche = thermische Stimulation), Hennebert-Zeichen (s. S. 147), operativ veränderte Mittelohrverhältnisse.

Lagefistelsymptom

Die Diagnose einer Perilymphfistel im Bereich des runden oder ovalen Fensters bzw. des lateralen Bogenganges läßt sich durch ein positives Lagefistelsymptom erhärten.

Vorgehen: Durch Rückenlage, Kopfhängelage, Seitenlage oder eine andere Position ändern sich die Druckverhältnisse des Liquor cerebrospinalis. Dies kann über den Ductus perilymphaticus die Lymphokinese beeinflussen. Die endolabyrinthäre Flüssigkeit verschiebt sich dann zur Fistel hin.

Die Schlagrichtung des Lagenystagmus bei positivem Fistelsymptom unterliegt nicht so eindeutigen Kriterien wie beim pressorischen Fistelsymptom.

Es erscheint plausibel, daß bei einem Defekt des lateralen Bogenganges und Lagerung auf das kranke Ohr sich die Endolymphe zur Fistel hin bewegt und eine utrikulofugale Auslenkung mit Nystagmus zur

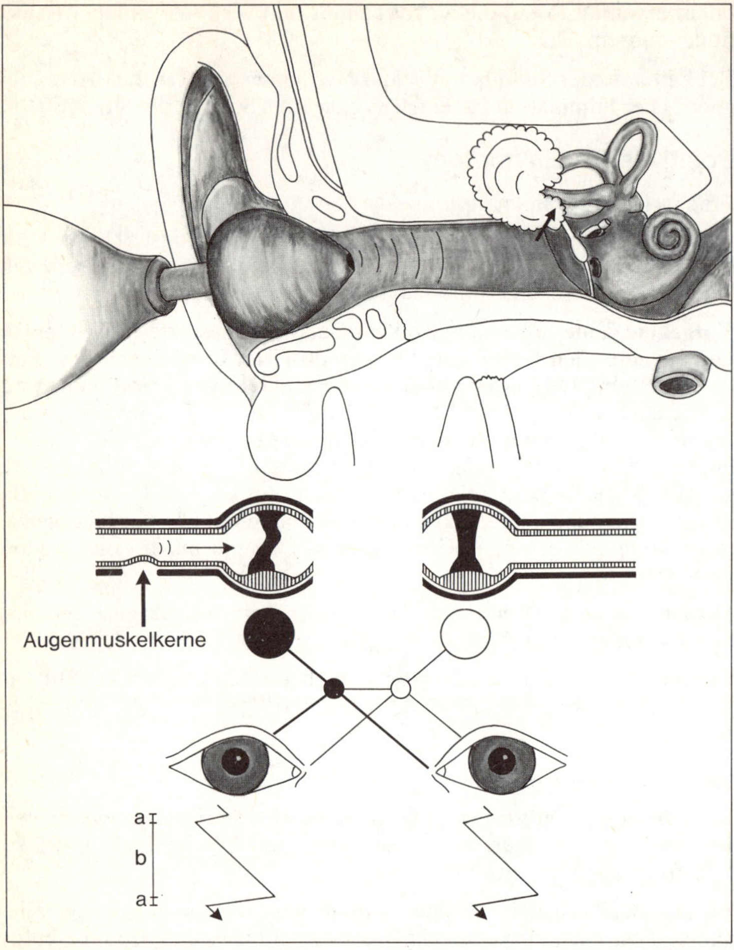

Abb. 50 Positives Fistelsymptom bei cholesteatombedingter Arrosion des rechten lateralen Bogengangs (a schnelle-, b langsame Nystagmusphase)

Gegenseite auslöst. Bei einem Defekt im Bereich des ovalen Fensters fließt Perilymphe über den Vorhof ab, was eher zu einer utrikulopetalen Kupulaauslenkung mit Nystagmus zur betroffenen Seite führt. Wird anschließend an eine Seitenlagerung der Kopf in Rückenlage gebracht oder zur Gegenseite gedreht, so kehrt der fistelbedingte Lagenystagmus seine Richtung um.

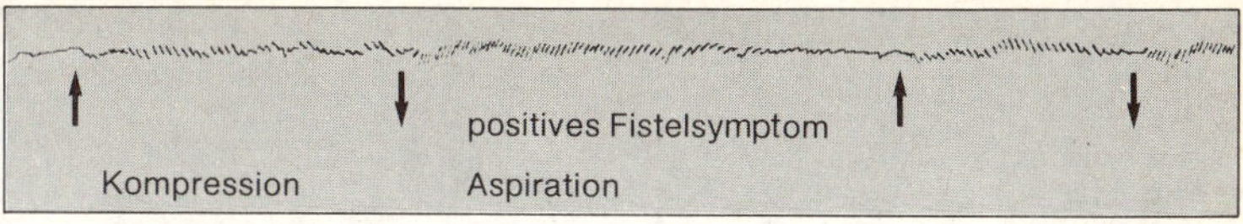

Abb. 51 ENG-Aufzeichnung des durch Kompression und Aspiration umkehrbaren Provokationsnystagmus

Merke: Die klinische Erfahrung lehrt, daß nicht so sehr die Schlagrichtung als vielmehr das Vorhandensein eines Lagefistelsymptoms bei entsprechender Anamnese das weitere diagnostische und therapeutische Vorgehen lenken muß.

Vaskuläres Fistelsymptom

Kompression der Vv. jugulares führt ebenso wie alle durchblutungssteigernden körperlichen Anstrengungen zur Druckerhöhung im Liquorraum. Dadurch kann eine zur Fistel gerichtete Kupulaauslenkung mit entsprechendem Nystagmus provoziert werden. Bei Dekompression der Gefäße ändert sich die Schlagrichtung.

Elektronystagmographie (ENG)

Indikation: Das ENG dient der Dokumentation und Verlaufskontrolle periphervestibulärer Erkrankungen, der Differenzierung von zentralen und peripheren Schwindelbeschwerden, der Typisierung verschiedener Nystagmusformen (Abb. 52) und der Objektivierung von Kompensationsvorgängen. Ferner sind Untersuchungen im abgedunkelten Raum und bei geschlossenen Augen, d. h. ohne optische Störeinflüsse, möglich. Hierdurch können auch feinste latente Nystagmen aufgedeckt werden. Die graphische Aufzeichnung bietet eine große Auswahl von Beurteilungskriterien, die insbesondere für die zunehmend elektronisch gesteuerte Auswertung von Bedeutung sind. Einige Parameter sind Abb. 53 zu entnehmen.

Prinzip: Das Auge entspricht einem elektrischen Dipol. Zwischen der elektropositiven Kornea und der elektronegativen Retina besteht ein Potentialgefälle. Jede Augenbewegung führt zu einer Spannungsänderung an den Ableitungspunkten, die der Amplitude und Frequenz des Nystagmus proportional ist (Abb. 54). Das ENG bietet verschiedene Ableitungsmöglichkeiten (Abb. 55).

Apparatur: Technisch arbeitet das ENG-Gerät wie ein EKG- oder EEG-Schreiber. Die Papiergeschwindigkeit kann zwischen 2,5 und 20 mm pro Sekunde gewählt werden. Ein- und Mehrkanalschreiber sind im Handel. Der Verstärker ist ein AC-Differenzverstärker, d. h.

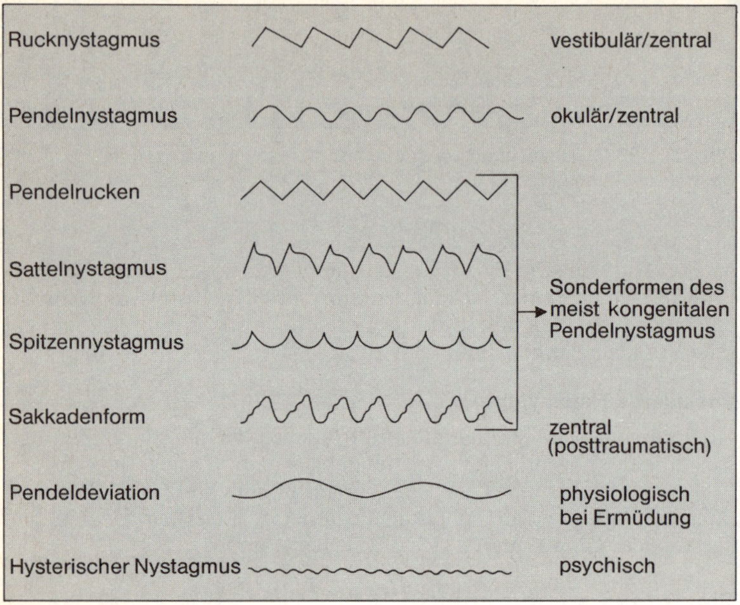

Abb. 52 Nystagmusformen im ENG

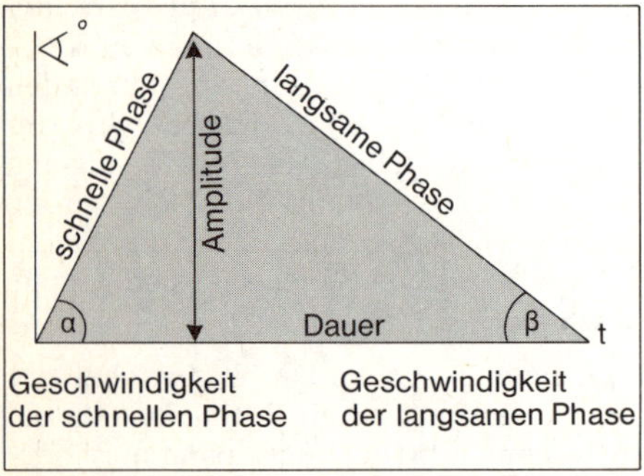

Abb. 53 Parameter eines Rechtsnystagmus

der Zeiger geht in einer bestimmten Zeit trotz gleichbleibender Eingangsspannung auf 0 zurück. Das Gerät ist so gepolt, daß die schnelle Phase nach oben einen Rechtsnystagmus, die schnelle Phase nach unten einen Linksnystagmus darstellt.

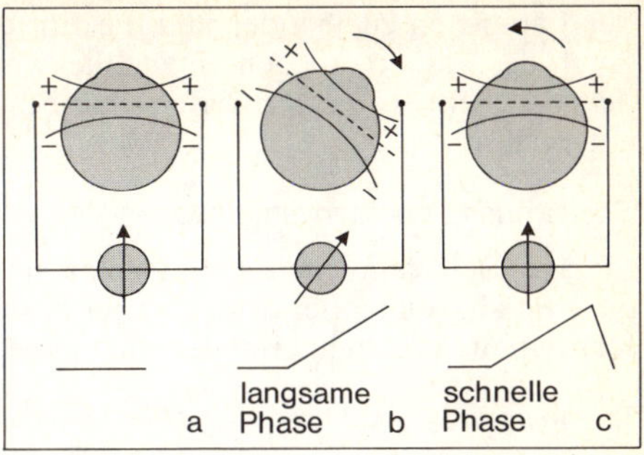

Abb. 54 Prinzip der Nystagmographie.
a Isoelektrische Ausgangslage.
b Bulbusdrehung nach rechts, Potentialgefälle an den Ableitungspunkten.
c Schnelle Rückkehr in die Ausgangslage (Linksnystagmus)

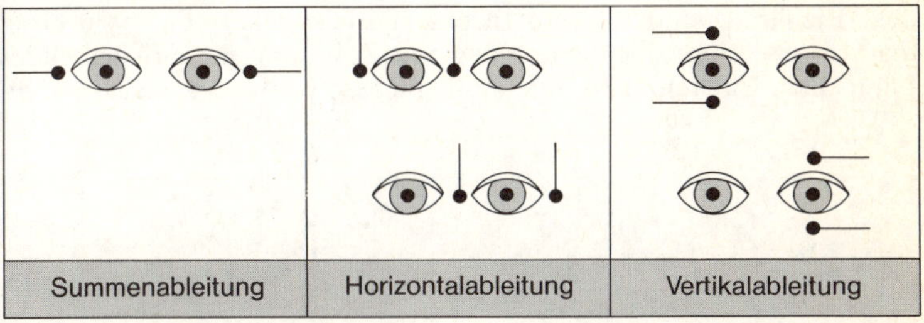

Abb. 55 Ableitungsmöglichkeiten

Vorgehen: Jeder Untersuchungsgang besteht aus mehreren Einzeluntersuchungen, wobei sich folgendes Programm bewährt hat:

- Eichung,
- Suche nach Spontannystagmus,
- Suche nach Blickrichtungs- und Fixationsnystagmus,
- Blick-Pendelprüfung,
- Langzeitdrehprüfung,
- Pendeldrehprüfung,
- optokinetische Prüfung,
- thermische Prüfung,
- Suche nach Zervikalnystagmus.

Sofern die technischen Voraussetzungen gegeben sind, kann das ENG mit einem EKG oder einem EEG synchron aufgezeichnet werden.

Einzeluntersuchungen

ENG-Eichung

Das Auge fixiert auf dem sog. Eichkreuz das jeweils aufleuchtende Lämpchen und führt so sprunghafte Bewegungen aus. Die Abstände der Lämpchen zueinander und die Entfernung des Eichkreuzes zum Auge des Patienten legen einen Blickwinkel fest (meist ± 20 Grad), dem auf dem Registrierstreifen eine bestimmte Nystagmusamplitude entspricht.

Suche nach Spontannystagmus

Merke: Bei sämtlichen Untersuchungen mit geschlossenen Augen oder im abgedunkelten Raum ist für ausreichende Vigilanz zu sorgen. Der Patient darf nicht ermüden oder gar einschlafen.

Suche nach Blickrichtungs- und Fixationsnystagmus

Die Suche nach einem Blickrichtungsnystagmus läßt sich ebenfalls mit dem Eichkreuz durchführen. In einem Blickwinkel von ± 30 Grad fixiert der Patient über einen längeren Zeitraum ein aufleuchtendes Lämpchen. Entsteht dabei ein Nystagmus, so wird dieser als Blickrich-

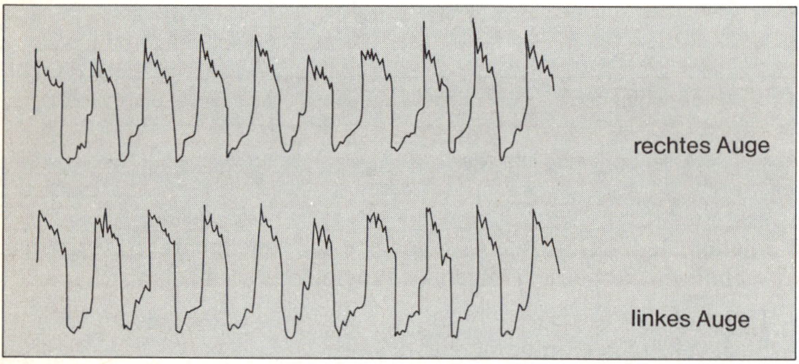

Abb. 56 Eichkurve überlagert von einem Fixationsnystagmus

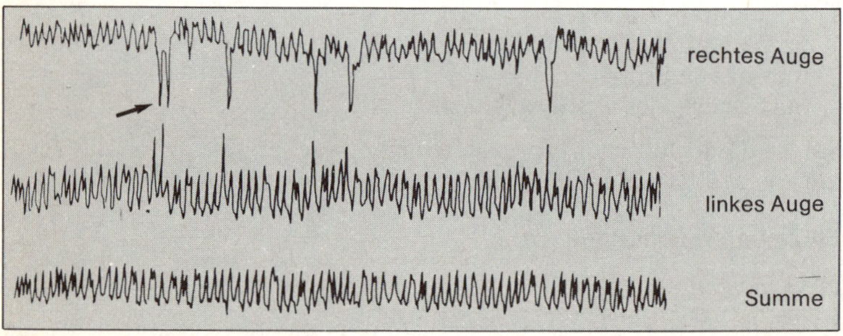

Abb. 57 Angeborener Fixationsnystagmus (Pfeil: Artefakt durch Lidschlag)

tungsnystagmus gewertet. Die Suche nach einem Fixationsnystagmus gelingt bei der Aufforderung, einen Gegenstand in unterschiedlicher Entfernung zu fixieren (Abb. 56 u. 57).

Blick-Pendelprüfung

Vor den Augen des Patienten schwingt eine Kugel oder ein Maurerlot hin und her. Der Blick folgt normalerweise dem Pendel sinusförmig synchron. Störungen der Blickfolge zeigen sich in einer Überlagerung schneller nystagmusartiger Augenbewegungen (Sakkaden), in zeitlichen Verschiebungen der Augen- gegenüber der Pendelbewegung und in der totalen Unfähigkeit der Blickfolge, z. B. bei Muskelparesen.

Drehprüfungen

Merke:

- Bei den Drehprüfungen – *Langzeitdrehung und Pendeldrehung* – werden immer beide peripheren Vestibularapparate stimuliert – im Gegensatz zur thermischen Prüfung.
- Die Drehprüfungen dienen in erster Linie der Beurteilung zentraler Ausgleichsvorgänge. Nach einseitiger Störung ist mit zunehmender Kompensation bei Rechts- und Linksdrehung ein symmetrisches Verhalten zu erwarten.

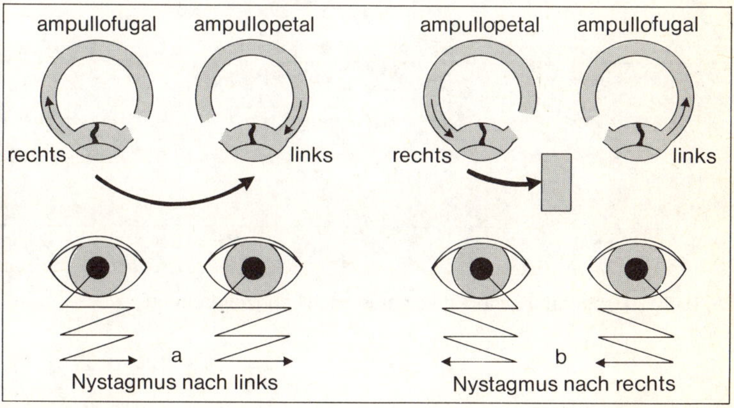

Abb. 58 Prinzip der rotatorischen Prüfung (aus *H.-G. Boenninghaus:* Hals-Nasen-Ohrenheilkunde. Springer, Heidelberg 1983). a Andrehen nach links > perrotatorischer Nystagmus nach links. b Stop aus der Linksdrehung > postrotatorischer Nystagmus nach rechts

- Drehprüfungen eignen sich für die Untersuchungen von Kleinkindern, wenn z. B. die thermische Prüfung nicht toleriert wird.
- Mit kontrollierten Pendelbewegungen des Körpers gegen den fixierten Kopf wird nach einem Zervikalnystagmus gesucht (Abb. 58).

Langzeitdrehprüfung

Vorgehen: Je nach Leistung des elektronisch gesteuerten Drehstuhls können verschiedene Beschleunigungen und Dauergeschwindigkeiten eingestellt werden. Eine Beschleunigung von 1–3 Grad/s^2, eine Drehgeschwindigkeit von 60–90 Grad/s und eine Dauer von 2–3 Minuten haben sich bewährt (Abb. 59).

Auswertung: Nach plötzlichem Stop ist ein postrotatorischer Nystagmus zu beobachten, der der Drehrichtung entgegengesetzt schlägt (Postrotatorius I). Durch die Eigenbewegung der Kupula kann nach einem bestimmten Intervall ein 2. Nystagmus in Richtung der vorher stattgefundenen Drehung beobachtet werden (Postrotatorius II). Für klinische Routine empfiehlt sich die Auswertung des Postrotatorius I. Anzahl der Nystagmen und Dauer der Reaktionen (ca. 20–40 Sekunden) eignen sich für die Beurteilung. Wahlweise wird der gewünschte Parameter entsprechend der Aufzeichnung der thermischen Prüfung auf einer Skala eingetragen und mit einem Punkt verbunden, wodurch bestimmte Dreieckformen die Reaktion verdeutlichen (vgl. Abb. 61).

Falls gewünscht, kann auch die perrotatorische Reaktion aufgezeichnet und ausgewertet werden (Perrotatorius = Nystagmus in Drehrichtung).

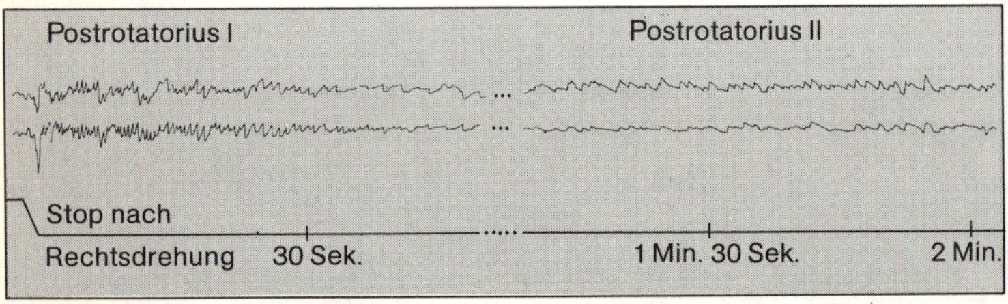

Abb. 59 Postrotatorischer Nystagmus nach Langzeitdrehung

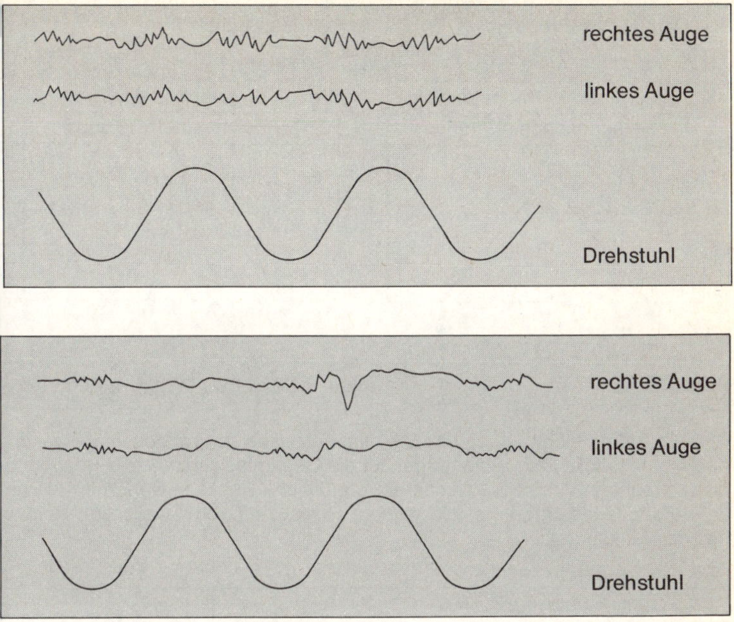

a

b

Abb. 60 a Regelrechte vestibuläre Reaktion während einer Drehpendelprüfung. b Fehlende vestibuläre Reaktion während der Linkspendelung bei nicht kompensiertem Labyrinthausfall links

damit die Wahl der Reizstärke ist variabel. Ein Torsionspendelstuhl arbeitet mit ständig abnehmender, gedämpfter Pendelbewegung (Abb. 60).

Auswertung: Die Anzahl der Nystagmen oder andere Parameter (Slow phase velocity, Gesamtamplitude) von jeweils 3–5 Rechts- bzw. Linksperioden werden ermittelt und auf einer Skala eingetragen, und entsprechend dem thermischen Auswertungsverfahren wird die Markierung mit einem festgelegten Punkt verbunden (Abb. 61). Die so entstehende Dreieckform liefert Information über Seitendifferenz, Reaktionsverlust oder Unbeeinflußbarkeit eines Vestibularorgans durch Drehreiz. Die synchrone Aufzeichnung von Drehstuhl- und Augenbewegungen ermöglicht eine gute Funktionsanalyse der Kupulaorgane (Abb. 61 u. 62).

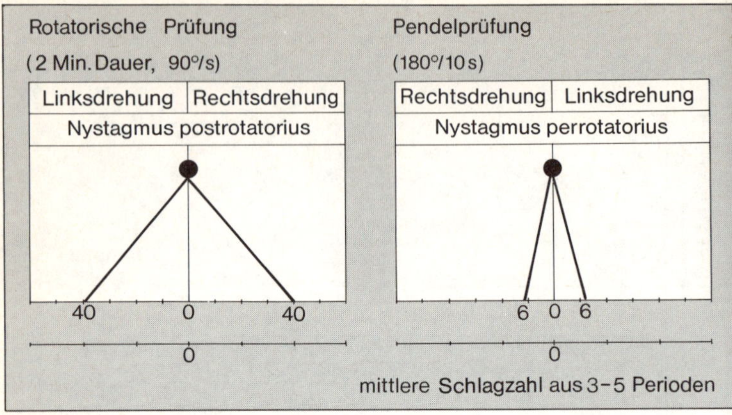

Abb. 61 Normalbefund. Linkes Bild: seitengleiche postrotatorische Reaktion nach Langzeitdrehung. Eingetragen ist die Gesamtschlagzahl des Postrotatorius I. Rechtes Bild: seitengleiche perrotatorische Reaktion während der Pendelprüfung. Eingetragen ist die mittlere Schlagzahl von jeweils drei Rechts- und drei Linksperioden

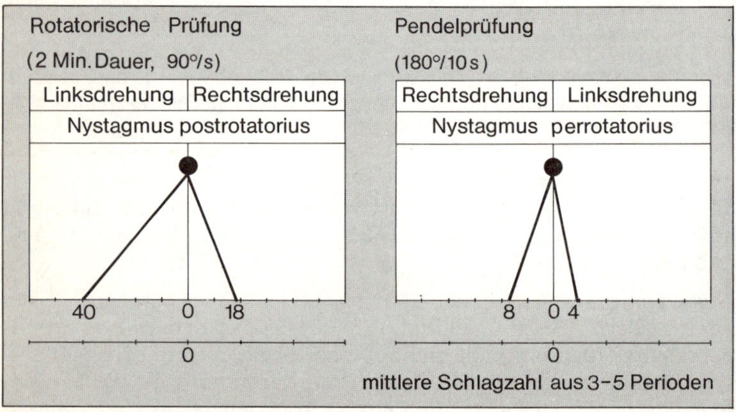

Abb. 62 Unvollständig kompensierter Labyrinthausfall links. Linke Bildhälfte: Nach Stop aus der Linksdrehung starker Rechtsnystagmus; nach Stop aus der Rechtsdrehung schwacher Linksnystagmus, da die postrotatorische Reaktion im linken ausgefallenen horizontalen Bogengang nicht zum Tragen kommt oder fehlt. Die vom rechten intakten Labyrinth stammenden Impulse sind zentral noch nicht vollständig umverteilt.
Rechte Bildhälfte: Verminderte perrotatorische Reaktion bei Linksdrehung, verstärkte Reaktion bei Rechtsdrehung – jeweils bezogen auf die mittlere Schlagzahl pro Drehperiode

Optokinetische Prüfung

Prinzip: Der physiologische Mechanismus des optokinetischen Nystagmus läßt sich am einfachsten anhand des *Eisenbahn-Nystagmus* erklären. Beim Blick aus einem fahrenden Zug fixiert das Auge solange ein Objekt bis die Stellmotorik nicht mehr folgen kann. Es folgt eine rasche Gegenbewegung, um ein neues Objekt einzufangen. Umgekehrt kann ein in der Peripherie auftauchendes Objekt das Auge zur Fixation anregen, wodurch ebenfalls nystagmusartige Augenbewegungen entstehen.

Das Prinzip des Eisenbahn-Nystagmus läßt sich im Labor verwenden. Störungen der experimentell ausgelösten optokinetischen Reaktion zeigen zentrale und periphere okuläre Fehlsteuerungen des retinookulären Reflexbogens.

Vorgehen: Mit Hilfe einer schwarzweißen Streifentrommel, bei Kindern mit einer Bildertrommel oder einer optokinetischen Untersuchungseinheit werden Augenbewegungen provoziert, die auf der fovealen Fixation der innerhalb des Gesichtsfeldes wandernden Objekte beruhen. Die langsame Phase der Augenbewegungen zeigt in Richtung des visuellen Reizes, der zum einen horizontal, zum anderen vertikal kontinuierlich oder pendelförmig angeboten werden kann.

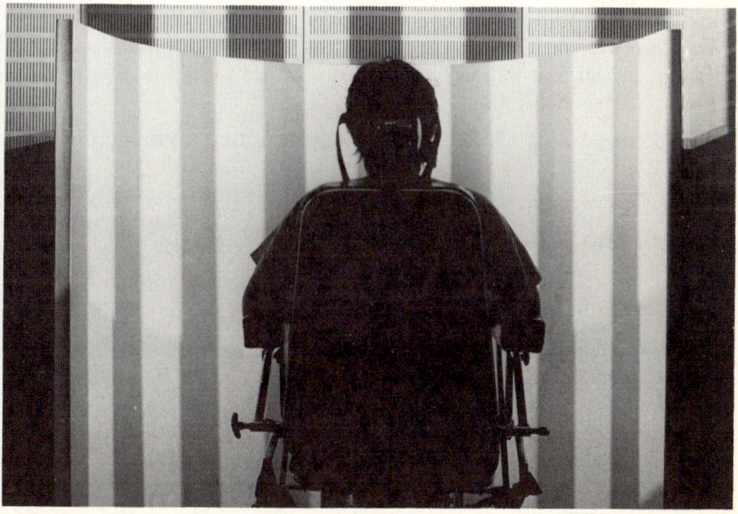

Abb. 63 Optokinetischer Test. Rundhorizont, auf dem das projizierte Streifenmuster wandert

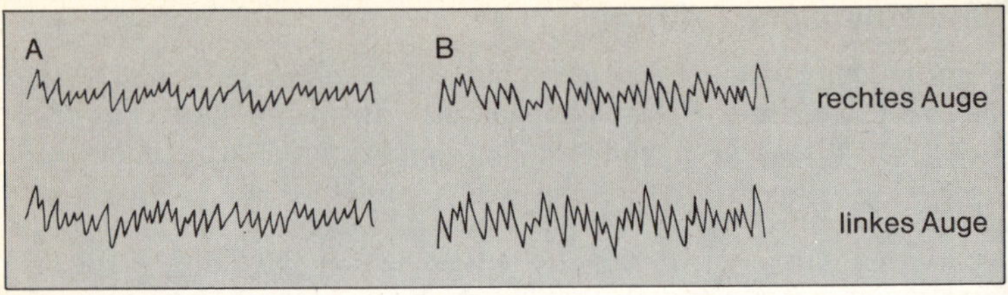

Abb. 64 Monokuläre horizontale Ableitung einer normalen symmetrischen optokinetischen Reaktion (A Streifentrommel wandert nach rechts > Linksnystagmus, B umgekehrt zu A)

Dabei befindet sich der Patient in Mitte eines Rundhorizontes, auf den in einem Mindestabstand von 1 m die Streifen projiziert werden. Die Winkelgeschwindigkeit beträgt 30–60 Grad/s (Abb. 63 u. 64). Stärkere Reize können Schwindelbeschwerden auslösen.

Auswertung: Das Fehlen des optokinetischen Nystagmus und die gestörte Blickfolge sind als pathologisch anzusehen. Asymmetrie, Dysmetrie, Dissoziation und rasche Ermüdung der Blickfolgebewegungen sind Zeichen einer Störung des retinookulären Reflexbogens. Großhirnläsionen können eine Abschwächung des optokinetischen Nystagmus zur Gegenseite verursachen, Hirnstammläsionen zur Seite des Herdes. Asymmetrie eines vertikalen optokinetischen Nystagmus weist auf eine hohe Hirnstammläsion hin. Eine einseitige Hemmung kann durch eine Hemianopsie aufgrund einer Chiasmaläsion, einer Störung in der Formatio reticularis und in der Region oberhalb des Chiasmas verursacht sein.

Die Optokinetik ist bei Intoxikationen vermindert, Blindheit hebt sie auf.

Thermische Erregbarkeitsprüfung mit ENG

Die thermische Prüfung ist zweckmäßigerweise an den Schluß des ENG-Untersuchungsprogramms zu stellen.

Die Untersuchungstechnik der thermischen Reizung wurde bereits beschrieben (s. S. 76) und entspricht der der Untersuchung mit der Frenzel-Brille.

Vorteile gegenüber der Auswertung mit der Leuchtbrille sind bessere Untersuchungsbedingungen und die Auswahl verschiedener Parameter (s. S. 92).

Dazu zählen die Bestimmung der Winkelgeschwindigkeit der langsamen Phase, gemittelt aus mehreren Nystagmen während der Phase maximaler Erregung, die Bestimmung der Nystagmusfrequenz während 10 oder 30 Sekunden maximaler Reaktion (Kulminationsphase) und die Berechnung einer Gesamtamplitude. Latenz und Dauer der Reaktion lassen sich auch mit der Leuchtbrille exakt festlegen.

Die Parameter können allesamt in das bereits beschriebene Schema eingetragen werden, wobei jeweils die Skala anzupassen ist.

Auswertung: Für den klinischen Bedarf ist die Nystagmusfrequenz während der 30 Sekunden maximaler Reaktion ein leicht zu bestimmendes und zuverlässiges Maß für die Erregbarkeit. Die graphische Darstellung (Abb. 65 u. 66) zeigt typische Reaktionsformen, bezogen auf die Schlagzahl der Kulminationsphase von 30 Sekunden Dauer. Als Orientierungshilfe für die Streubreite ist der Interquantilbereich 10/90 als punktiertes Feld, ermittelt bei gesunden Personen, vorgegeben.

Die Reaktionstypen sind nicht an einen bestimmten Parameter gebunden, sondern finden sich auch bei Auswertung mit der Leuchtbrille oder bei der Wahl anderer Parameter.

Die Bestimmung der Winkelgeschwindigkeit der langsamen Phase (SPV = *s*low *p*hase *v*elocity) ist Abb. 67 zu entnehmen. Die einzelnen Schritte sind:

- Langsame Phase soweit verlängern bis sie eine Sekunde dauert.
- Die Entfernung des gefundenen Punktes (A) von dem Grundlinienpunkt (B) entspricht dem Winkel, den der Bulbus während einer Sekunde zurückgelegt haben würde.
- Korrelation mit der Eichung: z. B. $\overline{AB}$ = 12 mm; 10 mm der Eichzacke entsprechen 10 Grad; dann beträgt die Winkelgeschwindigkeit für $\overline{AB}$ = 12 mm entsprechend 12 Grad/s.

Wird die SPV zur Beurteilung der Reaktion herangezogen, so sind der Winkel 5–10 mal während der Kulminationsphase festzulegen und der Mittelwert aus der Anzahl der Auswertungen zu errechnen.

Anmerkung: Der Streit um den „zuverlässigsten“ Parameter ergibt klinisch keinen Sinn. Für eine Seitendifferenz oder ein Richtungsüberwiegen sind gewisse Streubreiten zu tolerieren, die sich streng an dem klinischen Gesamtbild orientieren müssen. Die endgültige Diagnose kann sich nicht ausschließlich auf ein ENG stützen.

ENG- und Leuchtbrillenuntersuchungen sind keine konkurrierenden, sondern sich ergänzende Methoden, die mit Vor- und Nachteilen behaftet sind (Tab. 8).

Da eine Standardisierung der Aufzeichnung vestibulärer Reaktionen noch fehlt, sollte sich der Untersucher nicht durch die verschiedenen Auswertungsmethoden irritieren lassen. Letztlich muß jeder Untersu-

Tabelle 8 Frenzel-Brille und ENG im direkten Vergleich

	Frenzel-Brille	ENG
Dokumentation	subjektiv	objektiv
Untersuchungsbedingungen	optische Einflüsse nicht ganz auszuschließen	keine optischen Einflüsse
Nystagmusrichtung	+	+
Nystagmusfrequenz	+	+
Nystagmusdauer	+	+
Nystagmusamplitude	halbquantitativ	quantitativ
Winkelgeschwindigkeit der langsamen Phase	Ø	+
Gesamtamplitude	Ø	+
Thermische Reaktion	+	+
Perrotatorische Reaktion	Ø	+
Postrotatorische Reaktion	+	+
Kopfschüttelnystagmus	+	Ø
Lage- und Lagerungsnystagmus	+	weniger geeignet
Zervikalnystagmus	+	+
Angeborene Nystagmusformen (Sakkaden)	Ø/+	+
Spontane Augenbewegungen	Ø/+	+
Optokinetischer Nystagmus	Ø	+
Technischer Aufwand	gering	hoch
Störanfälligkeit	gering	relativ hoch
Erfahrung des Untersuchers	erforderlich	erforderlich

\+ = exakt zu bestimmen
Ø = nicht zu bestimmen

Abb. 65 Ausgangssituation ohne Spontannystagmus. a Seitengleiche Erregbarkeit innerhalb der Interquantilzone. b Seitengleiche Erregbarkeit außerhalb der Interquantilzone. c Seitendifferenz mit verminderter Erregbarkeit links (z. B. Morbus Ménière links). d Richtungsüberwiegen der Linksnystagmen (z. B. vertebrobasiläre Insuffizienz). e Labyrinthausfall links

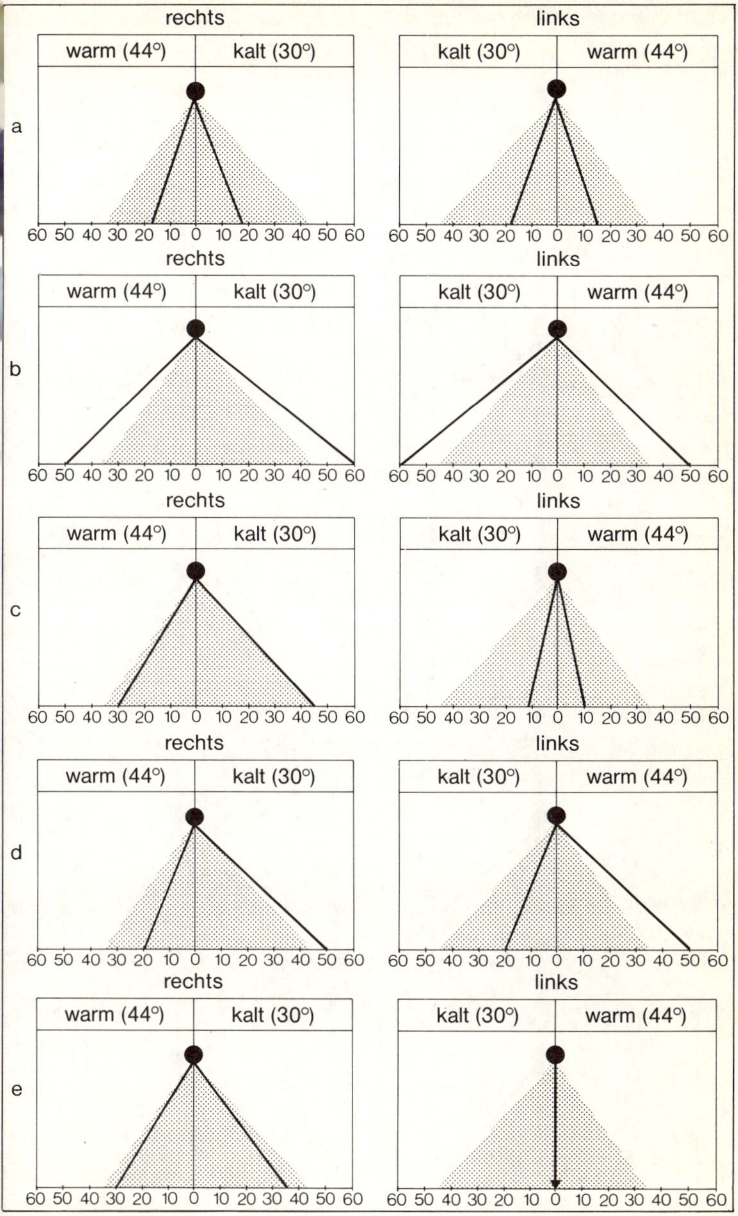
rechts
links
warm (44°)
kalt (30°)
kalt (30°)
warm (44°)
a
b
c
d
e
60 50 40 30 20 10 0 10 20 30 40 50 60

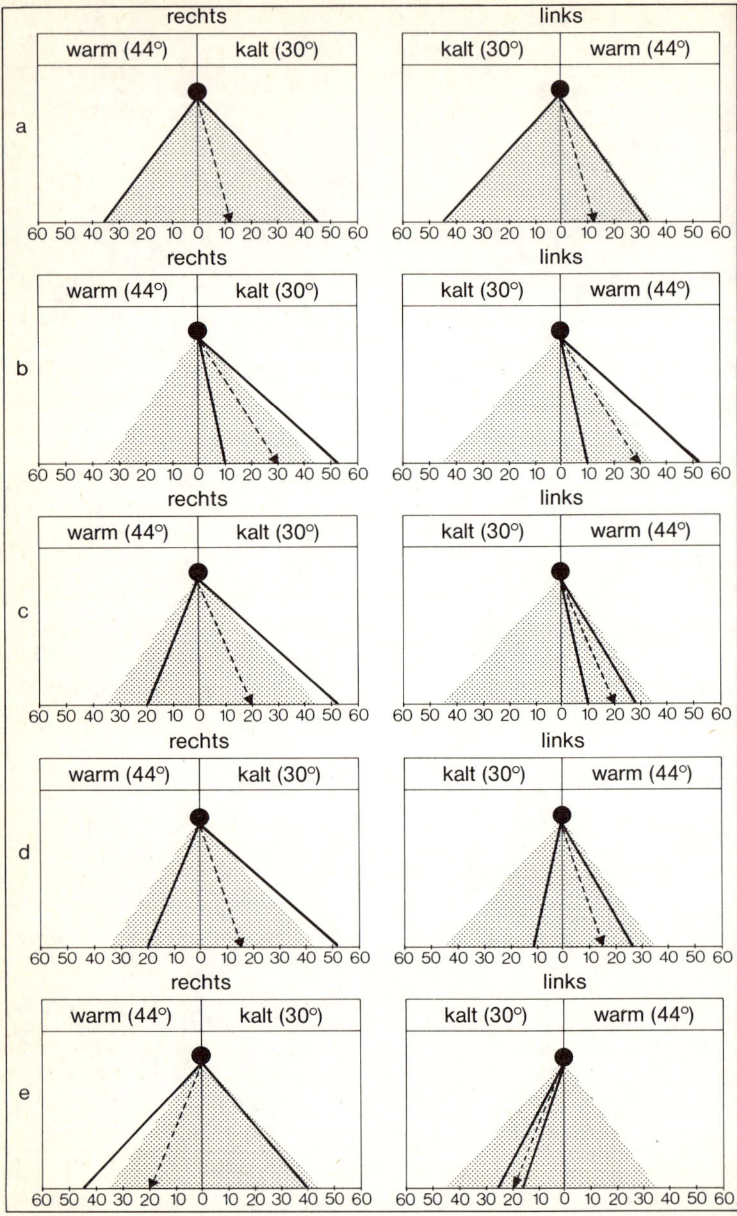
rechts
links
warm (44°)
kalt (30°)
kalt (30°)
warm (44°)
a
b
c
d
e
60 50 40 30 20 10 0 10 20 30 40 50 60

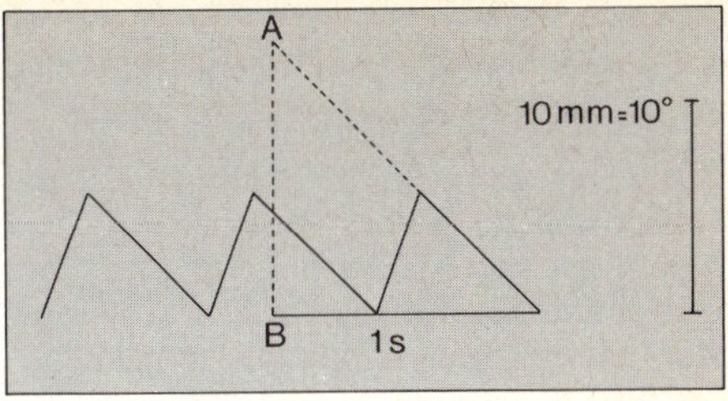

Abb. 67

cher mit seiner Methode vertraut sein, um zu der richtigen klinischen Interpretation zu gelangen.

Die vorgestellten graphischen Darstellungsmöglichkeiten werden im wesentlichen den klinischen Anforderungen gerecht.

Photoelektronystagmographie

Das Prinzip der Methode beruht auf der unterschiedlichen Absorption von Licht im Bereich der dunklen Iris und der hellen Sklera. Bei Bulbusbewegungen kommt es auf beiden Sklerahälften zu Intensitätsschwankungen des reflektierten Lichtes, die durch eine temporale und eine nasale Photozelle aufgefangen werden.

Suche nach Zervikalnystagmus

Die Fahndung nach einem Zervikalnystagmus sollte sich an die allgemeine elektronystagmographische Befunderhebung anschließen, sofern Anamnese, Symptomatik, manuelle Prüfung der Wirbelsäulenfunktion und Röntgen der Halswirbelsäule (HWS) auf ein HWS-Syndrom mit Schwindel hinweisen.

Vorgehen: Der Patient sitzt auf einem Drehstuhl, wobei die Elektroden wie bei einem ENG plaziert sind. Beide Hände des Untersuchers fixieren den Kopf, während eine weitere Person den Drehstuhl langsam mit dem Körper des Probanden um ca. 60 Grad gegen den

---

◀ Abb. 66 Ausgangssituation mit Spontannystagmus. a Seitengleiche Erregbarkeit mit umkehrbarem Spontannystagmus (zentraler Spontannystagmus). b Seitengleiche Erregbarkeit mit nicht umkehrbarem Spontannystagmus (z. B. zentralokulärer Nystagmus). c Seitendifferenz mit verminderter Erregbarkeit links und nicht umkehrbarem Reiznystagmus (z. B. Neuropathia vestibularis links). d Seitendifferenz mit verminderter Erregbarkeit links und umkehrbarem Reiznystagmus (z. B. abklingende Neuropathia vestibularis links). e Labyrinthausfall links mit Ausfallnystagmus (gering streuend)

geradeaus gehaltenen Kopf wegdreht. Die Endstellung wird ca. 20 Sekunden eingehalten, bevor die Gegendrehung beginnt (MOSER 1977).

Zusätzlich kann die Nystagmussuche in schwindelauslösender Kopf-Halsposition, bei nach vorn, nach rückwärts oder zur Seite geneigtem Kopf bzw. bei seitwärts geneigtem und gleichzeitig zur Gegenseite gedrehtem Kopf erfolgen. Die Ableitung unter sinusförmigen Drehstuhlbewegungen ist ebenfalls möglich.

Beurteilung: Der Zervikalnystagmus ist während der Drehung und/oder in Endstellung bei verdrehter Kopf-Körper-Achse zu finden. Vorgeschichte, Symptomatik und Zusatzbefunde helfen zwischen vaskulär und propriozeptiv ausgelöstem Zervikalnystagmus zu unterscheiden. Die Trennung ist jedoch nicht immer möglich.

Eine gewisse Latenz zwischen Kopfdrehung und Auswirkung der verminderten Vertebralis-Basilarisdurchströmung spricht möglicherweise eher für eine vaskuläre als für eine propriozeptive Genese.

Messungen von Steh- und Gehversuchen

Die aufrechte Körperhaltung stellt eine ausgesprochen *labile* Gleichgewichtslage dar, da der Unterstützungspunkt weit unter dem Schwerpunkt liegt und die Standfläche ausgesprochen klein ist. Ein sicheres Stehen und Gehen gewährleistet unser empfindliches sensomotorisches Regelsystem, das alle Kopf-Körperschwankungen auf die aufrechte Ausgangshaltung zurückregelt.

Selbst in absoluter Ruhestellung befindet sich jedoch der Körper niemals in einer statischen Position, sondern führt stets minimale oszillierende reflexbedingte Bewegungen aus. Diese Bewegungen können z. B. als Kopf-Körperschwankungen registriert werden. Dazu wurden bereits im vorigen Jahrhundert rein mechanische Vorrichtungen (Ataxiograph, Akzelerometer) und später phototechnische Verfahren eingesetzt.

Weitere Möglichkeiten der Objektivierung mit grundsätzlich verschiedenen Parametern bietet die Elektromyographie, die jedoch für die Routinearbeit in der Klinik ungeeignet ist, und die an Bedeutung zunehmende Posturographie sowie die Kraniokorporographie.

Kraniokorporographie nach Claussen

Indikation: Dokumentation von Steh- und Tretversuchen sowie des Blindganges.

Prinzip: Photooptische Aufzeichnung von Kopf- und Schulterbewegungen.

Methode: Der Proband trägt einen Helm, auf dem in der Sagittalebene 2 Glühlämpchen befestigt sind. Zwei weitere Lämpchen markieren die Schultern. Im abgedunkelten Raum verursachen die Lämpchen entsprechend den Kopf-Körperschwankungen Leuchtspurbilder, die sich auf einem Konvexspiegel an der Decke projizieren. Eine auf den Spiegel gerichtete Polaroidkamera fängt die Leuchtspurbildung ein.

Beurteilung: Nach Festlegen des Ausgangspunktes werden auffallende Seitenabweichungen, Vor-, Rück- und Lateralschwankungen mit der Schwankungsbreite von gesunden Personen verglichen. Daraus ergeben sich typische Reaktionsmuster. Der dynamische Unterberger-Versuch ist im Vergleich zum statischen Romberg-Versuch besser geeignet, pathologische Abweichreaktionen aufzudecken.

Posturographie

Erläuterung: Mit Hilfe einer elektronischen Waage, d. h. einer Plattform, unter der 4 Kraftaufnahmen installiert sind, lassen sich Schwankungen des auf die Standfläche projizierten Körperschwerpunktes registrieren. Diese indirekte Messung der Schwerpunktverlagerung ist ein zuverlässiger Parameter für die Stehfähigkeit. Die Schwankungen bleiben minimal, solange die Stellung von Kopf, Rumpf und Extremitäten den Schwerpunkt lediglich auf einer gedachten, vertikal durch den Körper laufenden Achse verschieben (Kniebeuge, Rumpfbeuge, Hocke usw.) und der auf die Plattform projizierte Schwerpunkt auf einer Fläche oszilliert, die etwas größer als der Fußsohlenbereich anzusetzen ist. In diesen Positionen nimmt der Körper z. B. durch Gewichtsverlagerung (Ausgleichsbewegungen) eine stabile Lage ein. Die registrierten Schwankungen nehmen zu, sobald die stabile Lage verlassen wird.

Merke: Die visuelle Kontrolle beeinflußt die Stabilität entscheidend.

Kippbühnenstehtest nach Stoll

Prinzip: Mit diesem posturographischen Verfahren wird die Stehfähigkeit unter 5 verschiedenen Schwierigkeitsgraden gemessen, wobei durch den Kippvorgang zusätzlich Otolithen (Sakkulus) und Propriozeptoren – vor allem der Fußgelenke – stimuliert werden. Das Verfahren ermöglicht eine gewisse quantitative Aussage (Abb. 68).

Technik: Die 4 Kraftmeßdosen sind auf einem immobilen Sockel installiert. Darüber kann die Kippbühne hydraulisch in einem Winkel von ± 15 Grad bewegt werden. Der Kippvorgang von +15 nach –15 Grad dauert eine Sekunde. Danach bleibt die Plattform je 10 Sekunden in Schräglage, ehe sie ihre Richtung ändert. Die Oszillationen werden in x-y-Richtung mit einem Oszilloskop und Mehrkanalschrei-

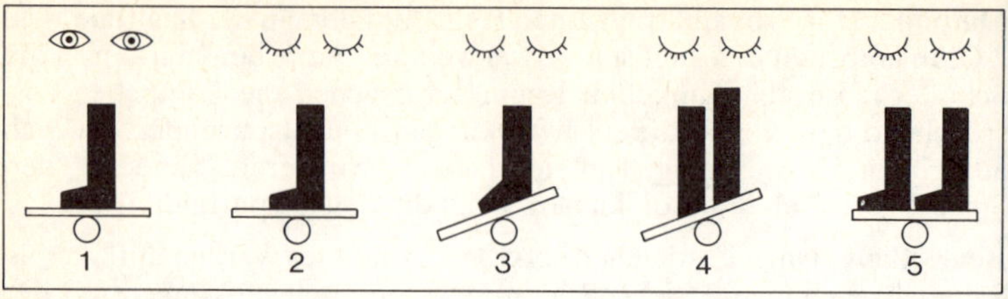

Abb. 68 Versuchstechnisch günstige Reihenfolge der Untersuchungen. Beachte: Klinisch ist Test 3 schwieriger einzustufen als Test 4

ber synchron aufgezeichnet und können mittels Integration bzw. Frequenzanalyse weiterverarbeitet werden.

Testreihe nach Schwierigkeitsgraden geordnet:

1. Romberg – Augen auf,
2. Romberg – Augen zu,
3. Kippen – vorwärts/rückwärts,
4. Kippen – rechts/links,
5. Tandem-Romberg (vgl. Abb. 25).

Anmerkung: Test 1, 2 und 5 werden rein statisch ohne Betätigung der Kippbühne gemessen.

Beurteilung: Die registrierten Schwankungen müssen die Relationen zwischen den Schwierigkeitsgraden und der Stehfähigkeit erkennen lassen (Abb. 69–71). Die Stehfähigkeit gilt als optimal, wenn die indirekt gemessene Schwerpunktverlagerungen durch Ausgleichsbewegungen minimal bleiben – unabhängig von Kopf- und Körperposition, wodurch sich die Methode grundlegend von der Kraniokorporographie unterscheidet. Simulanten verursachen z. B. starke Schwankungen beim einfachen Romberg-Test mit geschlossenen Augen. Sie verdeutlichen ein Rotieren um die eigene Achse. Bewegt sich die Kippbühne, demonstrieren sie auffällige Kopf-, Rumpf-, Extremitätenbewegungen, die den Schwerpunkt kaum beeinflussen oder rhythmisch verlagern. Gerade dies bestätigt aber eine ausgeglichene motorische Koordination.

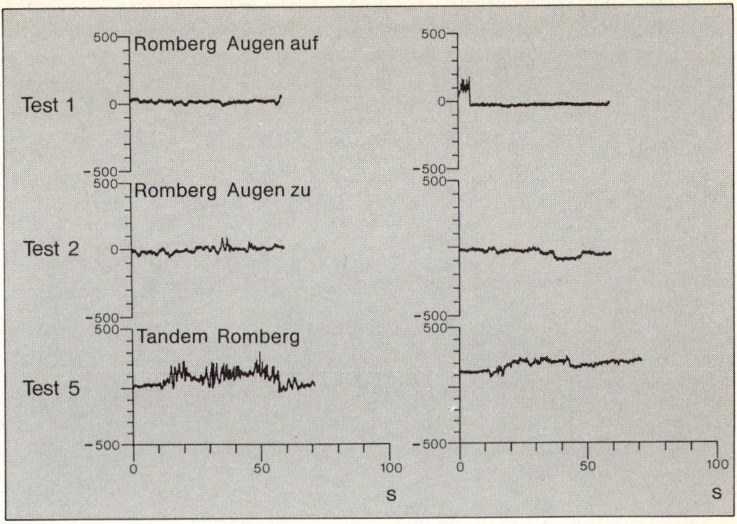

Abb. 69 Normalbefund

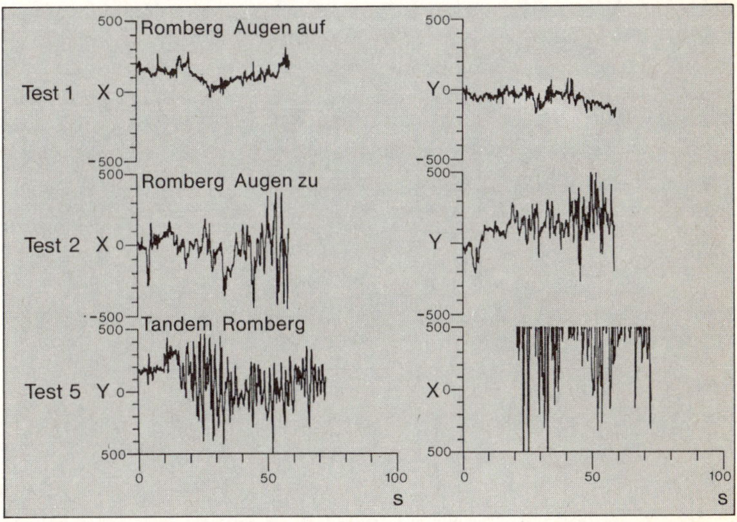

Abb. 70 Verminderte Stabilität bei Neuropathia vestibularis; beim Tandem-Romberg-Test (unten) liegen die Vor-Rück-Schwankungen außerhalb der Registriergrenze; X Lateralschwankungen, Y Vorwärts-, Rückwärtsschwankungen

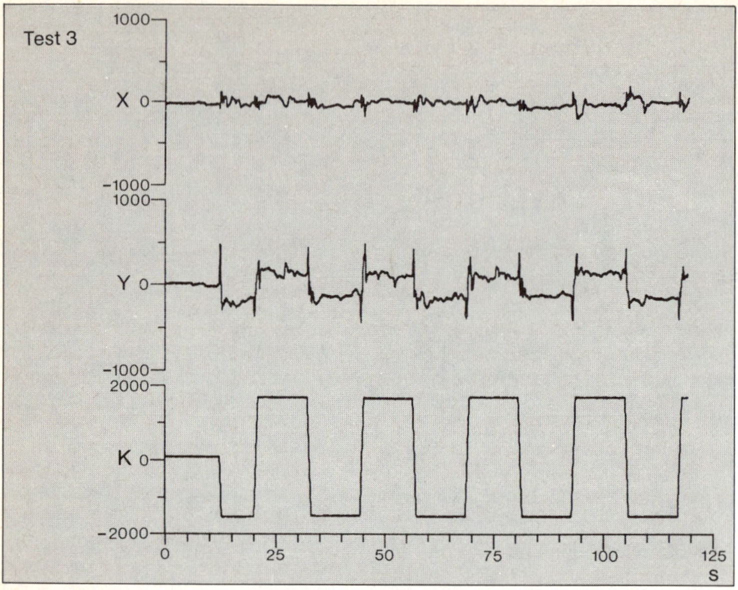

a

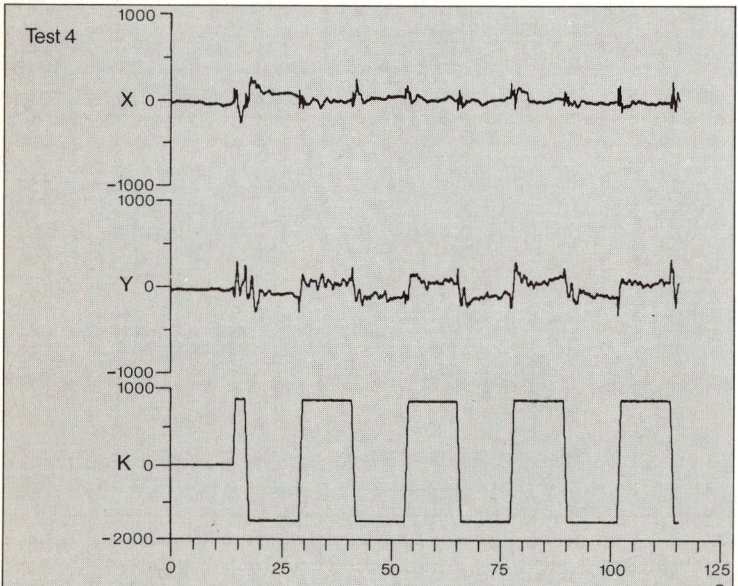

b

Abb. 71 a Vor-Rück-Schwankungen während der Kippvorgänge (Test 3). Links normal, rechts bei Neuropathia vestibularis

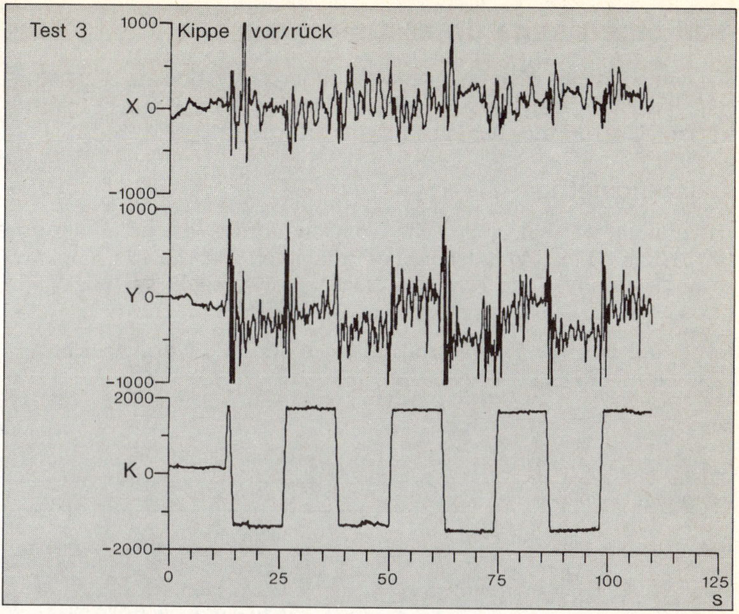

a

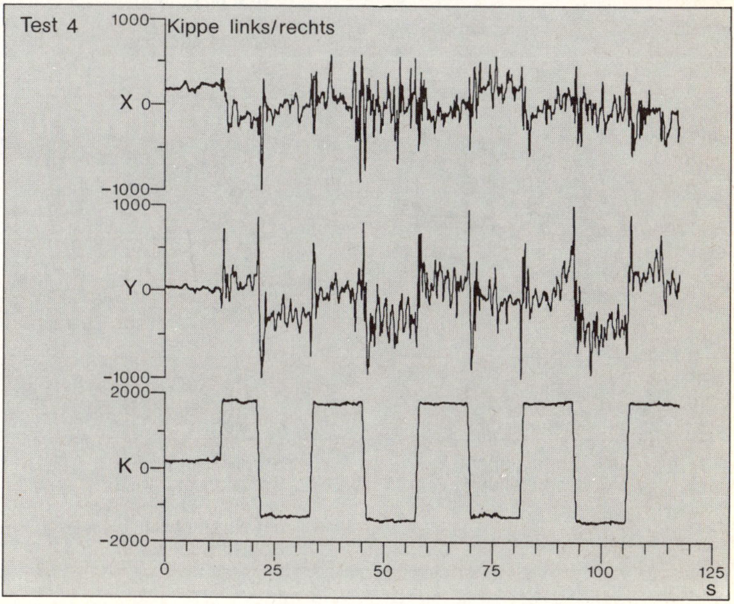

b

b Lateralschwankungen während der Kippvorgänge (Test 4). Links normal, rechts bei Neuropathia vestibularis. (K Bewegung der Kippbühne)

Audiometrische Untersuchungen

Schwindelbeschwerden aufgrund peripherer Vestibulariserkrankungen sind häufig mit Hörstörungen verbunden, so daß zur Diagnostik stets die Überprüfung der Hörfunktion erforderlich ist (Abb. 72).

Tonaudiometrie

Tonaudiometer sind elektrische Tongeneratoren, die unterhalb von 1000 Hz in Oktavabständen und oberhalb von 1000 Hz in Halboktavabständen reine Töne erzeugen. Das Frequenzspektrum reicht von 125–12 000 Hz, die Dezibelskala von 0–120 dB.

Kopfhörer und Audiometer müssen nach der DIN-Norm geeicht sein (ISO-Norm 389).

Hörorgan: peripherer Teil		
	äußeres Ohr	Mittelohr
	Ohrmuschel äußerer Gehörgang	Trommelfell Paukenhöhle Hammer, Amboß, Steigbügel Ohrtrompete usw.

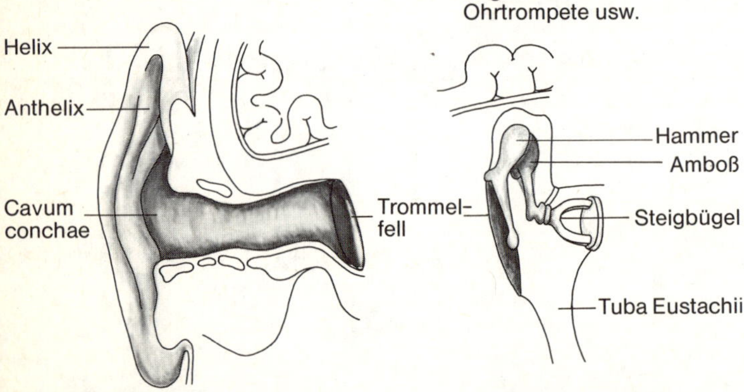

Hörfunktion:	äußeres Ohr	Mittelohr
	Schallauffang Schalleitung	Schalleitung Schalldrucktransformation, Schwingungsamplitudentransformation Schwingungsdämpfung

Abb. 72 Topische Zuordnung der Hörfunktionen

Hörschwellenbestimmung

Die Hörschwelle entspricht der Grenze zwischen hörbarem und nicht hörbarem Schall. Die Schwelle läßt sich durch zwei verschiedene Methoden, das Dauertonverfahren und das Impulstonverfahren, ermitteln.

Vorgehen: Die Untersuchung beginnt auf dem vermutlich besseren Ohr bei 1000 Hz und 40 dB. Gesucht wird die kleinste Intensität, die eine deutlich reproduzierbare Antwort für die über Luftleitung gegebenen Signale hervorruft.

	zentraler Teil
Innenohr	Hörbahn
Vorhof Hörschnecke Bogengänge Hör-Gleichgewichtsnerv	Gleichgewichtsbahn Großhirnrinde

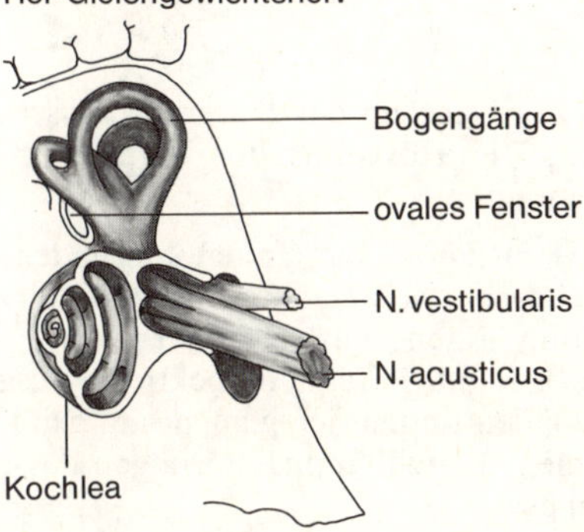

Innenohr	Hörbahn/-rinde
Frequenzdispersion mechanisch-elektrischer Wandler Pulsintervallkodierung	Reizleitung Reflexauslösung Richtungshören Reizmusterabbildung, -speicherung, -assoziation

Untersuchungsprinzip

Intensität	*Antwort*	oder	*Intensität*	*Antwort*
40 dB	ja		40 dB	nein
20 dB	ja		60 dB	ja
10 dB	ja		50 dB	ja
0 dB	nein		45 dB	nein
5 dB	ja		50 dB	ja
	(= Hörschwelle)			(= Hörschwelle)

Die Audiometristin variiert mit dem Tongeber Dauer der Signale und Dauer der Pausen. Tiefe Töne müssen länger angeboten werden als hohe (Kumpf 1971).

Knochenleitung

Die Schallempfindung über Knochenleitung ist ca. 1000mal geringer als über Luftleitung, der Höreindruck (z. B. Tonhöhe) jedoch derselbe. Das Aufsuchen der Knochenleitungsschwelle erfolgt nach dem gleichen Prinzip wie das Suchen der Hörschwelle über Luftleitung. Es ist jedoch ein Knochenhörer erforderlich, der auf den Warzenfortsatz aufgesetzt wird.

Aus physiologischen Gründen ist die Aussage über die Knochenleitungsschwelle bei Frequenzen über 4000 Hz unsicher.

Befunde

Eine *Schalleitungsstörung* zeigt sich an der Differenz zwischen Luft- und Knochenleitungskurve. Der Hörverlust für Luftleitung ist stets größer als über Knochenleitung.

Bei der *Schallempfindungsschwerhörigkeit* (Innenohrschaden) verlaufen Luft- und Knochenleitungskurve annähernd deckungsgleich. Der Hörkurvenabfall zeigt sich im hohen, mittleren oder tiefen Frequenzbereich oder ist auf das gesamte Frequenzspektrum ausgedehnt. Schwindel und Innenohrschäden finden sich gemeinsam beim Morbus Ménière, bei Schädeltraumen, Durchblutungsstörungen des Labyrinthes, ototoxischen Schäden usw.

Eine *Schalleitungs-Schallempfindungsschwerhörigkeit* ist eine Kombination von Mittel- und Innenohrschaden.

Sprachaudiometrie

Für die Sprachaudiometrie, eine der wichtigsten Hörprüfungen, sind genormte Bänder und Kassetten im Handel, mit denen Zahl- und einsilbige Prüfwörter mit unterschiedlicher Lautstärke angeboten werden können (DIN 45624).

Das Sprachaudiogramm bietet die Möglichkeit, den Hörverlust prozentual auszudrücken.

Überschwellige Hörprüfungen

Fowler-Test

Indikation: Einseitige Schallempfindungsschwerhörigkeit.

Prinzip: Das kranke Ohr ist lautstärkeempfindlicher. Prüft der Untersucher Lautstärken, die über der Hörschwelle liegen, so benötigt er auf dem schwerhörigen Ohr eine geringere Verstärkung als auf dem besser hörenden Ohr. Bei einer bestimmten Lautstärke herrscht beidseits das gleiche Lautheitsempfinden (Lautheitsausgleich = positives Rekruitment).

Beurteilung: Ein positives Rekruitment spricht für eine kochleäre Hörschädigung, fehlt dagegen der Lautheitsausgleich, so ist das Rekruitment negativ. Ein solcher Befund weist auf eine retrokochleäre Schädigung hin (z. B. Akustikusneurinom).

Geräuschaudiogramm nach Langenbeck

Indikation: Symmetrische Hörschädigung.

Prinzip: Töne werden bei gleichzeitigem Geräusch erst dann gehört, wenn sie zumindest die gleiche Lautstärke haben wie das angebotene Geräusch. Stellt der Untersucher z. B. ein Geräusch von 60 dB ein, so werden die Audiometertöne für den Normalhörenden erst bei 60 dB hörbar.

Daraus ergibt sich eine Tonhörschwelle im Geräusch, das sog. Geräuschtonaudiogramm.

Beurteilung: Bei Innenohrschwerhörigkeit mündet die Geräuschtonkurve in die Tonschwellenkurve ein. Dieses Einmünden fehlt bei retrokochleärer Schwerhörigkeit. Die Geräuschtonschwelle liegt dann durchweg unter dem Niveau der benutzten Geräuschlautstärke.

SISI-Test nach Jerger

Prinzip: Ein Dauerton, 20 dB über der Hörschwelle, wird bei einer gewählten Testfrequenz (z. B. 1000 oder 4000 Hz) in 5-Sekunden-Intervallen jeweils für die Dauer von 0,2 Sekunden um 1 dB verstärkt. Werden 20 Impulse richtig erkannt, beträgt der SISI 100%, d. h. ein Impuls = 5% (SISI = short increment sensitivity index).

Beurteilung: Bei kochleärer Hörstörung liegt die Quote der gehörten Impulse über 80%, bei retrokochleärer Hörstörung unter 20%. Der Normalhörende hat eine Quote von 0%.

Schwellenschwundtest nach Carhart

Prinzip: Normalerweise ist ein schwellennaher Ton 60 Sekunden lang zu hören.

Beurteilung: Eine allmähliche Schwellenabwanderung spricht für einen Innenohrschaden. Die Dauer des gehörten Tones liegt dann unter 60 Sekunden, kann jedoch bei Anheben der Lautstärke wieder verlängert werden.

Bei einer retrokochleären Schwerhörigkeit hat die Tonschwelle nur vorübergehenden Charakter (ca. 5–12 Sekunden). Danach tritt eine pathologische Hörermüdung ein. Eine Hördauer von 60 Sekunden wird auch bei Lautstärkeerhöhung nicht erreicht.

Dichotischer Diskriminationstest nach Feldmann

Prinzip: Auf dem zweispurigen Testband sind dreisilbige Hauptworte, wie z. B. Autobahn, Ofenrohr usw. gespeichert. Zwei verschiedene Signale werden gleichzeitig – eines auf dem rechten Ohr und eines auf dem linken Ohr – angeboten. Der Proband soll beide Worte erkennen und wiederholen.

Beurteilung: Der Normalhörige kann beide Prüfworte ohne Schwierigkeiten richtig erkennen. Spricht ein Patient nur Worte der einen Seite nach oder vermischt er Begriffe aus beiden Testworten (z. B. Autorohr), so besteht der Verdacht auf eine zentrale Hörstörung.

Dörfler-Stewart-Test

Der Test ist geeignet, psychogene Schwerhörigkeit und Simulationsversuche aufzudecken. Der Untersucher prüft zunächst das Sprachverständnis ohne Störrauschen.

Anschließend wird das Sprachverständnis bei gleichzeitigem Störgeräusch gemessen. Die Sprachverständlichkeit wird durch ein Störgeräusch geringer Lautstärke normalerweise nicht beeinträchtigt. Bei psychogener Hörstörung sinkt das Sprachverständnis unter den gegebenen Bedingungen jedoch oftmals auf 0% ab.

Diagnostik von Ohrgeräuschen

Ohrgeräusche und Schwindel bilden häufig einen Symptomenkomplex.

Objektive Ohrgeräusche

Vorgehen: Auskultation über dem Warzenfortsatz, über dem Gehörgang oder in der Nähe der Ohrregion bzw. subokzipital.

Kompression der zuführenden Arterien (Karotisäste) bzw. Kompression der V. jugularis löschen oftmals das Geräusch aus. Das Auslöschphänomen bestätigt einen Gefäßprozeß (Stoll 1975).

Ursachen: Arteriovenöse Mißbildungen, Angiome, Subclavian-steal-Syndrom usw.

Subjektive Ohrgeräusche, Tinnitusverdeckung

Vorgehen: Der Tinnitus läßt sich mit Hilfe von Breitbandgeräuschen (Langenbeck-Rauschen), Schmalbandgeräuschen und Audiometertönen verdecken (Feldmann 1969). Bei ipsi- und kontralateraler Beschallung sind typische Verdeckungsmuster zu erkennen.

Ursache: Tinnitus zählt beim Morbus Ménièré zu den Leitsymptomen. Die pathophysiologischen Grundlagen und der genaue Entstehungsort des Tinnitus sind noch nicht bekannt.

Evozierte Potentiale

Evozierte Potentiale können für alle Sinnesmodalitäten ausgelöst werden; klinisch größte Bedeutung erlangt haben insbesondere

- auditorisch evozierte Potentiale (AEP),
- visuell evozierte Potentiale (VEP) und
- somatosensorisch evozierte Potentiale (SEP).

Auditorisch evozierte Potentiale (AEP)

Auditorisch evozierte Potentiale fanden als erste Eingang in die klinische Diagnostik; sie begründeten eine neue Dimension der objektiven Audiometrie, die ERA (electric response audiometry). Das hatte zur Folge, daß sich für die Registrierung der auditorisch evozierten Potentiale innerhalb der Audiometrie eine eigene Nomenklatur entwikkelt hat, und inzwischen existiert eine so verwirrende Vielfalt von Synonyma (einschließlich deren Abkürzungen), daß es ratsam erscheint, die Begriffsvielfalt innerhalb der beiden wichtigsten Techniken der ERA zu ordnen:

Brainstem Evoked Response Audiometry (BERA)

Mit Hilfe dieser Technik werden auditorisch evozierte Potentiale (BER = brainstem evoked responses = ABR = auditory brainstem responses = EAEP = early auditory evoked potentials = FAEP = frühe auditorisch evozierte Potentiale) registriert, die ihren Ursprung in verschiedenen Kerngebieten der den Hirnstamm durchziehenden zentralen Hörbahn haben. Bei geeigneter Reizung (sehr kurzer Reiz) wird eine größere Neuronenpopulation synchron erregt. Dies und die im Verhältnis zur Laufzeit des Reizes im afferenten Nerven relativ lange synaptische Verzögerungszeit ermöglichen es, daß bis zu 7 deutlich differenzierbare Potentialkomponenten („Wellen") erfaßt werden können, zu deren Bezeichnung sich die Terminologie von Jewett u. Mitarb. (1971) weitgehend durchgesetzt hat: Die vertexpositiven Gipfel werden mit den römischen Zahlen I–VII bezeichnet.

Aus tierexperimentellen Studien (Läsionsexperimente, parallele Mikroelektrodenableitungen) sowie aus intraoperativ wie auch durch Obduktion verifizierten Läsionen beim Menschen ist die topographische Zuordnung der ersten sechs Komponenten heute weitgehend geklärt:

Welle I:	Hörnerv,
Welle II:	Nucleus cochlearis,
Welle III:	oberer Olivenkomplex,
Welle IV:	Lemniscus lateralis,
Welle V:	Colliculus inferior,
Welle VI:	Corpus geniculatum mediale.

Neben dieser Ortsspezifität innerhalb des auditorischen Systems weisen die ABR, die normalerweise zwischen Vertex und Mastoiden abgeleitet werden, auch eine nicht unbeträchtliche Seitenspezifität auf, so daß auch eine Seitenlokalisation der Schädigung möglich ist, wenn simultan zwischen Vertex und ipsi- und kontralateralem Mastoid abgeleitet wird.

Die BERA kann sowohl zur Topodiagnostik von Hörstörungen (kochleäre, retrokochleäre Störung, Schalleitungsstörung) als auch zur Diagnostik intrakranieller neurologischer Prozesse, die noch nicht zu einer Hörstörung geführt haben, als auch zur Bestimmung der Hörschwelle eingesetzt werden.

Zur Topodiagnostik wird ein sehr kurzer Reiz (Klick mit einer Dauer von 0,1 ms) verwendet, der eine maximale Synchronisation der Entladungen ermöglicht. Er wird üblicherweise mit einer Intensität dargeboten, die 80 dB oberhalb der Wahrnehmungsschwelle für den Klickreiz liegt.

Wichtigster diagnostischer Parameter ist die Latenz der Potentialkomponenten, die – zumindest bei den ersten 5 Wellen – eine äußerst geringe Streuung aufweist. Die (absolute) Latenz dieser Potentiale ist aber nicht nur von der Leitungszeit innerhalb des auditorischen Systems abhängig, sondern – selbst im Normalfalle – noch von mindestens 4 weiteren Faktoren, die sich gegenseitig beeinflussen können, so daß nur ein äußerst erfahrener Untersucher in der Lage ist, Latenzänderungen richtig zu interpretieren. Es handelt sich dabei um:

- Reizintensität,
- spektrale Zusammensetzung des Schallreizes,
- Adaptation,
- Reifungszustand des auditorischen Systems (der Reifungsprozeß ist erst etwa zweieinhalb Jahre nach der Geburt abgeschlossen).

Hinzu kommen noch pathologische Prozesse, die die Reizleitungsgeschwindigkeit oder den Synchronisationsgrad beeinflussen können, aber auch allein der Verlauf der Hörschwelle (Hochtonverlust) oder eine Schalleitungsstörung können eine Latenzverlängerung schon der ersten Welle zur Folge haben, die zu falschen Interpretationen Anlaß geben kann.

Merke: Relative Änderungen der Latenz, d. h. Änderungen der Latenzdifferenz, erlauben eine sehr zuverlässige Aussage. Ein im Kleinhirnbrückenwinkel liegendes Akustikusneurinom z. B. wird eine Verlängerung der Latenzdifferenz zwischen den Wellen I und II (bei normaler Latenz von Welle I) zur Folge haben.

Cortical Evoked Response Audiometry (CERA)

Bei der CERA werden auditorisch evozierte Potentiale (CER = cortical evoked responses = [S]AEP = [slow] auditory evoked potentials = LAEP = langsame auditorisch evozierte Potentiale) erfaßt, die ihren Ursprung im primären auditorischen Kortex haben. Sie erfordern eine andere Reiztechnik (Ton-Bursts); es sind auch weniger Mittelungen erforderlich, um eine ausreichende Störbefreiung zu erzielen. Der Nachweis dieser Potentiale läßt mit an Sicherheit grenzender Wahrscheinlichkeit den Schluß zu, daß der zu ihrer Auslösung verwendete Schallreiz auch wahrgenommen worden ist. Allerdings sind sie Einflüssen wie Habituation und Adaptation, Vigilanz und Aufmerksamkeit unterworfen, die wiederum die Ausbildung dieser Potentiale stark beeinflussen können. Für den Nachweis peripherer Schädigungen des auditorischen Systems sind sie den frühen auditorischen Potentialen (BERA) unterlegen.

Visuell evozierte Potentiale (VEP)

Die ggf. zusätzliche Untersuchung visuell evozierter Potentiale kann wichtige Hinweise für Störungen im Bereich der Sehbahn geben, z. B. Feststellung einer klinisch noch nicht auffälligen Retrobulbärneuritis bei Multipler Sklerose mit subjektivem Schwindelgefühl.

Somatosensorisch evozierte Potentiale (SSEP)

Die Untersuchung somatosensorisch evozierter Potentiale kann nützlich sein bei der Objektivierung von Sensibilitätsstörungen bzw. weiterer Differenzierung von Läsionen im Hinterstrangsystem, welche als Ursachen von asystematischem Schwindel bzw. spinaler Ataxie in Frage kommen können.

Elektrophysiologische Diagnostik des zentralen und peripheren Nervensystems

Elektroenzephalographie (EEG)

Das EEG dient der Untersuchung hirnfunktioneller Störungen und kann nicht durch bildgebende Untersuchungsmethoden (z. B. Computertomographie) ersetzt werden.

Unter Zuhilfenahme des EEG (spontan oder mit Provokation) wird nicht selten ein subjektiv als Schwindel geschildertes Empfinden im Rahmen einer gesteigerten hirnelektrischen Erregbarkeit interpretiert und ggf. spezifisch behandelt werden können.

Das EEG ermöglicht ferner bei manchen mit Schwindel angegebenen Beschwerden deren Erklärung durch medikamentöse Einflüsse, die z. B. bei Barbituraten und Tranquilizern als typische β-Spindeln toxischer Genese eindeutig zur Darstellung kommen.

Vorgehen: Mit dem EEG werden über Oberflächenelektroden von der Kopfhaut die fortgeleiteten elektrobiologischen Spannungsschwankungen der Nervenzellen der Hirnrinde, die auch von subkortikalen Strukturen beeinflußt werden, registriert. Die Aufzeichnung dieser Potentialschwankungen, welche durch Frequenz und Amplitude charakterisiert sind, erfolgt von jeweils rechts und links symmetrischen Punkten der Schädeloberfläche, so daß ein jeweiliger Seitenvergleich gut möglich ist.

Einschränkend ist zu sagen, daß etwa 30% der EEG-Befunde bei Patienten mit hirnorganischen Anfallsleiden im anfallsfreien Intervall normal sind.

Aus diesem Grunde sind zur weiteren Demaskierung latenter EEG-Anomalien spezifisch aktivierende Provokationsmethoden erforderlich:

- *Hyperventilation:* Hinsichtlich der Indikation steht die Hyperventilation zur Abklärung von absenceartigen Zuständen voran, im weiteren Sinne ist die Hyperventilation angezeigt bei allen Arten von klinisch bekannten hirnorganischen Anfallszuständen, sofern hierbei im Spontan-EEG noch keine sog. epilepsiespezifischen Abläufe registriert werden können.
- *Photostimulation:* Diese Provokation wird in erster Linie bedeutsam zur Aufklärung epileptischer Zustände im Kindes- und Jugendalter, wobei eine vorwiegend genetisch determinierte Teilkomponente der erhöhten Krampfbereitschaft aufgedeckt werden kann. Unter bestimmten Umständen ergibt sich hierbei ein Hinweis auf ein epileptisches Anfallsleiden, was vor allem hinsichtlich der Manifes-

tationsbedingungen therapeutisch prophylaktisch ausgenützt werden kann.

- *Schlafentzug:* Vor allem bei Patienten, die ihre Anfälle gewöhnlich nach einem Schlafdefizit bekommen, d. h. in erster Linie also beim „Aufwach-Grand-mal", aber auch bei bestimmten altersgebundenen „Petit-mal-Epilepsien" kann man von einer EEG-Ableitung nach Schlafentzug positive Befunde erwarten.
- *Schlaf:* Bei „Schlaf-Grand-mal" und psychomotrischen Epilepsien erweist sich die Schlafpassivierung als außerordentlich wirksames und allen anderen aktivierenden Maßnahmen weit überlegenes Provokationsverfahren, wobei auch Herdveränderungen des öfteren erst im Schlaf-EEG zur Darstellung kommen.

Anmerkung: Als günstig hat sich bei spezifischen Fragestellungen die Kombination von EEG, ENG und u. U. einem EKG erwiesen, was insbesondere bei Mehrkanalschreibern mit 12 Kanälen möglich ist.

Beurteilung: Als physiologische Wellenform gelten α- (8–13/s = Hz) und β-Wellen (größer als 13 Hz), wobei vermehrt α-Wellen bei Entspannung und β-Wellen bei Aufmerksamkeit vorherrschen.

ϑ- (4–6 Hz) und δ-Wellen (1–3 Hz) sind nur im Schlaf physiologisch.

Liegen ϑ- und δ-Wellen im Wachzustand über allen Hirnanteilen vor, so spricht man von einer Allgemeinveränderung.

Abb. 73 zeigt in Abhängigkeit vom Blutzucker ein normales EEG (BZ = 92 mg%) sowie ein frontotemporal betont deutlich allgemeinverändertes EEG bei einer mit einem Blutzucker von 26 mg% deutlichen Hypoglykämie, wobei subjektiv unspezifischer Allgemeinschwindel angegeben wurde.

Abhängig vom jeweiligen Ausmaß der diffusen zerebralen Funktionsstörung (z. B. Hypoxie, Hirnödem, Hypoglykämie, Hirndruck) kann es zu verstärkter Ausprägung der unterlagernden ϑ- und δ-Wellen kommen, was leichten, mäßigen und schweren Allgemeinveränderungen entspricht.

Abb. 74 weist auf die Beziehung verschiedener Zustände des normalen und pathologischen EEG zur Frequenz des Grundrhythmus hin.

Eine vermehrte Unterlagerung von ϑ- und δ-Wellen über einzelnen Hirnregionen wird als ϑ- oder δ-Herd bezeichnet, ohne daß hierdurch zunächst näheres über die Art der Störung ausgesagt werden kann (z. B. Raumforderung, vaskulärer Prozeß).

Eine seitenbetonte Allgemeinveränderung ist häufig mit einer Ischämie im Stromgebiet der A. cerebri media verbunden.

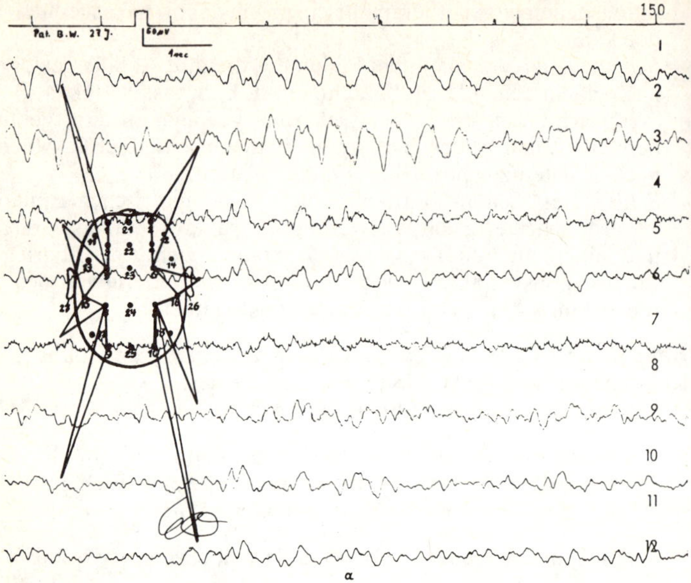

(a)

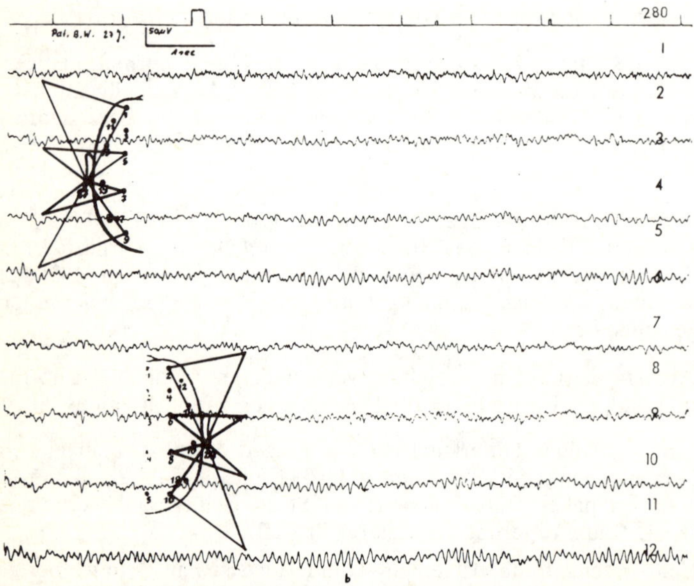

(b)

Abb. 73 EEG in Abhängigkeit verschiedener Blutzuckerwerte

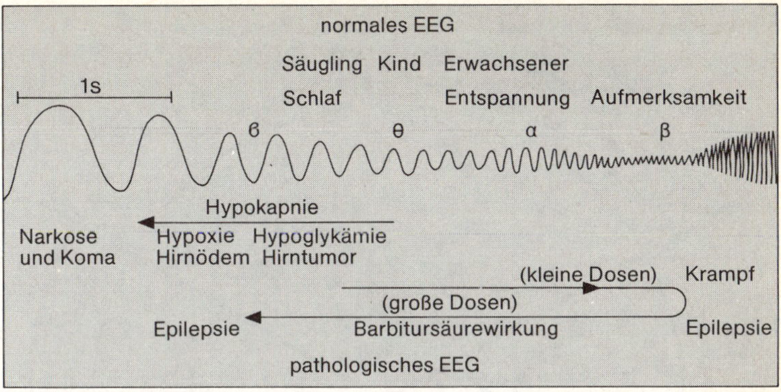

Abb. 74 Darstellung verschiedener normaler und pathologischer EEG-Formen in Bezug zum Grundrhythmus (nach *Jung*)

Während z. B. nach einem ischämischen Insult das Computertomogramm zumindest in den ersten 4 Stunden kaum einen pathologisch verwertbaren Befund liefert, läßt sich anhand des EEG, z. B. nach einem Verschluß der A. cerebri media, unmittelbar eine deutliche Allgemeinveränderung über der entsprechenden Hirnhälfte ablesen.

Andererseits ist die Einordnung einer generalisierten Allgemeinveränderung im EEG, z. B. im Rahmen einer allgemeinen Hirnatrophie, nur durch den im Computertomogramm nachweisbaren generellen substantiellen zerebralen Abbauprozeß möglich. Von größter Bedeutung ist der Einsatz der Elektroenzephalographie im Rahmen hirnorganischer Anfallsleiden. Für die einzelnen epileptischen Anfallsformen lassen sich hierbei jeweils typische EEG-Befunde herausarbeiten (s. Abb. 74).

Elektromyographie (EMG)

Indikation: Objektivierung und Differentialdiagnostik neurogener und myogener Gleichgewichtsstörungen.

Vorgehen: Bei der Elektromyographie wird die bioelektrische Tätigkeit der quergestreiften Muskelfasern mit im allgemeinen konzentrischen Nadelelektroden abgeleitet und über einen Kathodenstrahloszillographen registriert. Hierbei werden nicht elektrische Spannungsschwankungen durch Entladung einzelner Muskelfasern, sondern Summenpotentiale motorischer Einheiten registriert, deren Frequenz von der Zahl der innervierten Einheiten abhängt. Abb. 75 gibt einen Überblick über die elektromyographischen (und hierbei korrelieren-

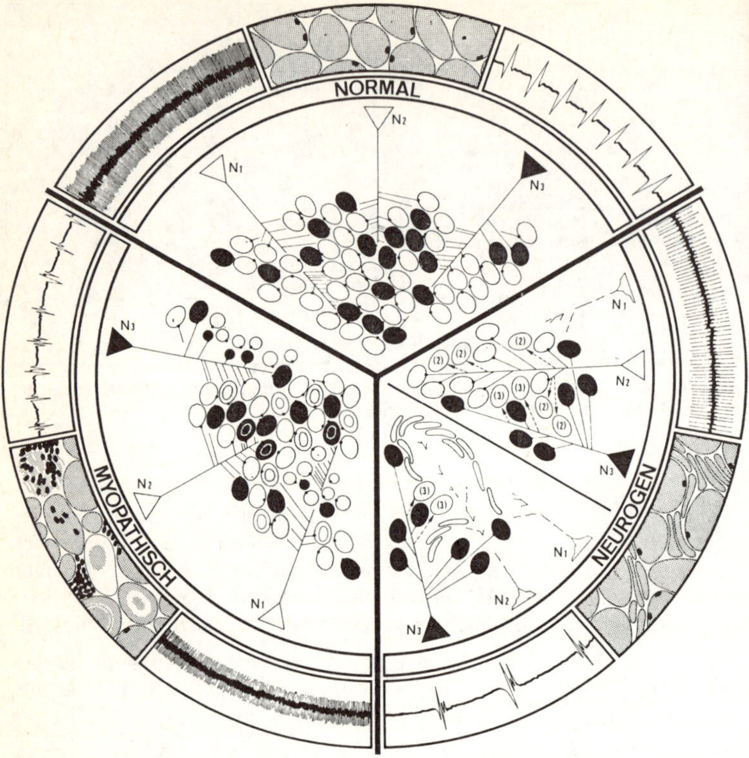

Abb. 75 Elektromyographische (und histologische) Befunde bei neurogenen und myopathischen Affektionen (aus *M. Mumenthaler, H. Schliack:* Läsionen peripherer Nerven, Diagnostik und Therapie, 4. Aufl. Thieme, Stuttgart 1982)

den histologischen) Befunde bei neurogenen und myopathischen Affektionen.

Merke: Pathologische Veränderungen im EMG sind in ihrem wesentlichen Ausmaß nicht vor 2 Wochen nach Auftreten einer entsprechenden Störung zu erwarten.

Beurteilung

Willküraktivität: Im normalen Muskel sind die zu verschiedenen motorischen Einheiten gehörenden Muskelfasern regellos verteilt und vermischt, wobei im EMG normale tri- und biphasische Aktionspotentiale sowie ein volles Interferenzbild bei maximaler Innervation erscheinen.

- *Neurogene Affektionen:* Werden die zur Einheit einer untergegangenen Ganglienzelle gehörenden Muskelfasern durch aussprossende Kollateralen noch gesunder Axone übernommen, so daß größere motorische Einheiten sowie eine gewisse Gruppierung der gemeinsam innervierten Muskelfasern entstehen, wenn auch eine Ganglienzelle noch zugrunde geht, ergibt sich histologisch das Bild einer „gruppierten Atrophie" benachbarter Muskelfasern. Im EMG erscheinen die größeren motorischen Einheiten als vergrößerte, z. T. polyphasische Potentiale mit verlängerter Dauer, und bei Maximalinnervationen ergibt sich durch die gruppierte bzw. inselförmige Atrophie ein gelichtetes Interferenzbild.
- *Myopathische Affektionen:* Bei diesem klinischen Bild sind die verschiedenen motorischen Einheiten in regelloser Verteilung verändert. Zahlenmäßig kommen zunächst nicht reduzierte, jedoch verkleinerte motorische Einheiten, z. T. polyphasische Einzelpotentiale mit verkürzter Dauer, und bei Maximalinnervation ein noch volles, jedoch kleinamplitudiges Interferenzbild zur Darstellung.

Spontanaktivität: Es handelt sich hierbei um Potentiale, die im entspannten Muskel spontan und von der Willküraktivität unabhängig auftreten (Abb. 76).

Die wichtigsten Zeichen pathologischer Spontanaktivität sind:

- *Fibrillationspotentiale* (10–200 mV, Dauer 0,4–2,5 ms, Frequenz um 7/s): Es handelt sich um die elektrische Entäußerung nur einer sich kontrahierenden Muskelfaser. Dieses pathologische Potential kommt insbesondere bei neurogenen Störungen vor, aber auch bei myogenen, vor allem entzündlichen Affektionen.
- *Positive Wellen* (Dauer 10–100 ms, sehr variable Amplitudenhöhe und Entladungsfrequenz): Man nimmt an, daß diese pathologischen Potentiale in der Endplattenregion durch elektrische Synchronisa-

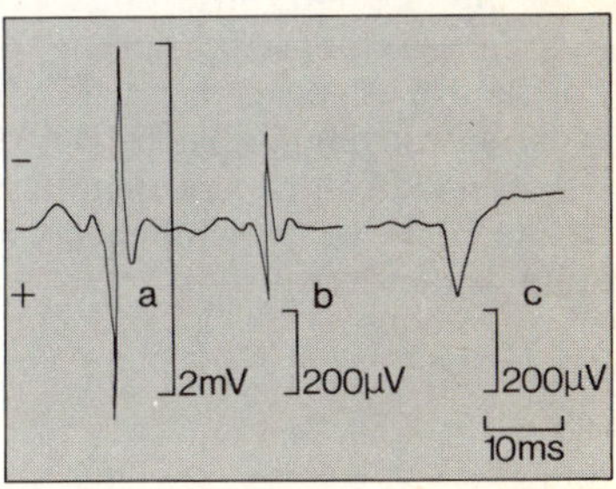

Abb. 76 Potentialformen als Ausdruck pathologischer Spontanaktivität. a Faszikulationspotential. b Fibrillationspotential. c Positive Welle. Weitere Erklärung s. Text

tion entstehen. Von seltenen Ausnahmen abgesehen weisen sie auf eine neurogene Muskelstörung hin.

- *Faszikulationspotentiale* (Amplitude 500–700 mV, Dauer 3–4 ms, Entladungsfrequenz 4–7/s): Diese Potentiale entstehen zumeist im proximalen Abschnitt des peripheren motorischen Neuron, oft wahrscheinlich in der Vorderhornzelle selbst. Da sie mitunter auch bei Gesunden beobachtet werden, gelten sie nur dann als sicher pathologisch, wenn gleichzeitig andere krankhafte Phänomene vorkommen.
- *Myotone Reaktion:* Es handelt sich hierbei ebenfalls um Spontanpotentiale, welche nach Einstich in einen willkürlich entspannten Muskel auftreten in Form hochfrequenter Crescendo-Decrescendo-Entladungen, die im angeschlossenen Lautsprecher das Geräusch eines aufheulenden Motors verursachen. Dieses Phänomen ist nicht für Myotonien pathognomonisch, erscheint fast regelmäßig bei chronischen Myositiden und kommt ebenfalls gelegentlich bei chronisch neurogenen Störungen, z. B. bei Poliomyelitisrestzuständen, vor.

Mit den genannten elektromyographischen Kriterien ist z. B. bei Störungen der Stützmotorik bzw. der zugrundeliegenden neuromuskulären Störung eine Unterscheidung zwischen neurogenen und myogenen Paresen sowie deren weitere Differenzierung möglich, wodurch u. U. die vom Patienten als Unsicherheitsgefühl bzw. im Sinne eines asystematischen Schwindel angegebenen Beschwerden ihre Erklärung finden.

Elektroneurographie

Bei dieser ebenfalls mit dem EMG-Gerät durchgeführten Methode wird die Leitfähigkeit motorischer und sensibler Nervenfasern bestimmt. Hierdurch sind mit speziellen Techniken Störungen am Nerven sowohl hinsichtlich der axonalen als auch der Myelinscheidenkomponenten differenzierbar. Entsprechende Verlangsamungen der Leitungsgeschwindigkeiten können bei generalisierter Ausprägung z. B. für die Diagnose einer progressiven neuralen Muskelatrophie (extreme Leitungsverzögerung) oder einer motorischen bzw. sensiblen Polyneuropathie als Ursache einer sensiblen Ataxie mit Gleichgewichtsstörungen sprechen. Bei reinen Vorderhornerkrankungen sind dagegen in Kontrast zu den massiven elektromyographischen Veränderungen keine wesentlichen Störungen der Nervenleitgeschwindigkeiten zu erwarten.

Elektrokardiographische Diagnostik

Vorbemerkung: Schwindelanfälle und kurzdauernde Bewußtlosigkeitszustände sind häufig Folge einer verminderten, zerebralen Durchblutung, die durch intermittierende oder chronische Herzrhythmusstörungen ausgelöst oder begünstigt werden. Unter diesem Gesichtspunkt werden nachfolgend relevante elektrokardiographische Methoden besprochen.

Das Elektrokardiogramm zeichnet die Summe elektrischer Potentialänderungen während der Depolarisation und Repolarisation des Herzens in Abhängigkeit zur Zeit auf. Seiner Interpretation liegt die vektorielle Deutung der Herzaktionsströme zugrunde. Es dient als Standardverfahren in der Diagnostik von Reizbildungs- und Erregungsleitungsstörungen sowie dem Nachweis von Herzmuskelhypertrophien und Herzmuskelschädigungen.

Standardelektrokardiogramm

Methodik: Das Standardprogramm umfaßt die Frontalableitungen nach Einthoven (I–III) und nach Goldberger (avR, avL, avF) sowie die Horizontalableitungen nach Wilson (V_1–V_6). Letztere werden je nach Notwendigkeit durch rechtsparasternale (Vr) oder dorsale Ableitungen (V_7–V_9) erweitert. Die Nehb-Ableitung (kleines Herzdreieck) für die Herzhinterwandinfarktdiagnostik hat durch die Dorsalableitungen nach Wilson an Bedeutung verloren, doch spielen hierbei Probleme der Elektrodenlokalisation eine Rolle.

Bewertung: Das Standardelektrokardiogramm reicht in der Arrhythmiediagnostik oft nicht aus, weil auf Grund der kurzen Registrierdauer nur ständig oder sehr häufig auftretende Herzrhythmusstörungen erfaßt werden. Fehlt die Möglichkeit einer Langzeit-EKG-Einrichtung, kann zur orientierenden Diagnostik von Herzrhythmusstörungen ein sog. „langer Streifen“ bei einem Papiervorschub von 10 mm/s über 15 Minuten geschrieben werden.

Langzeit-Elektrokardiographie

Sinn der Langzeitelektrokardiographie ist die kontinuierliche Registrierung der Herzaktionen mit dem Ziel, intermittierend auftretende Arrhythmien zu erkennen und eine quantitative Analyse im Hinblick auf die Therapiepflichtigkeit und Prognose vornehmen zu können. Transportable Geräte haben nicht nur den Vorteil, die tageszeitlichen Variationen im Rhythmusprofil, sondern auch unter Alltags- und Arbeitsbedingungen auftretende Störungen des Herzrhythmus aufzuzeichnen.

Telemetrie

Methodik: Über einen transportablen Sender werden die von der Brustwand abgeleiteten EKG-Signale einer stationären Empfangseinheit zugeführt. Je nach Leistung des Systems können Distanzen bis zu 20 km überbrückt werden. Auf einem Oszilloskop werden die EKG-Signale zeitgerecht sichtbar gemacht und können bei Bedarf auf Papier oder Magnetband dokumentiert werden.

Bewertung: Die Telemetrie ist funktypischen Störeinflüssen ausgesetzt. Sie wird heute in der Notfall- und Intensivmedizin sowie in der Rehabilitationsmedizin verwendet.

Holter-Langzeit-Monitoring

Methodik: Ein tragbares, batteriebetriebenes Magnetbandregistriergerät nimmt kontinuierlich das Oberflächen-EKG auf. Das Aufnahmegerät soll folgende Voraussetzungen erfüllen:

- Registrierdauer von mindestens 24 Stunden,
- Aufzeichnung von wenigstens 2 EKG-Ableitungen, die Artefakte leichter erkennen lassen,
- Zeitregistrierung,
- Möglichkeit der Ereignismarkierung durch den Patienten.

Die Magnetbandaufnahmen werden zeitgerafft über ein Oszilloskop oder an Hand einer kontinuierlichen Papieraufzeichnung ausgewertet.

Bewertung: Die Holter-EKG-Langzeitregistrierung hat sich heute als Routineverfahren bei der Analyse von Herzrhythmusstörungen durchgesetzt. Auch unter Einsatz computergesteuerter Auswertegeräte muß die Primärdiagnostik von Herzrhythmusstörungen visuell durch den Arzt oder eine geschulte Fachkraft erfolgen, um artifizielle Signale nicht falsch zu beurteilen. Basislinienschwankungen können Asystolien, Bewegungsartefakte ventrikuläre Salven vortäuschen.

Ösophaguselektrokardiographie

Methodik: Für die EKG-Ableitung über die Speiseröhre wird eine Ösophaguselektrode 28–40 cm tief eingeführt. Aus der engen anatomischen Beziehung zwischen Ösophagus und Vorhofregion des Herzen ergibt sich eine besonders gute Registrierung von Vorhofpotentialen (s. Abb. 95).

Bewertung: Mit dieser Methode lassen sich supraventrikuläre, insbesondere tachykarde Herzrhythmusstörungen einfach nachweisen. Bei korrekter Elektrodenlage erscheint das Vorhofpotential als relativ große biphasische Welle.

In Notfallsituationen ist auf diesem Weg auch eine Vorhofstimulation möglich.

Belastungselektrokardiogramm

Methodik: Beim Belastungselektrokardiogramm werden die Frontalableitungen nach Einthoven und die Wilson-Brustwandableitungen angelegt. Wichtig ist eine definierte, körperliche Belastung, die über ein Fahrradergometer, ein Laufband oder eine Kletterstufe erfolgt. Nach Abschluß der Belastung wird das EKG über mindestens 5 Minuten weiter aufgezeichnet.

Abbruchkriterien für eine Belastung sind Angina pectoris, ST-Streckensenkungen, komplexe Arrhythmien und fehlender Blutdruckanstieg oder sogar Blutdruckabfall, die auf eine schwere linksventrikuläre Funktionsstörung hinweisen.

Bewertung: Das Belastungselektrokardiogramm dient im allgemeinen dem Nachweis ischämischer Endstreckenveränderungen bei koronarer Mangeldurchblutung. Außerdem können durch Belastung intermittierend auftretende Herzrhythmusstörungen provoziert werden. Infolge lokaler, myokardialer Hypoxie entsteht eine zunehmende Inhomogenität der Erregungsausbreitung und Erregungsrückbildung sowie der Erregungsleitungsgeschwindigkeit, durch die die Voraussetzungen für die Entwicklung tachykarder Herzrhythmusstörungen gegeben ist. Allerdings muß auch berücksichtigt werden, daß durch die belastungsbedingte Herzfrequenzsteigerung ektope Reize unterdrückt werden können. Nicht selten werden deshalb erst in der Erholungsphase Arrhythmien manifest.

Im allgemeinen ist das Langzeit-EKG dem Belastungs-EKG in der Diagnostik schwerwiegender Herzrhythmusstörungen überlegen. Nur in Einzelfällen (bis zu 10%), bei denen unter Belastung repetitive Rhythmusstörungen auftraten, zeigte das Langzeit-EKG keine gravierenden Arrhythmien.

His-Bündel-Elektrokardiographie

Methodik: Ein bipolarer Katheter mit bis zu 6 Ringelektroden wird unter Röntgensicht über die V. femoralis in den rechten Ventrikel vorgeschoben. Der Katheter wird dann soweit zurückgezogen, bis das bi- oder triphasische His-Potential erscheint. Simultan hierzu wird ein Oberflächen-EKG aufgezeichnet. In Verbindung mit einer programmierten, elektrischen Stimulation von Vorhof, His-Bündel oder Ventrikel ist eine Funktionsanalyse des Erregungsleitungssystems möglich.

Bewertung: Als invasives Verfahren wird die His-Bündelelektrokardiographie nur in Ausnahmefällen für die Schwindeldiagnostik herangezogen. Als Indikationen für diese Verfahren sind im wesentlichen zu nennen:

- differenzierte Einteilung von AV-Blockierungen,
- Differenzierung von ventrikulären Extrasystolen und supraventrikulären Extrasystolen mit aberrierender Leitung,
- Nachweis von paranodalen Erregungsbahnen bei Präexzitationssyndromen (z. B. WPW-Syndrom) und
- Wirkungsprüfung von Antiarrhythmika.

Ergänzend soll erwähnt werden, daß mit Hilfe der Signalmittlertechnik heute His-Bündel-Potentiale aus dem Oberflächenelektrokardiogramm abgeleitet werden können. Die klinische Wertigkeit dieses Verfahrens ist auch unter Berücksichtigung fehlender Stimulationsmöglichkeiten noch offen.

Ultraschalldiagnostik

Ultraschallkardiographie (Echokardiographie)

Technik und Methodik: Ultraschallimpulse im Frequenzbereich zwischen 1 und 7 MHz werden von definierten Punkten der Thoraxwand auf das Herz abgegeben. Ein nach dem piezoelektrischen Prinzip arbeitender Schallkopf dient hierbei als Sender und Empfänger. Die an den Grenzflächen der Herzstrukturen reflektierten Schallwellen werden in elektrische Signale umgewandelt und im Echokardiographiegerät zu einem bewegten Bild aufgebaut. Die sog. *eindimensionale Echokardiographie* (M-Mode-Verfahren) gibt die beschallten Herzanteile in einem, dem Schallbündel entsprechenden, sehr engen Bereich mit hoher axialer Auflösung wieder, während die zweidimensionale Technik (Sektortechnik) weniger differenziert größere Herzabschnitte zusammenhängend darstellt. Mit modernen, elektronisch gesteuerten Sektor-Scannern kann gezielt aus dem *zweidimensionalen Bild* ein M-Mode-Ausschnitt simultan herausgegriffen werden. Abb. 77 zeigt die Gegenüberstellung einer ein- und zweidimensionalen Aufzeichnung des Herzens in linksparasternaler Schallkopfposition.

Bewertung: Die Ultraschallkardiographie gehört heute zu den wichtigsten Verfahren in der kardiologischen Vorfelddiagnostik. Ihr Vorteil beruht auf der für den Patienten und Untersucher völligen Gefahrlosigkeit, der beliebigen Wiederholbarkeit (Verlaufsbeobachtungen) und der nichtinvasiven qualitativen und quantitativen Analyse der Herzstrukturen. Wanddicken, Hohlräume und Klappenbeweglichkeit können genau vermessen werden. Langjährige Erfahrungen mit dieser Methode haben gezeigt, daß die Echokardiographie nur in Einzelfäl-

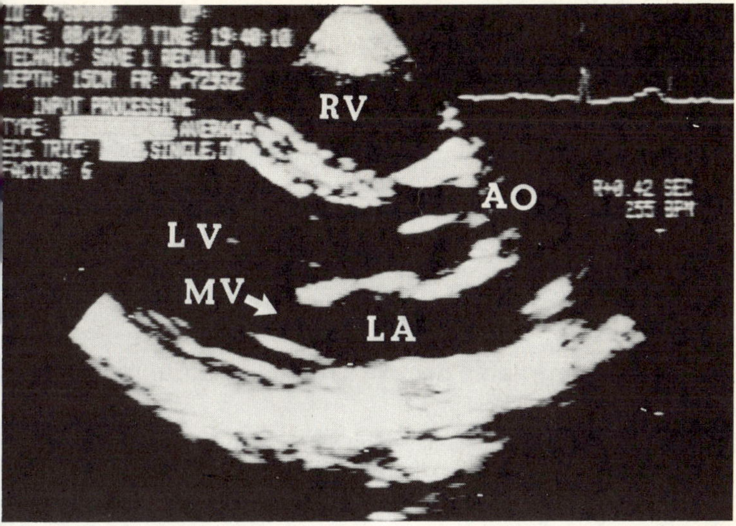

a

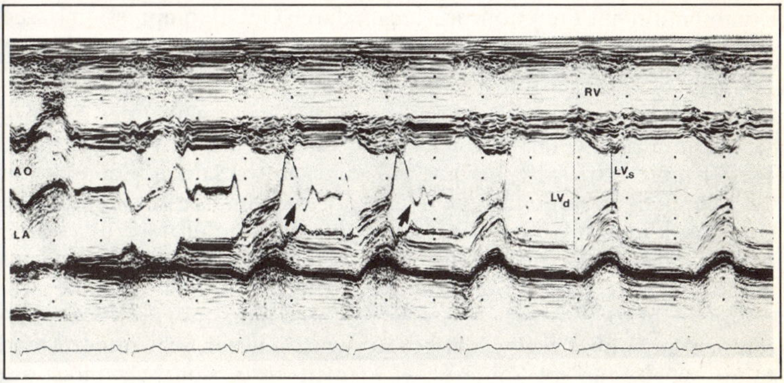

b

Abb. 77 a Zweidimensionales Echokardiogramm im parasternalen Längsschnitt. b Sog. eindimensionales Echokardiogramm (M-Mode) bei parasternaler Schallkopfführung von der Aorta in den linken Ventrikel. RV rechter Ventrikel, LV linker Ventrikel (dazwischen das Septum interventrikulare), AO Aorta mit Aortenklappen, LA linker Vorhof, MV Mitralklappen, die im M-Mode-Bild eine M-förmige Öffnungsbewegung zeigen (Pfeil). Dahinter systolisch diastolischer Kontraktionsablauf der Herzhinterwand

len die präoperative Herzkatheterdiagnostik ersetzen kann, also in dieser Hinsicht nicht überschätzt werden darf.

Indikationen: *Angeborene* und *erworbene Herzfehler* können qualitativ und in ihren Folgeerscheinungen für die Herzdynamik erfaßt werden. *Hypertrophien* und *Dilatationen der Ventrikel* einschließlich *Kardiomyopathien* lassen sich zuverlässig diagnostizieren. Weiterhin stellen sich größere *hypo-, dys- und akinetische Areale* des linken Ventrikels im zweidimensionalen Bild dar. Intrakavitäre *Thromben* und *Tumoren* sind an einer bestimmten Größe mit beiden Techniken zu erkennen. Bei der Differentialdiagnose des großen Herzens spielt der Nachweis auch gekammerter *Perikardergüsse* eine wichtige Rolle.

Doppler-Sonographie der extrakraniellen zuführenden Hirnarterien

Prinzip: Mit der Untersuchungsmethode werden Frequenzänderungen von Schallwellen bei Reflektion an beweglichen Objekten (z. B. an fließenden Erythrozyten) erfaßt.

Vorgehen: Durch Aufsetzen einer Schallsonde auf die Arterien im Bereich der extrakraniell gelegenen zuführenden Hirnarterien in Kombination mit Funktionsprüfungen durch Gefäßkompression lassen sich ohne Traumatisierung hämodynamisch wirksame Stenosen oder Verschlüsse von Gefäßen erfassen.

Beurteilung: *A. carotis:* Bei kontinuierlicher Beschallung der A. carotis communis und im unteren Anteil der A. carotis interna ist die Trefferquote etwa 90% bei hämodynamisch wirksamen Stenosen mit Lumeneinengung auf ca. die Hälfte, weswegen diese nichtinvasive Diagnostik immer vor einer Angiographie durchgeführt werden sollte. Für die klinische Diagnose einer Karotisstenose ist das Auftreten eines monokulären Visusverlustes (Amaurosis fugax) zusammen mit kontralateralen sensomotorischen Ausfällen pathognomonisch, wobei gelegentlich auch über Schwindel geklagt wird. Dieser Schwindelzustand kann am ehesten im Sinne eines fokalen kortikalen Schwindels im Gefolge einer transitorischen Ischämie im Stromgebiet der A. cerebri media interpretiert werden. Praktisch wird bei dieser Erkrankung niemals über Drehschwindel geklagt.

A. vertebralis: Bei der intermittierenden vertebrobasilären Insuffizienz ist der systematische Schwindel im Sinne einer akuten Drehschwindelattacke jedoch als Leitsymptom, welchem eine kombinierte peripher-zentrale vestibuläre Störung durch eine Ischämie der Vestibulariskerngebiete und deren nachfolgenden Verschaltungen im Hirnstamm als auch eine Ischämie der Labyrinthorgane (A. labyrinthi aus A. basilaris) zugrunde liegt. Daher kommt der erst seit kürzerem praktikablen

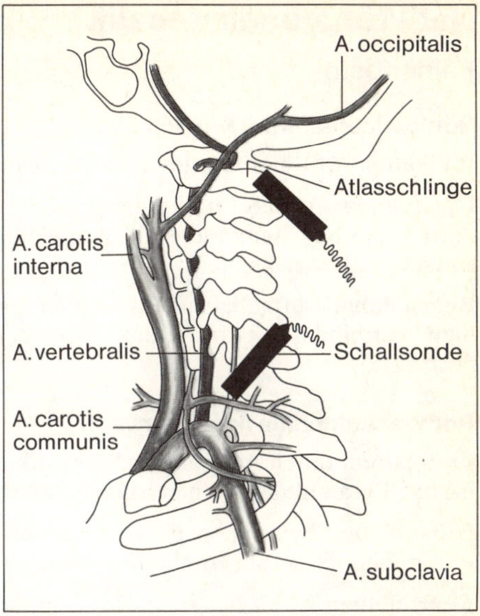

Abb. 78 Beschallungspositionen zur Untersuchung der A. vertebralis (aus *H. J. Büdingen, G.-M. von Reutern, H.-J. Freund:* Doppler-Sonographie der extrakraniellen Hirnarterien. Thieme, Stuttgart 1982)

Doppler-Sonographie der A. vertebralis als Quelle der A. basilaris besondere Bedeutung zu. Abb. 78 zeigt die Position der Schallsonde zur Untersuchung des Abganges der A. vertebralis aus der A. subclavia sowie ihrer Atlasschlinge.

Eine kontinuierliche Beschallung der A. vertebralis ist nicht möglich, da sie segmental durch Querfortsätze der Halswirbel verdeckt ist. Es lassen sich mit der genannten Technik jedoch hypoplastische Vertebralisarterien sowie mittel- bis hochgradige Abgangsstenosen sicher diagnostizieren, was insbesondere hinsichtlich der Indikation zur Angiographie gewichtig ist.

Bei Stenosen und Verschlüssen der A. subclavia vor Abgang der A. vertebralis kommt es über einen Steal-Effekt mit retrogradem Fluß in der A. vertebralis auf der betroffenen Seite häufig zu typischen Drehschwindelattacken, die durch die resultierende Basilarisinsuffizienz erklärt werden können, sofern Doppler-sonographisch der Nachweis einer retrograden Durchströmung der A. vertebralis erhoben werden kann.

Merke: Die Diagnose eines Subclavian-steal-Effektes kann Dopplersonographisch exakt erhoben werden und somit zur Erklärung eines hierbei beklagten systematischen Drehschwindels dienen.

Nativröntgendiagnostik

Felsenbein

Röntgenaufnahme nach Schüller

Indikation: Mittelohrprozesse, Felsenbeinlängsfraktur usw.

Darstellung: Äußerer und innerer Gehörgang (übereinanderliegend), Antrum, Sinus sigmoideus, Kiefergelenk, Begrenzung zur mittleren Schädelgrube, Zellsystem.

Beurteilung: Luftgehalt und Ausdehnung des Zellsystems, Frakturlinien, verminderte Transparenz (Schleier), Einschmelzung, Knochendestruktion.

Röntgenaufnahme nach Stenvers

Indikation: Innenohranomalie, Akustikusneurinom, Felsenbeinquerfaktur, Pyramidenspitzeneiterung, Cholesteatom usw.

Darstellung: Pyramidenspitze, Labyrinthblock, innerer Gehörgang, Pyramidenoberkante (Eminentia arcuata).

Beurteilung: Weite des inneren Gehörganges (Seitendifferenz), knöcherne Labyrinthkapsel (Destruktion, Anomalie), Anlage der Bogengänge, Frakturlinien, Pneumatisation der Pyramidenspitze.

Röntgenaufnahme nach E. G. Mayer

Indikation: Mittelohrprozesse, Felsenbeinlängsfraktur, Gehörgangsdestruktion usw.

Darstellung: Äußerer Gehörgang, Paukenhöhle, Antrum, Kiefergelenk.

Beurteilung: Cholesteatomausdehnung, Knochendestruktion im Bereich der lateralen Attikwand, des Antrums und des Warzenfortsatzes.

Anmerkung: Zur weiterführenden röntgenologischen Diagnostik der Felsenbeinregion stehen die Computertomographie und konventionelle Schichtung, die Karotisangiographie, Vertebralisangiographie und Zisternomeatographie zur Verfügung.

Schädel

Indikation: Traumatische Veränderungen (Frakturen), knochendestruierende Prozesse, Mißbildungen usw.

Darstellung: Schädel a.-p. und seitlich. Auf Frakturlinien, Oesteolysen, knöcherne Destruktionen usw. ist zu achten. Gelegentlich kann der Nachweis intrazerebraler Verkalkungen (z. B. Plexus, Falx, A. carotis interna) erbracht werden. Sekundärerscheinungen chronischer Schädelinnendrucksteigerung können in Form vertiefter „impressiones digitatae", destruierter und verkalkter Sella oder als Nahtsprengung auffallen. Eine verlagerte, verkalkte Epiphyse ist unter Umständen Hinweis auf einen raumfordernden Hemisphärenprozeß.

Anmerkung: Spezielle Fragestellungen erfordern gezielte Aufnahmen, z. B. Orbitaaufnahme nach Reese, Kieferhöhlen-Siebbeinaufnahme im okzipitodentalen Strahlengang, überkippte Axialaufnahme usw.

Wirbelsäule

Indikation: Osteochondrose, Spondylose, Spondylarthrose, entzündliche Veränderungen, Knochentumoren, Trauma- oder Operationsfolgen, Luxation, Subluxation der Wirbelkörper, Mißbildungen, intraspinale raumfordernde Prozesse usw.

Darstellung: Halswirbelsäule (HWS) a.-p. und seitlich. Ggf. sind zur weiteren Abklärung tomographische Wirbel- und Gelenkschichtungen indiziert. Die Foramina intervertebralia werden durch Schrägeinstellung im Bereich der HWS hervorgehoben.

Merke: Die Steilstellung der Halswirbelsäule reicht für sich alleine nicht zum Nachweis eines Zervikalsyndroms aus.

Thoraxorgane

Lunge und Pleura

Lungenparenchym- und Pleuraerkrankungen spielen für die Schwindeldiagnostik keine wesentliche Rolle. Deshalb soll auf die radiologische Diagnostik hier nicht weiter eingegangen werden.

Wichtig dagegen sind verdrängende Prozesse wie Aneurysmen der Thorakalaorta, Mediastinaltumoren, substernale und intrathorakale Strumen mit Einengung des Tracheal- und Bronchialsystems.

Herzdiagnostik

Methodik: Aufnahmen im frontalen und sagittalen Strahlengang sind für die Beurteilung der Herzkonfiguration erforderlich. Je nach Fragestellung werden die Standardaufnahmen durch ein linkes oder rechtes vorderes Schrägbild ergänzt. Hartstrahlbilder und Ösophagusbreischluck-Aufnahmen zeigen eine Vergrößerung des linken Vorhofs an. Bewegungsabläufe werden bei der Durchleuchtung erfaßt.

Befunde: Dilatationen der Herzhöhlen als Folge einer koronaren Herzkrankheit, Kardiomyopathien oder angeborener oder erworbener Herzfehler.

Spezielle Hinweise: *Hilustanzen* der Pulmonalgefäße bei Volumenbelastung infolge Shuntvitien.

Nativverkalkungen von Herzklappen und Perikard nach durchgemachten Endo- und Perikarditiden, Koronararterienverkalkungen bei koronarer Herzkrankheit.

Rippenusuren als Hinweis auf eine Aortenisthmusstenose.

Computertomographie der Thoraxorgane

Mit dieser Technik können raumfordernde Prozesse anatomisch zuverlässig nachgewiesen werden. Neben der Nativdarstellung kann zur Identifizierung vaskulärer Veränderungen (z. B. Aortenaneurysmen) eine intravenöse Kontrastmittelgabe wichtig sein. In der Herzdiagnostik spielt dieses Verfahren zur Zeit noch eine untergeordnete Rolle.

Kraniale Computertomographie (CCT)

Zur weiteren nichtinvasiven Differentialdiagnose des zentralvestibulären Schwindels kann die Computertomographie herangezogen werden.

Mit dieser 1969 von dem englischen Physiker G. N. Hounsfield entwickelten Methode werden Absorptionsmessungen von Röntgenstrahlen durch Strahlungsdetektoren durchgeführt, die es ermöglichen, den Schädelinhalt in Form von Schichtbildern abzubilden. Die sehr große Zahl anfallender Meßwerte des Dichteunterschiedes des Gewebes der jeweiligen Schicht verarbeiten Computer, wobei der numerische Wert der Absorptionskoeffizienten ausgeschrieben werden kann.

Die Schichtbilder lassen sich auf einer Kathodenstrahlröhre aufzeichnen und auf Kamera- bzw. Röntgenfilm dokumentieren. Die Strahlenbelastung bei einer normalen Untersuchung entspricht der einer Schädelröntgenaufnahme in zwei Ebenen. Treffsicherheit und Wert sind für die zerebrale Diagnostik außerordentlich hoch einzuschätzen (95% und mehr).

Wichtig: Hämatome, Erweichungen, Hirnödeme, Erweiterungen der Liquorräume und insbesondere neoplastische Strukturen können hiermit erfaßt werden, wobei häufig allerdings eine zusätzliche intravenöse Gabe von Kontrastmittel vor allem zur näheren differentialdiagnostischen Zuordnung unerläßlich ist.

Ischämische Insulte kommen im allgemeinen in den ersten 48–72 Stunden nicht zur Darstellung, während elektroenzephalographisch die funktionelle Störung unmittelbar nachweisbar ist. Allerdings läßt sich im CCT eine Blutung ausschließen, während im EEG die Differenzierung zwischen ischämischen und hämorrhagischen Insulten nicht sicher ist.

Anmerkung: Für die künftige Diagnostik wird mit der Kernspintomographie eine Methode mit höherem Auflösungsvermögen sowie der Durchführung von Sagittalschnitten zur Verfügung stehen.

Hirnszintigraphie

Bei dieser den Patienten wenig belastenden Untersuchung werden radioaktive Isotopen (z. B. ^{99}Tc Technetium-Pertechnetat als γ-Strahler mit kurzer Halbwertzeit) intravenös gegeben und einige Zeit später deren Verteilung im Schädelbereich mit einem Szintillationszähler (Scanner) als elektronische Impulse in der Sagittal- und in der Frontalebene registriert. Die Intensität dieser Impulse wird in gedruckte Strichsignale mit unterschiedlichen Farben umgewandelt. Lokale Störungen der Blut-Hirn-Schranke bewirken eine pathologische Anreicherung der Radionuklide, so daß vor allem stark vaskularisiertes Fremdgewebe, aber auch Hämatome gut zur Darstellung kommen. Hirninfarkte können sich im allgemeinen 3–4 Tage nach dem Insult anfärben. Tumoren der Großhirnhemisphären werden in der Mehrzahl richtig lokalisiert. Bei Tumoren der hinteren Schädelgrube sind die Ergebnisse nicht ganz so günstig. Positive Befunde bedürfen der Bestätigung bzw. weiteren Klärung durch andere technische Verfahren.

Merke: Wenn eine CCT mit Kontrastmittelgabe durchgeführt wird, ist ein Hirnszintigramm in der Regel *entbehrlich.*

Zum Nachweis von Metastasen kann die Methode jedoch nützliche Informationen liefern.

Invasive Röntgendiagnostik

Zerebrale Angiographie

Prinzip: Die 1927 erstmals von MONITZ beschriebene Methode beinhaltet die Röntgendarstellung des zerebralen Gefäßsystems nach Injektion eines röntgenpositiven Kontrastmittels. Mit automatischem Filmwechsler wird bei der Serienangiographie eine Reihe von Röntgenbildern aufgenommen, auf denen die arterielle, kapillare und venöse Phase deutlich werden sollen. Das Kontrastmittel wird durch perkutane direkte Gefäßpunktion am Hals als Überdruck- bzw. Gegenstromangiographie von der A. brachialis oder durch einen

Femoraliskatheter, der nach der Seldinger-Methode zur Aorta hochgeschoben wird, eingebracht.

Die Indikation besteht bei allen intrakraniellen Hämatomen, Hirntumoren, Gefäßmißbildungen, stenosierenden Gefäßprozessen und Verdacht auf Sinusthrombose, sofern alle verfügbaren Informationen aus Vorgeschichte, neurologischem Befund und anderen nicht belastenden bzw. nichtinvasiven Verfahren ausgeschöpft sind und sich die Möglichkeit therapeutischer Konsequenzen nach der Angiographie erwarten läßt.

In größeren Statistiken wird die Mortalitätsrate bei diesem Eingriff bis zu 0,25% angegeben. Vorübergehende neurologische Ausfälle mit einer Dauer von Stunden bis Tagen sind in 1,5–4,5% der Fälle beschrieben.

Beurteilung: Die Darstellung des intrakraniellen Karotisstromgebietes dient zur Abklärung der genannten Störungen im Bereich der vorderen und mittleren Schädelgrube. Die Vertebralis-Basilarisangiographie erweitert die Diagnostik im Bereich der hinteren Schädelgrube. Gelegentlich ist auch eine Kombination beider Verfahren notwendig.

Die Darstellung der extrakraniellen hirnversorgenden Gefäße des Vertebralis- bzw. Karotisstromgebietes erfolgt über eine Aortenbogengangsangiographie mit einem von der Femoralarterie vorgeschobenen Katheter, über den eine Kontrastmittelinjektion in den Aortenbogen erfolgt.

Mit der sog. Subtraktionstechnik können störende Knochendestruktionen auf den Angiographiebildern zur Verbesserung der diagnostischen Aussagekraft weitgehend abgedeckt werden.

Myelographie

Die Kontrastuntersuchung des Spinalkanals nach lumbaler und seltener auch subokzipitaler Gabe von im allgemeinen jodhaltigen Mitteln (z. B. Amipaque oder Solutrast) dient der exakten topographischen Diagnostik von raumfordernden spinalen Prozessen (Bandscheibenprolaps, Tumor, Hämatom, Arachnitis usw.).

Bei der Diagnostik spinaler Gefäßprozesse kann als ergänzendes Verfahren die Spinalarteriographie als selektive Katheterangiographie der das Rückenmark versorgenden Gefäße eingesetzt werden.

Herzkatheteruntersuchung

Der Herzkatheterismus ist die Endstufe der kardiologischen Diagnostik und wird nur selten als Primärverfahren für die ätiologische Klärung von Schwindelerscheinungen in Betracht kommen. Seltene

Formen von Kardiomyopathien, die auch mit der Echokardiographie nicht erfaßt werden, können eine Indikation zu dieser Untersuchung bilden. Gleichzeitig sollte in diesen Fällen eine Myokardbiopsie mittels Spezialkatheter angestrebt werden.

Die Herzkatheterdiagnostik stützt sich auf die Bewertung intrakardial gemessener Drucke und die Kontrastmitteldarstellung der Herzhöhlen und Herzkranzgefäße. Ergänzend hierzu werden Spezialtechniken wie Farbstoffverdünnungstest und Sauerstoffsättigungsbestimmungen zur Quantifizierung von intrakardialen Kurzschlußverbindungen und Herzminutenvolumenbestimmungen durchgeführt.

Prinzipiell unterscheidet man zwei Methoden:

Herzkatheterdiagnostik ohne Einsatz von Röntgengeräten und Kontrastmittel (Einschwemmherzkatheterismus)

Technik: Über eine Vene, meist die Kubitalvene des rechten Armes, wird ein Ballonkatheter in die verschiedenen Kleinkreislaufabschnitte (rechter Vorhof, rechter Ventrikel, Pulmonalarterie) vorgeschoben. Hierbei orientiert sich der Untersucher über die Katheterlage anhand der simultan auf ein Oszilloskop projizierten intrakardialen Druckkurven. Neben den Kleinkreislaufdrucken kann auch der sog. Pulmonalkapillardruck gemessen werden, der dem linksatrialen Druck ent-

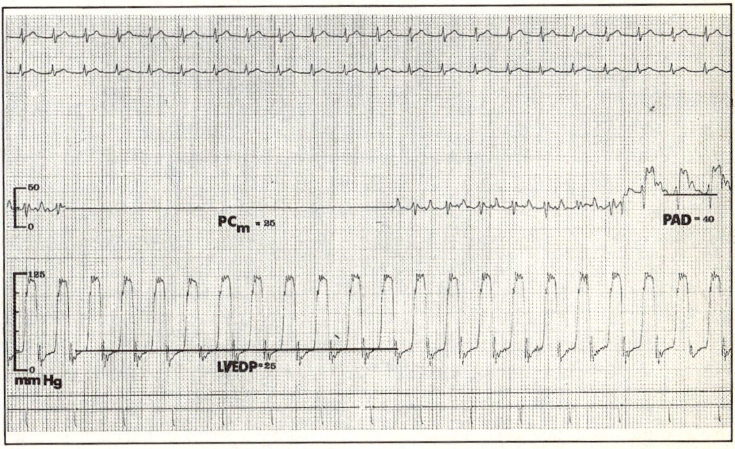

Abb. 79 Der Pulmonalkapillardruck (PC_m) entspricht nach Ausschluß eines Mitralklappenfehlers dem linksventrikulären, enddiastolischen Druck (LVEDP). Merke: Der PC_m ist nicht mit dem diastolischen Pulmonalarteriendruck (PAD) identisch als Ausdruck einer primär pulmonalen Hypertonie (s. dort)

spricht und nach Ausschluß eines Mitralklappenvitiums als Mitteldruck den enddiastolischen, linksventrikulären Druck wiedergibt (Abb. 79). Zur Messung des Pulmonalkapillardrucks wird der Katheter in einem kleinen Pulmonalarterienast vorgeschoben und dann ein spitzenwärts gelegener Ballon aufgeblasen, der die Pulmonalarterie für kurze Zeit verschließt. Wegen des geringen pulmonalen Gefäßwiderstandes überträgt sich nun retrograd der linke Vorhofdruck auf die Katheterspitze.

Routinemäßig werden bei nicht erhöhten Ruhedrucken die Druckwerte unter dosierter Ergometerbelastung gemessen. Mehrlumige Einschwemmherzkatheter erlauben zusätzlich die computergestützte Bestimmung des Herzzeitvolumens mittels Farbstofftechnik oder Thermodilutionsmethode.

Bewertung: Die Einschwemmherzkatheter-Untersuchung ist in geübter Hand ein kaum mit Komplikationen belastetes Verfahren und kann deshalb auch ambulant durchgeführt werden. Die Methode erfaßt Fehler im Bereich des rechten Herzens sowie Funktionsbeeinträchtigungen der linken Herzkammer über den Pulmonalkapillardruck. Einschränkend muß gesagt werden, daß für einen operativen Eingriff die Einschwemmherzkatheter-Untersuchung nicht ausreicht. Ihren besonderen Stellenwert erhält sie bei Verlaufsbeobachtungen von Herzerkrankungen sowie zur Überwachung der Herz-Kreislauf-Hämodynamik in der Intensivmedizin.

Herzkatheterdiagnostik unter Einschluß der Angiokardiographie

Technik: Über einen transfemoralen oder transbrachialen Zugang werden die Abschnitte des kleinen Kreislaufs sowie die Aorta und der linke Ventrikel sondiert und die jeweiligen Drücke festgestellt. Ist eine direkte Druckmessung im linken Vorhof, z. B. bei Mitralklappenstenose erforderlich, wird eine transseptale Punktion auf Vorhofebene durchgeführt. Zur quantitativen und qualitativen Analyse der Ventrikelfunktion und zur Bewertung von Herzklappeninsuffizienzen sowie angeborener Herzfehlbildungen ist die Kontrastmittelinjektion in die jeweiligen Herzabschnitte notwendig. Der Nachweis koronarsklerotischer Gefäßveränderungen erfolgt mit Hilfe speziell vorgeformter Herzkatheter, über die direkt in die Koronararterien Kontrastmittel injiziert wird. Die Angiogramme werden auf einen Film aufgenommen.

Bewertung: Aufgabe des Herzkatheterismus ist die quantitative und qualitative Bewertung von Herzfehlern und Veränderungen an den Herzkranzgefäßen mit dem Ziel, die Möglichkeit eines herzchirurgischen Eingriffs abzuklären. Das Verfahren ist bei entsprechender

Routine des Untersuchers mit einer letalen Komplikationsrate von unter 1‰ belastet.

Labordiagnostik

Orientierende Labordiagnostik

Blutkörperchensenkungsgeschwindigkeit	: Infekte, Systemerkrankungen.
kleines Blutbild, Differentialblutbild	: Anämien, Leukosen.
Ionen im Serum	: endokrine Erkrankungen, Herzrhythmusstörungen.
LDH	: hämolytische Erkrankungen.
Lebertransaminasen	: Hepatopathien.
Bilirubin	: Ikterus, Hämolyse.
Kreatinin und Urinstatus	: Nephropathien.
Cholesterin	: Hypothyreose.
Zuckertagesprofil und Glucosebelastung	: diabetische Stoffwechsellage, Hypoglykämien.

Spezielle Labordiagnostik

Hypophysenkombinationtests mit Gabe von Releasing-Hormonen.

Schilddrüsen-In-vitro-Tests	: T_4-RIA, thyroxinbindendes Globulin (TGB-RIA), T_3-RIA.
Nebennierenfunktionstests	: Kortikoide im Plasma und Harn, ACTH-Test, Katecholamine im Serum, Vanillinmandelsäure im Urin.
Karzinoid	: Hydroxyindolessigsäure.
Digitalisintoxikation	: Spiegelbestimmung im Serum.

Direktnachweis verschiedener Medikamente und Gifte im Blut.

Liquordiagnostik

Merke: Vor jeder Lumbalpunktion sind Hirndruckerscheinungen sorgsam auszuschließen (u. U. mit Hilfe eines Computertomogramms), da eine Hirndrucksteigerung, insbesondere bei raumfordernden Prozessen in der hinteren Schädelgrube, nach plötzlicher Druckentlastung in den kaudalen Liquorräumen zu einer lebensbedrohlichen Einklemmung des Hirnstammes im Tentoriumschlitz oder im Hinterhauptsloch führen kann.

Vorgehen: Im allgemeinen erfolgt die Liquorentnahme durch Lumbalpunktion. Der untere Teil des Patientenrückens soll hierbei in sitzender oder liegender Stellung maximal gekrümmt gehalten werden, so daß die Dornfortsätze leicht entfaltet sind. Die Punktionsstelle liegt etwa im Schnitt der Wirbelsäule mit einer gedachten Linie zwischen dem oberen Rand beider Beckenschaufeln, wobei der Einstich oberhalb des 4. oder 5. Lendenwirbelkörper-Dornfortsatzes in leicht kranialer Richtung erfolgt und ggf. die Lage der Kanüle durch Drehung bzw. Verschiebung noch korrigiert werden kann.

Die Subokzipitalpunktion ist nur bei Deformitäten der Lendenwirbelsäule und hierdurch unmöglicher lumbaler Punktion oder im Rahmen

Tabelle 9 Untersuchungsbefunde im normalen Liquor.
F = Umrechnungsfaktor in SI-Einheiten, + = Zucker im Liquor ca. 50–80% der Konzentration im Blut

Liquor		
		Methode
Spez. Gewicht	1003–1007	
pH	7,4–7,5	
Glucose + (F = 0,05551)	45–75 ml/dl (= 2,5–4,2 mmol/l)	Hexokinase-, Gluc-DH-Methode
Eiweiß (F = 10,0)	10–47 mg/dl (= 100–470 mg/l)	Biuret-Reaktion
IgG Neugeborene Säuglinge Kinder Erwachsene	 6–95 mg/dl 4–15 mg/dl 8–24 mg/dl 8–22 mg/dl	 RID
Zellzahl Neugeborene (bis 6. Tag) Säuglinge (14.–27. Tag) Kinder Erwachsene	 bis 34/3 Zellen/μl bis 80/3 Zellen/μl bis 18/3 Zellen/μl bis 9/3 Zellen/μl	
Druck im Liegen	 bis 150 cm H_2O	

spezieller Untersuchungen (z. B. zervikale absteigende Myelographie) indiziert. Trotz sorgfältigem Vorgehen kann es bei der Subokzipitalpunktion selten zu einer lebensbedrohlichen Stichverletzung des verlängerten Marks bzw. einer Gefäßläsion kommen.

Tab. 9 gibt einen Überblick hinsichtlich der im normalen Liquor zu erhebenden Untersuchungsbefunde.

Beurteilung

Liquorzellbefunde

Die Angabe als Drittel-Zellen beruht darauf, daß in der üblichen Zählkammer (Fuchs-Rosenthal) entsprechend der Verdünnung die in 3 (!) mm^3 Liquor enthaltenen Zellen ausgezählt werden. Zahlen bis zu einigen Hundert Dritteln können nicht nur bei nicht eitrigen entzündlichen Störungen, sondern auch als unspezifische Begleitphänomene (z. B. bei Erweichungen, Tumoren, nach Lumbalpunktion bzw. Myelographie usw.) vorkommen.

Zur Unterscheidung eines nativ blutigen Liquors (Subarachnoidalblutung!) von einer artefiziellen Blutbeimengung dienen vor allem die 3-Gläser-Probe und das Zentrifugieren. Bei der artefiziellen Blutbeimengung nimmt der Blutgehalt vom 1. zum 3. abgenommenen Glas ab, nach Zentrifugieren ist der Überstand klar (allerdings bei Blutbeimengung von mehr als $1/20$ leichte Gelbfärbung durch Serumfarbe möglich) und bei einer mindestens Stunden zurückliegenden Blutung sind Makrophagen nachweisbar. In den ersten 6 Stunden nach einer Subarachnoidalblutung kann der Liquor nach Zentrifugieren ebenfalls klar sein, und Makrophagen können noch fehlen, immer wird jedoch die 3-Gläser-Probe eine gleichbleibende Blutbeimengung zeigen, welche ab ca. 500/3 Zellen sichtbar ist. Nach einer vor ca. einer Woche aufgetretenen Blutung braucht keine Liquorverfärbung mehr sichtbar sein, jedoch noch Makrophagen sowie eine erhöhte LDH-Aktivität (aus zerstörten Erythrozyten, normal: $1/10$ des Serumwertes) nachweisbar sein, was allerdings nur dann pathologisch eingeordnet werden kann, wenn keine vorangegangene Punktion erfolgt war.

Entzündliche Erkrankungen ergeben spezielle Veränderungen im weißen Liquor-Zellbild:

- *Eitrige Entzündungen* (z. B. Kokken, Hämophilus usw.) sind charakterisiert durch massenhaft segmentkernige Leukozyten (ca. 3000–20 000).
- *Virus-, Pilz- und tuberkulöse Entzündungen* weisen ein vorwiegend lymphozytäres Zellbild auf mit oft nur geringer Pleozytose bis zu einigen 100 Lymphozyten.

- *Tumoröse Prozesse* können mit Hilfe der Zytodiagnostik nach speziellen Zellfangverfahren (z. B. Zentrifugation und Anreicherung der Zellen durch Zentrifugalkräfte auf Deckglas mit Cytospin-Zentrifuge) näher untersucht werden. Zur Tumorklassifizierung ist besonders bei leukämischen Infiltraten die Zytodiagnostik hilfreich.

Liquoreiweißbefunde

Wie im Serum erfolgt eine Bestimmung von Gesamteiweiß (z. B. Biuret-Methode) und weitere Differenzierung der Einzelfraktionen durch Liquorelektrophorese (z. B. Cellulose-Acetat-Folie). Auffällig ist im Liquor der hohe Anteil des Präalbumins sowie der niedrige Anteil großmolekularer γ-Globuline; außerdem tritt eine im Serum nicht vorhandene langsame β-Fraktion auch unter physiologischen Bedingungen auf, welche als τ-Fraktion bezeichnet wird. Wie im Serum weist eine Erhöhung der α-Globuline auf akute bzw. floride, eine Erhöhung der β-Globuline auf degenerative Erkrankungen hin, während eine Vermehrung des γ-Globulins an einen immunaktiven ZNS-Prozeß denken läßt. Die Wertung einer Liquordysproteinose hat dabei immer die Kenntnis des Serumeiweißbildes zur Voraussetzung, um nicht primär serogene Faktoren zu übersehen.

Eine Permeabilitätsstörung im Hirnschrankensystem durch entzündliche (z. B. Meningoenzephalitis) oder nicht entzündliche (z. B. Status epilepticus) Ursachen führt zu einem vermehrten Übertritt von Serumproteinen in den Liquorraum und Nachweis großmolekularer Serumproteine (z. B. β-Lipoprotein, a_2-Makroglobulin), welche unter normalen Bedingungen nicht bluthirnschrankengängig sind. Insbesondere Bedeutung kommt bei einer Liquordysproteinose Eiweißkörpern zu, die Ausdruck pathologischer Vorgänge im Bereich des ZNS sind.

Hierzu gehört vor allem die Vermehrung der Immunglobuline als Teilkomponenten der γ-Globulinfraktion. Eine Aufschlüsselung bzw. quantitative Bestimmung der Immunglobuline ist mit Agargel (radiale Immundiffusion mit Partigenplatten) oder Laser-nephelometrisch möglich. Besondere praktische Bedeutung kommt dem IgG zu. Eine IgG-Vermehrung im Liquor als Folge einer eigenständigen Produktion im ZNS bei einem immunaktiven Prozeß (z. B. Encephalomyelitis disseminata, Lues cerebrospinalis) wird mit dem Quotienten nach Delpeche-Lichtblau erfaßt:

$$\frac{\mathrm{IgG}_{\mathrm{Liquor}} : \mathrm{Albumin}_{\mathrm{Liquor}}}{\mathrm{IgG}_{\mathrm{Serum}} : \mathrm{Albumin}_{\mathrm{Serum}}} \quad \text{(Norm: kleiner 0,5)}$$

Als zusätzlich weitgehend pathognomonischer Hinweis für einen immunaktiven Prozeß im ZNS gilt der mittels Paragon-Elektrophorese seit kurzem mögliche Nachweis sog. oligoklonaler Banden im Liquor ohne entsprechenden Befund im Serum.

Aufgrund der unterschiedlichen Konstellation der Liquorzell und -eiweißveränderungen sind einzelne klinische relevante *Liquorsyndrome* abgrenzbar:

Exsudatives Liquorsyndrom: Erhebliche, vorwiegend segmentkernige Pleozytose mit nur mäßiger Totalproteinvermehrung und geringgradigem Nachweis großmolekularer Serumproteine ohne wesentliche γ-Globulin- bzw. IgG-Vermehrung. Auftreten z. B. in der Frühphase von Meningoenzephalitiden, jedoch auch als mögliche Begleitreaktion von tumorösen Prozessen.

Transsudatives Vorgehen: Unauffälliges Zellbild bei starker Vermehrung des Gesamtproteins sowie der großmolekularen Serumproteine.

Auftreten als:

Guillain-Barré-Syndrom z. B. bei Polyradikuloneuritis, jedoch auch Hypoliquorrhoesyndrom mit Liquorunterdruck und Eiweißkonzentration. Beim Akustikusneurinom ca. 2–3fache isolierte Eiweißerhöhung praktisch immer nachweisbar.

Nonne-Froin-Syndrom mit Gelatinieren des Liquors im Reagenzglas bei exzessiver Liquorproteinvermehrung unterhalb einer totalen Blokkade im spinalen Bereich (z. B. durch Tumore oder ausgeprägte arachnoidale Verwachsungen).

Immunaktives Liquorsyndrom: Geringgradige lymphoplasmozytäre Pleozytose und leichte Gesamteiweißerhöhung bei deutlichem Anstieg der γ-Globuline sowie insbesondere des IgG-Gehaltes, wobei ein Delpeche-Lichtblau-Koeffizient größer als 0,5 für eine Immunsynthese im ZNS spricht.

Auftreten bei chronisch-entzündlichen immunaktiven zentralnervösen Erkrankungen, z. B. im Rahmen einer Encephalomyelitis disseminata bzw. auch Lues cerebrospinalis.

Liquorzucker

Eine Zuckererniedrigung im Liquor unter 50% des Blutwertes findet sich bei tuberkulöser oder pilzbedingter sowie bakterieller, karzinomatöser und sarkomatöser Meningoenzephalitis, fast nie jedoch bei Virusinfektionen. Generell sollte bei jeder Erhöhung bzw. Erniedrigung des Liquorzuckers zunächst an entsprechende Veränderungen im Blut gedacht werden.

Säure-Basen-Haushalt im Liquor

Der normale pH-Wert liegt mit 7,32 etwas niedriger als der des Blutes.

Eine Liquorazidose wurde nach hypoxischen Hirnschäden, Subarachnoidalblutungen und bei eitrigen Meningoenzephalitiden gesehen. Der niedrige pH-Wert und angestiegene pCO_2 sind an der Genese des sog. „neurogenen Hyperventilationssyndroms“ beteiligt. Die gleichzeitig mit der Zuckerreduktion durch Bakterien und segmentkernige Zellen nachweisbare Lactaterhöhung kann als prognostisches Kriterium berücksichtigt werden. Die Bestimmung analog zur Analyse im Blut ist einfach, rasch und preiswert. Fallende Lactatspiegel zeigen Besserung, erneuter Anstieg Rezidive an.

Zusätzliche Untersuchungen

Bakteriologische, virologische und Untersuchungen auf Pilze werden bei Indikation durchgeführt.

Spezieller Teil

Erkrankungen des peripheren vestibulären Systems

Erkrankungen des Labyrinthes

Labyrintherkrankungen manifestieren sich in der Mehrzahl der Fälle nur einseitig. Daraus resultiert eine zentrale Tonusdifferenz mit einer spezifischen Symptomatik.

Auch die wesentlich selteneren doppelseitigen Erkrankungen – insbesondere beidseitige Ausfälle – haben ein typisches Erscheinungsbild, das sich von dem einseitigen Befall deutlich abhebt (Tab. 10).

Pathogenetisch ist bei Einseitigkeit in erster Linie an Infektion, Traumen und vaskuläre Störungen des Mittel- und Innenohres zu denken. Auch Stoffwechselerkrankungen sind in die differentialdiagnostischen Überlegungen mit einzubeziehen.

Letztlich führen die meisten Krankheiten über eine Beeinträchtigung der Mikrozirkulation zu einer Labyrinthirritation, die glücklicherweise oftmals reversibel ist und nur selten in den Labyrinthtod übergeht.

Bei degenerativen und nekrotisierenden Prozessen ist dagegen der vollständige Labyrinthausfall kaum aufzuhalten. Zumindest bleibt in der Regel eine Defektheilung zurück (Abb. 80).

Tabelle 10 Akute Ausfall- und Reizsymptomatik

	Einseitig	Doppelseitig
Subjektiver Schwindel	Drehschwindel, Orientierungsverlust bei vollem Bewußtsein	in Ruhelage kein Schwindel, bei Kopfdrehung und geringsten Bewegungen heftiger Schwindel, Bewußtsein klar
Vestibulookuläre Reaktion	richtungsbestimmter Spontannystagmus	kein Spontannystagmus, Blickfeld bei Kopf-, Körperbewegung verschwommen
Vestibulospinale Reaktion	Abweichreaktion mit Richtungstendenz	Ataxie ohne Richtungstendenz
Vestibulovegetative Reaktion	Übelkeit, Erbrechen, Tachykardie, feuchtkalte Hände, kalter Schweiß usw.	Übelkeit bei geringsten Bewegungen
Psychogene Reaktion	Angst, Vernichtungsgefühl	Angst, Unsicherheit

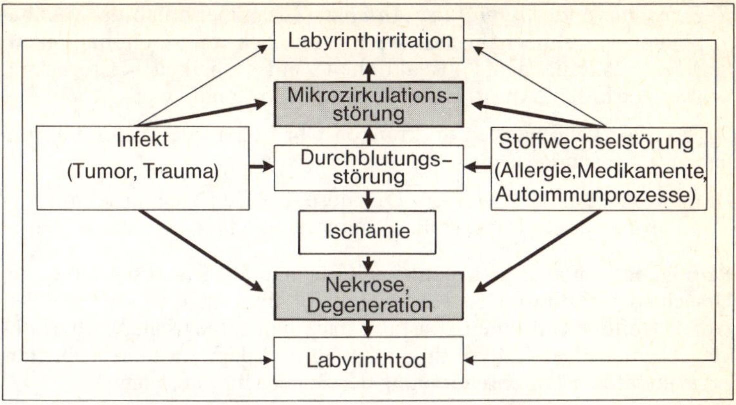

Abb. 80 Pathomechanismus der Labyrintherkrankungen

In der Pathogenese des doppelseitigen Labyrinthausfalles herrschen angeborene und toxische Schäden sowie Auswirkungen von Systemerkrankungen vor.

Morbus Ménière

Symptome: Gleichzeitiges, anfallartiges Auftreten von Schwindel, Tinnitus und Hörverlust.

Schwindel: Der Drehschwindelanfall tritt ohne Vorankündigung aus vollem Wohlbefinden heraus auf und dauert Minuten bis Stunden. Er kann sich in wenigen Tagen, Wochen oder Monaten wiederholen.

Tinnitus: Das Ohrgeräusch, meist ein einseitiges „Sausen“, erreicht sein Maximum während des Anfalles und fehlt im anfallfreien Intervall oder persistiert mit geringerer Intensität.

Hörverlust: Nach den ersten Anfällen erholt sich das Hörvermögen nahezu vollständig, später bleiben Hörverluste zurück. Zu Beginn der Erkrankung ist vorwiegend der Baßtonbereich betroffen. Im fortgeschrittenen Stadium kann der Hörschaden von Anfall zu Anfall zunehmen und sich im gesamten Frequenzbereich ausbreiten. Unter Umständen ist dann eine zusätzliche Verschlechterung während eines Anfalles nicht mehr wahrzunehmen. Schwerhörigkeit bis zur Ertaubung ist nicht ausgeschlossen.

Vorboten: Druck und Völlegefühl im Ohr, vermehrte Ohrgeräusche.

Begleitsymptome während des Anfalles: Zusammenbruch der vestibulospinalen Regelmechanismen bis hin zur Steh- und Gehunfähigkeit, heftige vestibulovagale Reaktionen mit Übelkeit, Erbrechen, Schweißausbruch, Angst, Desorientierung im Raum.

Diplakusis (Töne werden im kranken Ohr höher oder tiefer empfunden als im gesunden).

Diagnostik: Für die richtige Diagnose ist die Anamnese mit der Schilderung des eindrucksvollen Symptomenkomplexes entscheidend.

Pathogenese: Prosper Ménière (1861) hat als Erstbeschreiber die Ursache der funktionellen Störung in das Labyrinth lokalisiert und den Anfall treffend mit einem Zustand nach hämorrhagischer Labyrinthitis, traumatischer Labyrinthschädigung und dem Zustand nach tierexperimenteller Durchschneidung der Bogengänge verglichen.

Nach den bisherigen Erkenntnissen ist die Erkrankung auf einen Hydrops endolymphaticus zurückzuführen. In histologischen Arbeiten wurden durch Endolymphstau veränderte Innenohrstrukturen beschrieben. Tierexperimentell gelang es, durch Blockade des Saccus endolymphaticus, einen Innenohrhydrops zu provozieren. Damit erhärtete sich die Ansicht, daß der Hydrops in vivo wahrscheinlich auf eine Resorptionsstörung im Bereich des Sakkus zurückzuführen ist.

Als pathoanatomisches Substrat wurden perisakkuläre Fibrosen und vermehrte Bindegewebseinlagerungen beschrieben, die auch im Bereich des Vestibulums, der Stria vascularis und des VIII. Hirnnerven nachweisbar waren.

Erreicht der Hydrops ein bestimmtes Ausmaß, so platzt die Reissnersche Membran. Nach der Theorie von Schuknecht löst die Ruptur der Reissner-Membran die eigentliche Schwindelattacke mit Hörverlust aus, weil zunächst helikotremanahe (Baßtonbereich), später pankochleär der kaliumarme Perilymphraum mit kaliumreicher toxischer Endolymphe überschwemmt wird. Die damit verbundene Elektrolytverschiebung führt zur Depolarisation (Paralyse) vestibulärer und kochleärer Nervenendigungen. Neben den elektrophysiologischen Veränderungen beeinflussen rein mechanische Kräfte Symptomatik und Verlauf (Abb. 81).

Wahrscheinlich sind die intensiven Drehschwindelattacken mit Übelkeit und Erbrechen auf Läsionen im Bogengangsbereich, und plötzliche Schwindelattacke mit Hinfallen auf Läsion des Otolithenapparates zurückzuführen.

Ätiologie: Obgleich die Pathogenese des Morbus Ménière bekannt zu sein scheint, bleibt die Ätiologie letztlich ungeklärt. Das zeitliche Zusammentreffen oder das Aufeinanderfolgen von Schwindelanfällen

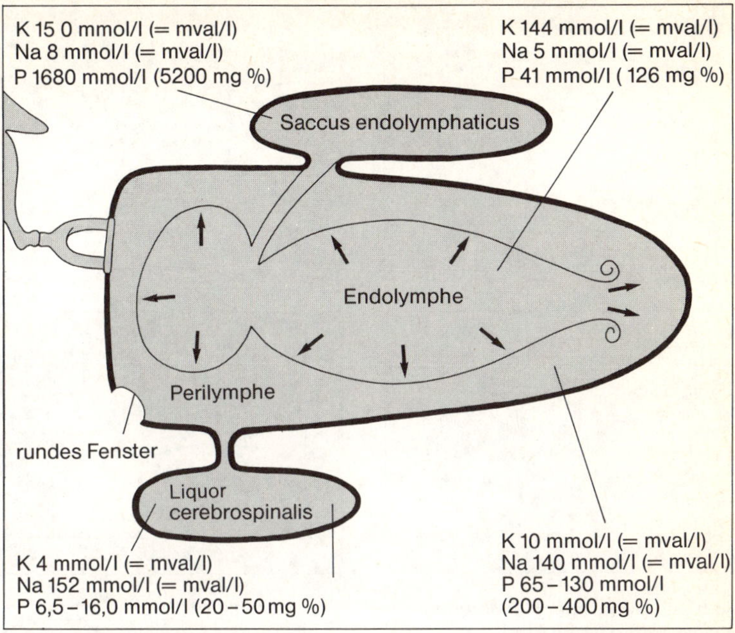

Abb. 81 Pathogenese der Ménièreschen Krankheit (nach Schuknecht). Die Störung der quantitativen Beziehung zwischen Peri- und Endolymphvolumen führt zum Hydrops. Die Ruptur des membranösen Labyrinthes verursacht eine pathologische Verschiebung der K- und Na-Ionenkonzentration in den Innenohrflüssigkeiten (aus *W. Becker, H. H. Naumann, C. R. Pfaltz:* Hals-Nasen-Ohren-Heilkunde, 2. Aufl. Thieme, Stuttgart 1983)

mit Infekterkrankungen, allergischen Reaktionen, HWS-Syndrom, alkoholischen und nikotinreichen Exzessen sowie psychischer Belastung sind zwar in einzelnen Fällen augenscheinlich, können aber nicht das gesamte Spektrum des Morbus Ménière erklären.

Auffallend ist ferner eine hohe Koinzidenz von M. Ménière und migräneartigen Kopfschmerzen, die im Wechsel auftreten können.

Befunde: Während eines Anfalles schlägt in den meisten Fällen ein heftiger horizontaler Spontannystagmus zur Gegenseite des erkrankten Ohres. Nach der Attacke wechselt er oftmals seine Richtung oder fehlt. Das Allgemeinbefinden ist erheblich reduziert, der Patient bevorzugt eine liegende „Schonhaltung“. Er ist auf fremde Hilfe angewiesen (Notfallsituation).

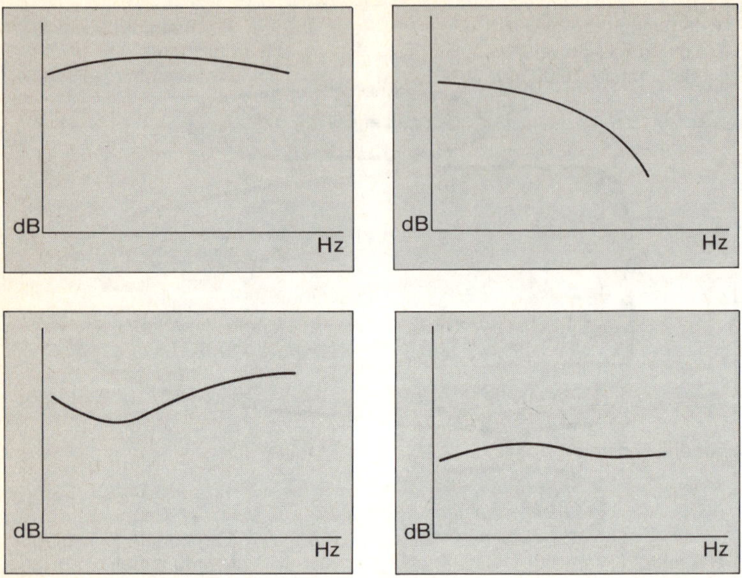

Abb. 82 Mögliche Hörstörungen bei Morbus Ménière (links Initialstadien, rechts progrediente Stadien)

Da in der Akutsituation kaum belastende Untersuchungen zumutbar sind, stammen die meisten Befunde aus anfallsfreien Intervallen:

- verminderte kalorische Erregbarkeit auf der betroffenen Seite, jedoch nicht gesetzmäßig,
- seitengleiche Erregbarkeit zu Beginn der Erkrankung,
- Innenohrschwerhörigkeit in unterschiedlichem Ausmaß oder Normalhörigkeit beidseits (Abb. 82),
- Abweichreaktionen (Romberg, Unterberger, Vertikaler Zeichentest, Armtonusreaktion, Armabweichreaktion usw.) in ca. 70% nachweisbar,
- Spontannystagmus nicht regelmäßig oder nur bei geschlossenen Augen (ENG),
- Provokationsnystagmus nach Lockerungsmaßnahmen, wie Kopfschütteln,
- positives Rekruitment (Fowler-Test),
- keine pathologische Hörermüdung,
- unauffällige Röntgendiagnostik der Felsenbeine.

Glycerintest: In unklaren Fällen hilft der Glycerintest (Glycerin oral 1,5 g pro kg KG) mit stündlichen audiometrischen Untersuchungen. Glycerin beeinflußt dabei durch osmotische Veränderungen den Hydrops endolymphaticus, was sich in einem deutlichen Anstieg des Hörvermögens nach ca. 2–3 Stunden äußert.

Therapie: Die Behandlungsvorschläge sind vielfältig und richten sich nach Schwere und Häufigkeit der Anfälle.

Während des akuten Anfalles steht die symptomatische antivertiginöse Behandlung im Vordergrund. Gleichzeitig kann eine durchblutungsfördernde Behandlung mit hyperosmolaren Lösungen (Rheomacrodex usw.) und Nikotinsäurepräparaten über ca. 10 Tage durchgeführt werden. Bei leichteren Verlaufsformen dämpft die Dauereinnahme von Betahistin die Intensität der Beschwerden. Schwerere Verläufe, die auf pharmakologische Behandlung nicht ansprechen, müssen operativ behandelt werden.

Eine einfache und leicht durchzuführende Operation ist die Gentamycininstallation über ein in die Pauke eingelegtes Röhrchen. Auf diese Weise kann vestibulotoxisch das Labyrinth ausgeschaltet werden, wobei die Hörfunktion meistens erhalten bleibt (LANGE 1977). Weitere operative Maßnahmen sind die Sakkotomie und die Labyrinthektomie mit verschiedenen chirurgischen Verfahren. Von einigen Autoren wird die Neurektomie bevorzugt.

Merke: Bei jeder radikalen Maßnahme ist zu bedenken, daß die Ménière-Erkrankung auch doppelseitig auftreten kann (ca. 10%).

Atypische Verlaufsformen: Wiederholte Schwindelattacken, fluktuierendes Hörvermögen und Tinnitus sind als Kardinalsymptome der Ménière-Erkrankung oftmals im Anfangsstadium inkomplett. Insbesondere kann dem ersten Schwindelanfall Tinnitus und/oder Hörverlust als „Hörsturz“ vorausgehen. Im Laufe von Monaten und Jahren wird aber stets der gesamte Symptomenkomplex manifest. *Es sollte daher von einer Ménière-Erkrankung nur gesprochen werden, wenn die Symptomatik vollständig und die Diagnostik abgeschlossen ist.*

Der Morbus Ménière darf niemals mit Anfällen verwechselt werden, die mit Bewußtseinspausen einhergehen.

Lermoyez-Syndrom

Die Symptomatik des Lermoyez-Syndrom unterscheidet sich von der typischen Ménière-Erkrankung durch eine Hörverbesserung während des Schwindelanfalles. Eine vorübergehende Druckentlastung im Ductus cochlearis könnte dieses Phänomen erklären.

Diagnostik und Therapie wie bei Morbus Ménière.

Entzündliche Labyrintherkrankungen

Labyrinthitis

Symptome: Schwindelbeschwerden mit Ohrenschmerzen, Übelkeit, Unsicherheit beim Gehen und Stehen, reduziertes Allgemeinbefinden mit und ohne Fieber. Kleinkinder und Säuglinge querulieren und fassen sich häufig an das erkrankte Ohr.

Pathogenese: Die diffuse seröse Labyrinthitis als Komplikation der Otitis media ist dank frühzeitiger antibiotischer und operativer Therapie selten geworden. Sonderformen der akuten Otitis media, wie die Scharlachotitis und die Masernotitis, die hämatogen entstehen und zu nekrotisierenden Entzündungen im Mittelohr mit Knocheneinschmelzung führen, sind im klinischen Alltag ebenso selten wie die Mukosusotitis (Streptokokken, Pneumokokkus Typ III).

Dagegen findet sich relativ häufig die toxisch bedingte Labyrinthbeteiligung im Rahmen einer *Grippeotitis,* die jedoch weniger gefährlich ist und folgenlos ausheilen kann.

Bei jeder tympanogenen Labyrinthitis besteht die Gefahr, etwa bei allgemeiner Abwehrschwäche, des Überganges in eine eitrige, nekrotisierende Form mit eventuellen endokraniellen Komplikationen.

Befunde:

- hochrotes, vorgewölbtes Trommelfell (Otitis media acuta) bzw. bullös-hämorrhagische Trommelfellauflagerung (Grippeotitis),
- Spontannystagmus in das erkrankte Ohr (Reiznystagmus),
- Abweichreaktionen meist deutlich zu erkennen.

Merke: Auf die thermische Vestibularisprüfung sollte besser verzichtet werden, da das klinische Bild in der Regel eindeutig ist. Durch eine Gehörgangsspülung werden starke Schmerzen ausgelöst und ferner die Infektion unter Umständen weiter ausgebreitet. Insbesondere ist bei Trommelfellperforationen eine Spülung mit Wasser kontraindiziert.

Alarmzeichen:

- *Labyrinthausfallsymptomatik:* Heftiger Schwindel, Ausfallnystagmus und plötzliche Ertaubung sind Zeichen einer infektbedingten Labyrinthnekrose. In dieser Situation ist unter Umständen eine Labrinthektomie in Erwägung zu ziehen, um einer otogenen Meningitis vorzubeugen.
- *Mastoiditiszeichen:* Klopfschmerz über dem Warzenfortsatz, erhöhte Leukozytenzahl und Verschleierung bzw. Verschattung des Zellsystems weisen auf eine Mastoiditis. Im Stadium des Knochenabbaues wird die Röntgendiagnostik noch eindeutiger.
  Schwindelbeschwerden gehören primär nicht zum klinischen Bild

der Mastoiditis. Sind sie vorhanden, so spricht dies für einen progredienten bedrohlichen Verlauf, dem chirurgisch notfallmäßig begegnet werden muß.
Die Frühmastoiditis ist weniger gefährlich einzuschätzen als die meist antibiotisch vorbehandelte Spätmastoiditis (ca. 3–4 Wochen nach der ersten Ohrentzündung).

Therapie: Penicillin und Parazentese, auch wenn der Erregernachweis noch nicht erbracht ist, sind meistens ausreichende Maßnahmen. Bei rezidivierenden Mittelohrentzündungen ist die Adenotomie zu empfehlen, weil eine gestörte Tubenbelüftung durch die hyperplastische Rachenmandel die häufigste Ursache der Mittelohrinfekte darstellt.

Die erwähnten Komplikationen machen ausgiebigere chirurgische Eingriffe erforderlich.

Chronische Mittelohrentzündung

Symptome: Relativ kurzfristig auftretender Schwindel, der bei Belastung zunimmt, aber auch im Liegen vorhanden ist, Unsicherheit beim Gehen, Schwerhörigkeit, selten Ohrenschmerzen.

Anamnese: Seit Jahren oder Jahrzehnten rezidivierende Ohrentzündungen mit eitriger Ohrsekretion.

Pathogenese: Die häufigste Ursache einer tympanogenen Labyrinthitis ist die chronische epitympanale Otitis media mit Cholesteatom. Über Jahre zerstört das Cholesteatom schleichend (trockene Form) oder durch rezidivierende sezernierende Entzündungen (feuchte Form) Ossikel, Warzenfortsatzstrukturen und Labyrinthblock. Die Labyrintharrosion liegt meist ampullennahe im Bereich des lateralen Bogenganges. Dadurch besteht eine zirkumskripte Labyrinthitis, die in die gefürchtete diffuse Labyrinthitis übergehen kann.
Gefahren: otogene Meningitis, Petrositis, Osteomyelitis.

Merke: Auch ohne Schwindelsymptomatik ist das Cholesteatom in der Lage, lebensbedrohliche Komplikationen wie Sinusthrombose, otogene Sepsis, Epiduralabszeß oder Meningoenzephalitis zu verursachen.

Befunde:

- otoskopisch randständiger, epitympanaler Trommelfelldefekt, unter Umständen Abbau der hinteren Gehörgangswand, weiße Cholesteatomschuppen,
- typischer Fötor wie „Harzer Käse“, der auf die Keimbesiedlung mit Staphylokokken, Proteus-Bakterien und Pseudomonas aeruginosa hinweist,
- positives Fistelsymptom,

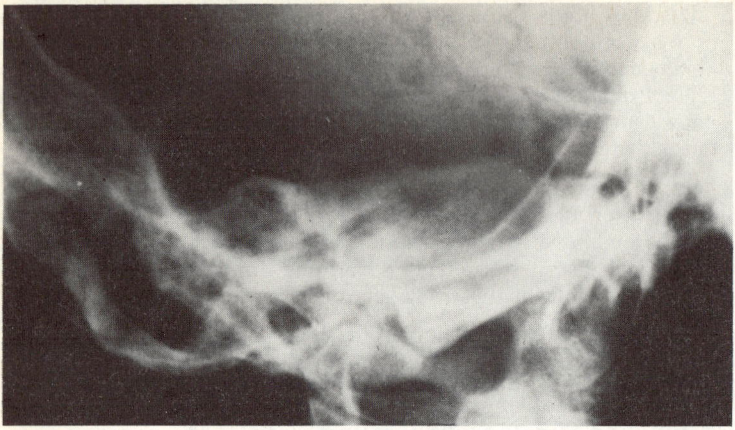

a

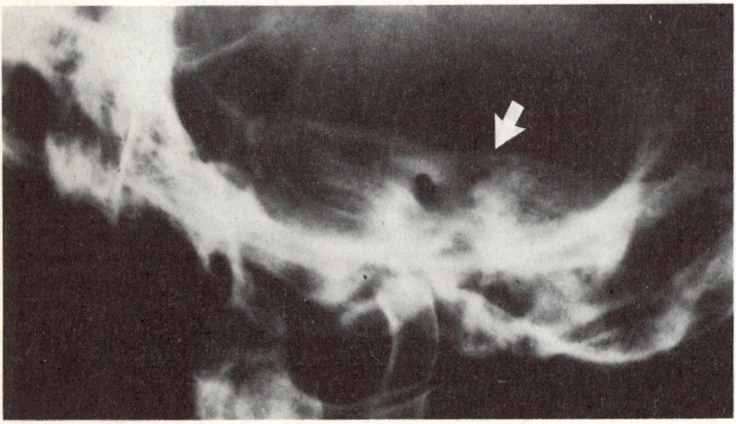

b

Abb. 83 Röntgenaufnahme nach Stenvers. a Regelrechter Labyrinthblock, glatte Pyramidenoberkante. b Zerstörter Labyrinthblock, abgebaute Eminentia arcuata (Pfeil)

- Spontannystagmus,
- Lateropulsion – besonders im Dunkeln – anfangs in Richtung des gesunden, später in Richtung des kranken Ohres,
- Schwindelbeschwerden können auch im Liegen vorhanden sein,
- Schalleitungsschwerhörigkeit bzw. kombinierte Schalleitungs-Schallempfindungsschwerhörigkeit,
- Weber in Richtung des erkrankten Ohres,

- röntgenologisch auf der Aufnahme nach Stenvers ggf. Labyrinthblockdestruktionen im Fistelbereich (lateraler Bogengang) (Abb. 83), auf der Schüller-Aufnahme gehemmte Pneumatisation, Auflösung der Zellstrukturen, Verdichtung um den lateralen Bogengang (sklerosierende Mastoiditis).

Differentialgiagnose: Mittelohrkarzinom, Glomustumor.

Therapie: Einzige sinnvolle Behandlung zur Vermeidung labyrinthärer und intrakranieller Komplikationen ist die operative Ohrsanierung.

Kann der vollständige Labyrinthausfall verhindert werden, so bleibt doch das operierte Ohr gegenüber äußeren Einflüssen wie Wasser, Kaltluft, kalten Ohrentropfen usw. besonders empfindlich, d. h. bei Kontakt tritt heftiger Schwindel auf (kalorischer Reiz), weil nach der Operation durch Fehlen der hinteren Gehörgangswand der horizontale Bogengang und das Labyrinth nur von einer Epithelschicht bedeckt, relativ ungeschützt in der Operationshöhle liegen.

Spezifische Entzündungen

Lues

Symptome: keine charakteristische Symptomatik. Schwindel und Tinnitus können plötzlich eintreten, mehrere Tage anhalten und dann wieder verschwinden, dies kann einen Morbus Ménière vortäuschen, der Hörverlust kann wie ein Hörsturz oder fluktuierend auftreten.

Pathogenese: Histologisch zeigen sich im Stadium II und III ebenso wie bei angeborener Lues endarterielle Veränderungen mit Obliteration der Labyrintharterie. Der Lymphstrom in den Bogengängen kann durch entzündliche Bindegewebs- und Knochengewebseinlagerungen gestört sein. In einigen Fällen wurde ein Hydrops endolymphaticus beschrieben. Spezifische Infiltrate breiten sich u. U. im nervösen Apparat, im Ganglion spirale, in den Cristae ampullares und im inneren Gehörgang aus. Der VIII. Hirnnerv ist mitunter bis zur Medulla oblongata atrophiert (Neurolues, Meningitis luetica).

Befunde:

- *Hutchinsonsche Trias* (bei kongenitaler Form): Schallempfindungsschwerhörigkeit, Keratitis parenchymatosa, Schmelzdefekt der Schneidezähne,
- positives *Hennebert-Zeichen,* d. h. ein positives Fistelsymptom bei unauffälligen Trommelfellen (dieses Phänomen beruht wahrscheinlich auf gummösen Infiltraten mit Ringbanderweichung in der ovalen Fensternische),

- ggf. Nystagmus alternans,
- thermische Erregbarkeit vermindert oder erhöht,
- funktionelle Dysharmonie, d. h. z. B. Fehlen der thermischen Reaktion bei regelrechter rotatorischer Reizantwort,
- Innenohrschwerhörigkeit,
- positives Rekruitment.

Therapie: antisyphilitische Behandlung, bei nachgewiesener Innenohrlues Dauermedikation mit Cortison.

Sicherung der Diagnose: Anamnese, Serologie, Probeexzision.

Tuberkulose

Symptome: wie bei einer chronischen Otitis media epitympanalis. Die Schwindelbeschwerden sind spontan mehr oder weniger ausgeprägt, nehmen aber unter Provokation zu.

Pathogenese: Die Mittel- und Innenohrtuberkulose ist selten, häufiger sind Gleichgewichts- und Hörstörungen auf zentrale Veränderungen auf dem Boden einer Meningitis tuberculosa zurückzuführen.

Der Befall der Mittelohrschleimhaut äußert sich wie eine Otitis media bzw. Mastoiditis. Erst bei allmählicher Labyrinthdestruktion wird dann die Vestibularissymptomatik bemerkt.

Befunde: Trommelfelldefekt, sulzige Granulationen, ggf. positives Fistelsymptom, Schwerhörigkeit, Weber in das betroffene Ohr.

Therapie: Bei Mittelohrbefall operative Ohrsanierung mit Ausräumung der verkäsend-nekrotisierenden Gewebsstrukturen, Tuberkulostatika.

Toxoplasmose

Die Toxoplasmose bietet vestibulär und audiologisch kein einheitliches Bild. Sie kann Tinnitus, Hörstörung und Schwindel verursachen. Meist sind diese Symptome auf eine abgelaufene Enzephalitis zurückzuführen. Im Kindesalter ist insbesondere bei einer doppelseitigen Mastoiditis eine Toxoplasmose auszuschließen.

Diagnose: Erregernachweis, immunologische Methoden (Sabin-Feldman-Test, KBR usw.). In der Anamnese ist auf Durchseuchung von Schulen und Kindergärten zu achten.

Bruzellose

Die berufliche Exposition ist richtungsweisend. Vor der Organmanifestation werden spezifische Entzündungen wie Labyrinthitis, Neuritis, Parotitis, Tonsillitis, Sinusitis, Bronchitis usw. beschrieben. Organveränderungen am 1. Neuron des VIII. Hirnnerven können das Bild des Morbus Ménière auslösen.

Diagnose: Erregernachweis, Serodiagnostik

Aktinomykose

Bevorzugte Lokalisation ist die zervikofaziale Region. Dabei kann es zum Einbruch in den äußeren Gehörgang mit Fortschreiten ins Mittel- und Innenohr kommen. Auch eine Sekundärinfektion vom Nasenrachenraum aus ist bei Mittelohrbeteiligung möglich. Eine Labyrinthzerstörung ist selten.

Diagnose: Histologie, Bakteriologie.

Traumatische Labyrinthschäden

Felsenbeinquerbruch

Symptome: Komplette Labyrinthausfallsymptomatik (s. Tab. 10) mit heftigem Drehschwindel, Übelkeit und Erbrechen, Taubheit des betroffenen Ohres, Tinnitus, posttraumatisch Unfähigkeit, zu gehen oder zu stehen.

Zusätzlich Fazialisparese in ca. 50% und Otorhinoliquorrhoe via Tuba Eustachii.

Pathomechanismus: Direkte oder indirekte umschriebene Gewalteinwirkung sind die Ursache einer Fraktur, die quer durch das Labyrinth oder den inneren Gehörgang zieht. Differentialdiagnostisch ist an einen Abriß des VIII. Hirnnerven zu denken.

Frühbefunde:

Otoskopie:

- dunkelblaue bis schwarze Verfärbung des Trommelfelles durch Hämatotympanon,
- Gehörgang intakt, kein Trommelfelldefekt.

Vestibularis:

- intensiver horizontaler Spontannystagmus zur gesunden Seite (Ausfallnystagmus),
- richtungsbestimmter Provokationsnystagmus,
- sofern prüfbar, deutliche Abweichreaktionen,
- Lateropulsion,
- thermische Erregbarkeitsprüfung in der Frühphase nicht zumutbar und wegen des Hämatotympanons auch kaum aussagekräftig.

Audiometrie:

- Weber-Versuch zur gesunden Seite,
- Taubheit des traumatisierten Ohres.

Anmerkung: Bei der Hörprüfung ist dabei zu achten, daß das gesunde Ohr ausreichend vertäubt wurde, da ansonsten ein „Überhören" zu einem falschen Hörbefund führt. Die Gegenseite kann zusätzlich einen Innenohrschaden aufweisen (Contre-coup-Effekt). Jeder auf den Schädel treffende Schlag wirkt über die Knochenleitung auf die Ohren wie ein Knalltrauma, wodurch sich unterschiedliche Kochleaschäden erklären lassen.

Röntgen:

- kein regelmäßiger Frakturnachweis (Röntgenaufnahme nach Stenvers am ehesten aussagekräftig).

Sonstiges:

- Fazialisparese mit verminderter oder aufgehobener Excitibility entsprechend einer kompletten bzw. inkompletten Parese (Excitibility = Nervenerregbarkeit mit Gleichstromimpulsen),
- Otorhinoliquorrhoe, wobei anamnestisch auf „wäßrigen Schnupfen" oder häufiges Schlucken zu achten ist.

Nachweis: Kopf nach vorne neigen, Tropfen aus der Nase auffangen, Glucoteststreifen befeuchten – Grünverfärbung belegt Liquorfluß, da Liquor eine relativ hohe Glucosekonzentration hat.

Spätbefunde:

- thermische Unerregbarkeit des ausgefallenen Labyrinthes,
- Kopfschüttelnystagmus (latenter Nystagmus),
- irreversible Taubheit,
- normaler Trommelfellbefund,
- Fazialisparese rückläufig oder unverändert.

Merke: Mit zunehmender Kompensation lassen die Schwindel- und Gleichgewichtsbeschwerden nach, sind jedoch durch körperliche Bewegungen und Anstrengungen bzw. durch klinische Prüfungen zu verstärken. Eine unveränderte persistierende Schwindelsymptomatik weist auf eine zentrale Beteiligung. In der Frühphase kann Bewußtlosigkeit als Folge einer Hirnbeteiligung die akute Labyrinthausfallsymptomatik verdecken, was in einer späteren Begutachtung von besonderer Wichtigkeit sein kann.

Therapie: Zunächst symptomatisch (Antivertiginosa), abwarten, Antibiotika zur Meningitisprophylaxe.

Anhaltende Otorhinoliquorrhoe erfordert eine Ohroperation mit Duraplastik, eine Fazialisparese ist wegen der ungünstigen Lokalisation kaum operativ zu beheben.

Komplikationen: Labyrinthitis, Früh-, Spätmeningitis.

Traumatische Perilymphfistel (Steigbügelluxation, Fußplattenfraktur usw.)

Lokalisation: Ovale Fensternische.

Symptome: Initial kurzfristiger, heftiger Schwindel, danach weniger stark ausgeprägte Beschwerden als bei vollständigem Labyrinthausfall. Der Schwindel läßt sich in der Regel durch rasche Körperbewegungen und bestimmte Kopfhaltungen verstärken. Stechender Ohrenschmerz zum Zeitpunkt der Traumatisierung; Tinnitus; mehr oder weniger starker Hörverlust.

Ursachen:

Direkte Verletzungen: Felsenbeinlängsbruch, Pfählungsverletzung durch Stricknadeln, Küretten, Wattestäbchen, Ästchen, Streichhölzer usw., Schweißperlenverletzung, Verbrennung, Verätzung, iatrogene Schädigung (z. B. Parazentese), Zustand nach Stapesplastik (Otosklerose) oder anderen Ohroperationen mit unvollständigem Verschluß des ovalen Fensters.

Indirekte Verletzungen: Überdrucktraumen durch Schlag auf das Ohr (z. B. Ohrfeige), Explosions-, Barotraumen.

Befunde:

Otoskopie:

- Blutung aus dem Gehörgang, Gehörgangsläsionen,
- Trommelfelldefekt,
- bei Felsenbeinlängsfraktur Frakturspalt über der hinteren Gehörgangswand, der später nach Abheilung als Stufenbildung auffällt, ggf. Gehörgangsstenose,
- Operationsnarben im Gehörgang bzw. retroaurikulär.

Vestibularis:

- Spontannystagmus zur betroffenen Seite (Reiznystagmus) – kann später fehlen, selten Ausfallnystagmus,
- Provokationsnystagmus,
- positives Lagefistelsymptom, vaskuläres Fistelsymptom.

Merke: Die thermische Prüfung mit Wasser ist bei Trommelfelldefekten und Gehörgangstraumen kontraindiziert.

Audiometrie:

- Weber-Versuch in das erkrankte Ohr, Rinne negativ,
- Schalleitungsstörung oder kombinierte Schwerhörigkeit,
- progredienter Hörverlust bis zur Ertaubung in wenigen Tagen möglich.

Sonstiges:

- Fazialisparese bei Felsenbeinlängsbrüchen in ca. 20%.

Therapie: Je nach Ausdehnung der Verletzung erfolgt eine Tympanorevision mit Abdichten der ovalen Fensternische (Bindegewebe, Fibrinkleber) oder eine Stapesersatzplastik nach Schuknecht. Unter Umständen ist die Ossikelkette zu rekonstruieren und das Trommelfell mit einem Faszientransplantat zu verschließen.

Eine rasche Spontanremission der Symptome rechtfertigt operative Zurückhaltung.

Kleine Trommelfelldefekte heilen auch spontan, sollten aber sicherheitshalber mit Steri-strip als Leitschiene und Prophylaxe einer Mittelohrinfektion unter Antibiotikaschutz abgedeckt werden. (Steri-strip ist ein einseitig mit Kleber beschichtetes zigarettenpapierähnliches Material, das für derartige Eingriffe geeignet ist.)

Primäre Fazialisparesen oder progrediente Spätparesen indizieren eine Fazialisdekompression.

Komplikationen: Labyrinthitis, otogene Meningitis, posttraumatisches Cholesteatom.

Spontane Perilymphfistel des runden Fensters

Symptome: Plötzlicher Drehschwindel und Hörverlust (Hörsturz), später wechselnde Schwindelbeschwerden, die sich durch Provokation verstärken lassen, fehlende Besserung bei Ruhigstellung, keine Anfallssymptomatik.

Pathogenese: Voraussetzung für Perilymphfisteln des runden Fensters sind wahrscheinlich erworbene oder angeborene pathoanatomische Besonderheiten:

- abnorm weiter Aquaeductus cochleae,
- extrem große Fensternischen,
- flaches Promontorium,
- Narben, Sekundärmembranen,
- abnorme Durchblutungsverhältnisse,
- auffallende räumliche Beziehung zwischen rundem Fenster, Hypotympanon und Gehörgang,
- Ohroperationen in der Vorgeschichte.

Auslösende Faktoren:

- *Drucksteigerung im Perilymphraum:* Körperliche Anstrengung, sportliche Aktivitäten, Arbeiten in Kopftieflage oder gebückter Körperhaltung, Streß, alkoholische Exzesse und alle Vorgänge, die zu einer Blutdruck- und Liquordrucksteigerung führen, sind geeignet, z. B. über einen extrem weiten Aquaeductus cochleae diese Drucksteigerung auf den Perilymphraum zu übertragen. Dadurch kann die Membran des runden Fensters einreißen.
- *Drucksteigerung in der Pauke:* Aufsteigen nach Tieftauchen, Fliegen (s. Barotraumen) und rasche äußere Druckänderungen bei fehlendem Druckausgleich, Detonationstraumen oder starke Niesanfälle (unfreiwilliger Valsalva-Preßversuch) sind Ereignisse, die den Druck in der Paukenhöhle erheblich verstärken und die Membran des runden Fensters von der Pauke her traumatisieren können.

Befunde:
- positives Lagefistelsymptom,
- vaskuläres Fistelsymptom,
- Spontannystagmus – nicht regelmäßig vorhanden,
- Provokationsnystagmus – vor allem Lage- und Lagerungsnystagmus,
- vestibulospinale Abweichreaktionen,
- Schallempfindungsschwerhörigkeit unterschiedlichen Ausmaßes,
- positives Rekruitment.

Therapie: Eine frühzeitige Tympanotomie in örtlicher Betäubung verbessert die Prognose entscheidend. Der Eingriff sollte möglichst innerhalb der ersten 8 Tage nach klinischer Manifestation durchgeführt werden. Der Verschluß der Fistel gelingt meist mit einem Bindegewebspfropfen und Fibrinkleber. Perilymphfluß ist nicht regelmäßig in der Pauke nachweisbar. Es läßt sich unter Umständen durch den Queckenstedt-Versuch oder Kopftieflage provozieren. Nach Fistelverschluß signalisiert der Patient sofort ein Nachlassen der Schwindelbeschwerden. Der Hörverlust läßt sich positiv beeinflussen, sofern noch kein Labyrinthausfall eingetreten ist. Postoperativ Antibiotikaschutz, durchblutungsfördernde Maßnahmen (Rheomacrodexinfusionen).

Barotraumen

Die zunehmende Beliebtheit des Tauchsports führt nicht nur in Küstennähe, sondern auch im Binnenland zu vermehrter Konfrontation mit Barotraumen des Ohres.

Dabei ist zu berücksichtigen, daß während der Kompressionsphase und während der Dekompressionsphase grundsätzlich verschiedene Pathomechanismen vorherrschen, die auch aus der Luft- und Raumfahrt bekannt sind (Abb. 84).

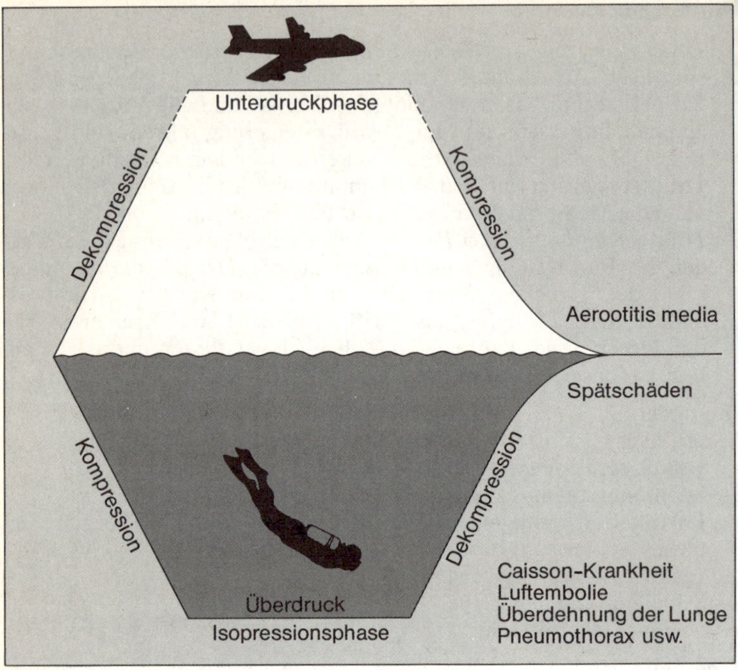

Abb. 84 Druckphasen beim Tauchen und Fliegen

Kompressionsschäden

Trommelfellruptur

Die Tauglichkeit für den Tauchsport und das berufliche Tauchen erfordert wegen der hohen Druckbelastung unter Wasser intakte Trommelfelle. Daher muß die Tauglichkeitsuntersuchung stets eine otoskopische Befunderhebung einschließen. Jeder Taucher sollte auch wissen, daß Zeruminalpfropfen im Gehörgang, die nicht selten eine extrem harte Konsistenz erreichen, bei starkem äußeren Druck in das Trommelfell eingedrückt werden können und so eine Perforation verursachen. Trotz der Einhaltung aller Vorsichtsmaßnahmen werden immer wieder Rupturen beschrieben, die bereits in einer Tiefe von 4–6 m, häufiger aber bei 10 m, auftreten. Prädisponiert sind Trommelfelle, die durch Mittelohrprozesse, Operationen oder Traumen vorgeschädigt sind und atrophische Narben, Kalkplatten oder sonstige Veränderungen aufweisen. Die besondere Gefahr der Trommelfellzerreißung besteht darin, daß das plötzlich in die Pauke eindringende kalte

Wasser einen massiven thermischen Labyrinthreiz auslöst. Die Folge sind heftiger Schwindel begleitet von Übelkeit, Erbrechen, Orientierungsverlust und Angst, so daß der Taucher in eine lebensbedrohliche Situation gerät.

Therapie: Antibiotische Behandlung zur Prophylaxe einer Mittelohrentzündung, symptomatische antivertiginöse Therapie. Kleinere Perforationen können spontan heilen, eine Abdeckung der Perforation mit Steri-strip, einem zigarettenpapierähnlichen klebenden Material, wird von uns empfohlen.

Barootitis media, Aerootitis media

Voraussetzung für die Barootitis media ist die Druckdifferenz zwischen Pauke und äußerem Gehörgang, was in der Regel auf eine gestörte Tubenventilation zurückzuführen ist. Diesbezüglich sind Infektionen im Bereich der oberen Luftwege und vor allem des Nasenrachenraumes mit starker Schleimhautschwellung als Risikofaktoren anzusehen. Wer bei Schnupfen und Erkältungskrankheiten fliegt (Aerootitis media während der Landungsphase) oder taucht, muß mit möglichen Komplikationen rechnen. *Die Barootitis media kann jedoch auch rein mechanisch durch sehr raschen Druckwechsel ausgelöst werden.* Gelingt während des Abtauchens der Druckausgleich in der Pauke mit Hilfe des Valsalva-Versuches nicht, und bleibt die Tube verschlossen, so wird das Trommelfell tiefer eingedrückt und das Gasvolumen in der Pauke komprimiert. Der Körper reagiert auf diese hohe Druckbelastung mit Schleimhautschwellung, Ödembildung, Transsudation oder Einblutung, um das Druck-Volumen-Verhältnis konstant zu halten (Boyle-Mariottesches Gesetz $p \times v = \text{konstant}$).

Diese Vorgänge verursachen heftige Ohrenschmerzen, Taubheitsgefühl, Ohrgeräusche und ggf. *Schwindel.*

Otoskopisch lassen sich je nach Schwere des Traumas noch nach Stunden Trommelfellretraktion, verstärkte Gefäßzeichnung über dem Hammergriff und der Shrapnellschen Membran, kleine Blutkrusten, Hämatotympanon und ein Paukenerguß erkennen. Im Tonaudiogramm kann sich eine geringe Schalleitung nachweisen lassen, der Vestibularisbefund ist meistens unauffällig.

Therapie: Die Unfallfolgen heilen in der Regel komplikationslos ab. Zu empfehlen sind abschwellende Nasentropfen und ggf. Inhalationen sowie häufiges Ausüben des Valsalva-Versuches.

Barotrauma des Innenohres

Durch starke Druckeinwirkung können, sofern das Trommelfell nicht einreißt, Frakturen und Luxationen des Steigbügels verursacht werden. Auch Rupturen der runden Fenstermembran sind zahlreich beschrieben. Die Folge sind Perilymphfisteln im Bereich des ovalen und runden Fensters sowie Druckläsionen des Innenohres. Erfahrungsgemäß können auch beide Fenster traumatisiert sein.

Als „umgekehrtes Barotrauma" bezeichnet man eine Situation, wenn z. B. beim Valsalva-Versuch die Luft mit derart hohem Druck in die Pauke eingepreßt wird, daß hierdurch Membranrupturen des runden Fensters auftreten. Derartige Fälle sind beschrieben.

Die Schwindelsymptomatik bei Perilymphfisteln fehlt nur selten. Sie tritt in ihrem vollen Umfang meist erst nach Beendigung des Tauchganges auf, erreicht jedoch nicht die Intensität eines plötzlichen Labyrinthausfalles oder eines Ménière-Anfalles.

Bei Lagerung auf die betroffene Seite nehmen die Beschwerden zu (positives Lagefistelsymptom), vegetative Erscheinungen wie Übelkeit sind typische Begleitsymptome. Die Innenohrschädigung reicht von einem Hochtonabfall bis hin zur vollständigen Taubheit.

Therapie: Spontanremissionen sind beschrieben. Zunehmend wird jedoch zu aktiver Therapie geraten. Dazu gehört die Tympanotomie in Lokalanästhesie mit Verschluß der Fenster durch Bindegewebe und Fibrinkleber. Die zusätzliche durchblutungsfördernde Infusionsbehandlung und die anschließende Langzeitbehandlung mit vasoaktiven Substanzen ist zu empfehlen.

Sonstige Kompressionsschäden

Nicht nur im Bereich des Ohres, sondern auch im Bereich der Nasennebenhöhlen können Kompressionsschäden auftreten, die den gleichen Ursprung haben wie die Verletzungen in der Pauke. Die Barosinusitis äußert sich in erster Linie durch Nasenbluten, was zum Abbruch des Tauchens zwingt. Weitaus gefährlicher ist der fehlende Druckausgleich in der Lunge, weil damit lebensgefährliche Schäden wie Alveolarödeme, Lungenblutung, Rechtsherzüberlastung, zentrale Hypoxie usw. verbunden sein können.

Dekompressionsschäden

Caissonkrankheit

Beim Einschleusen lösen sich entsprechend ihrem Partialdruck Luftgase im Blut und Gewebe. Sie erreichen nach 6–10 Stunden eine Sättigung von ca. 80%. Ein zu schnelles Aufsteigen beim Tauchgang führt dazu, daß vor allem Stickstoff aus seiner Lösung frei wird. Die Stickstoffbläschen produzieren Mikroembolien, die das Krankheitsbild prägen. Tierexperimentell ließen sich auch feinste Bläschen im

Bereich des perilymphatischen Raumes nachweisen. Das Krankheitsbild ist seit den ersten beruflichen Tauchgängen in einem „Caisson" bekannt.

Die Ohrsymptomatik äußert sich in erster Linie in heftigem Schwindel mit Ohrensausen, Übelkeit, Erbrechen, Hörverlust und Taubheitsgefühl, wobei die traumatische Läsion sowohl im Innenohr selbst als auch zentral im Kerngebiet lokalisiert sein kann.

Merke: Die Ohrsymptomatik ist nicht unmittelbar an die Dekompressionsphase gebunden, sondern kann mitunter Stunden nach Beendigung des Tauchganges manifest werden und gleicht nicht selten dem Zustand eines Ménière-Anfalles. Zu den allgemeinen Erscheinungen der Caissonkrankheit zählen Hautjucken, Gelenkschmerzen, Lähmungserscheinungen, Sehstörungen, hirnorganische Symptome usw.

Therapie: Sofern die technischen Möglichkeiten vorhanden sind, ist eine Rekompression anzustreben. Ansonsten sind allgemeine Notfallmaßnahmen, die in jeder Tauchschule beherrscht werden sollten, umgehend einzuleiten und eine Intensivtherapie anzustreben.

Sonstige Dekompressionsschäden

Die Caissonsymptomatik erklärt sich überwiegend durch zentrale und periphere Mikroembolien. Weitaus gefährlicher sind größere Luftembolien im Bereich der großen Gefäße und des Gehirns sowie Überdehnung der Lunge, Mediastinalemphysem und Pneumothorax. Schmerzhaft sind Luftembolien im Bereich der Zahnwurzeln und die Überblähungen in den Nasennebenhöhlen. Bei Militärflügen mit Blitzstart in extreme Höhen soll der plötzliche Überdruck in der Pauke so stark werden können, daß hierdurch Rupturen des runden Fensters verursacht werden können.

Akustisches Trauma

Definition: Explosions- und Knalltraumen unterscheiden sich rein quantitativ. Die Explosion ist durch eine hohe Druckwelle mit einer Druckspitzendauer von $t_o > 1{,}5$ ms, das Knalltrauma durch eine Druckspitzendauer von $t_o < 1{,}5$ ms definiert. Das Knalltrauma verursacht typische Hochtonverluste, das Explosionstrauma Schäden im niederfrequenten Bereich und mechanische Verletzungen.

Symptome: Je nach Stärke folgt einem Explosionstrauma ein heftig anhaltender Ohrenschmerz, u. U. Blutung aus dem Gehörgang, ein Taubheitsgefühl, Tinnitus und akute Schwindelbeschwerden mit Übelkeit, Steh- und Gehunsicherheit. Ein vollständiger Labyrinthausfall ist nicht ungewöhnlich. Das Knalltrauma dagegen verursacht eine geringe Symptomatik mit Ohrenschmerzen von kurzer Dauer, Schwerhörigkeit und Ohrgeräuschen von geringer Intensität. Eine vestibuläre Irritation besteht nur kurzfristig oder fehlt.

Pathogenese: Der einwirkende Schalldruckpegel ist abhängig von der akustischen Energie und ihrer Frequenz. Diese Parameter bestimmen Lokalisation und Ausmaß der Schädigung. Dabei wird das Labyrinth direkt rein mechanisch oder indirekt metabolisch über Mikrozirkulationsstörungen mit nachfolgenden degenerativen Prozessen traumatisiert.

Befunde:

Explosionstrauma: Otoskopisch oftmals Trommelfelldefekt mit blutigen Ränder, Ossikelluxation, ggf. Steigbügelluxation mit Perilymphfistel (s. S. 151) Schalleitungsstörungen oder kombinierte Schalleitungs-Schallempfindungsschwerhörigkeit, c^5-Senke, Steilabfall der Hörkurve, seltener pantonaler Hörschaden.

Knalltrauma: Otoskopisch Normalbefund, tonaudiometrisch Hochtonabfall, c^5-Senke, Steilabfall, keine Ertaubung, positives Rekruitment.

Therapie: Mittelohrverletzungen sind tympanoplastisch zu versorgen. Dies ist besonders bei Verdacht auf eine Periplymphfistel indiziert.

Prognose: Während die Schwindelbeschwerden mit zunehmendem Abstand vom Unfallereignis in der Regel nachlassen, sind die Hörschäden nur zum Teil reversibel. In einigen Fällen wurde ein Progredienz durch fortschreitende Degeneration der Sinneszellen und der peripheren Neurone beschrieben, die therapeutisch nicht zu beeinflussen waren.

Tullio-Phänomen

Klinisch beschreibt das Tullio-Phänomen vestibuläre Sensationen mit Schwindel, Nystagmus und vestibulospinalen Störungen, ausgelöst durch akustische Reize.

Tullio beobachtete dieses Phänomen 1929 im Tierexperiment mit Tauben. Kopfdeviationen und Nystagmus traten nach Beschallung mit lauten Tönen aus der Edelmann-Pfeife auf. Durch die Anlage einer offenen Bogengangsfistel ließ sich die Reaktion verstärken und in ihrer Richtung bestimmen. Klinische Studien haben gezeigt, daß Schwindel durch akustische Einflüsse bei Patienten mit einem Morbus Ménière, Stapesluxationen, kongenitalen Stapesanomalien mit fehlender Sehne, aber auch bei chronisch lärmgeschädigten Ohren auftraten.

Merke: Zum Auslösen des Phänomens waren Schalldrücke von über 90 dB erforderlich.

Commotio labyrinthi, stumpfes Schädeltrauma

Symptome: Posttraumatischer Schwindel mit Gleichgewichtsstörungen, ein- oder beidseitige Schallempfindungsschwerhörigkeit mit Tinnitus.

Pathogenese: Leichtere stumpfe Schädeltraumen ohne nachweisbare Frakturen können akustische Traumen setzen (Impulsschallschädigung). Dabei treten durch die Knochenleitungsdruckwelle Labyrinthläsionen auf, die in Ohrnähe an Intensität gewinnen. Schwere Traumen verursachen Mikrofrakturen, Mebran- und Gefäßeinrisse mit Blutungen in den Peri- und Endolymphraum, die den vestibulären Apparat mit erfassen. Die Folgen sind als Commotio labyrinthi bekannt. Mechanisch ausgelöste Mikrozirkulationsstörungen führen zu degenerativen Veränderungen, die in einigen Fällen den Verlauf prägen.

Befunde:

Otoskopie:

- normaler otoskopischer Trommelfellbefund,
- keine Zeichen einer Pyramidenfraktur.

Vestibularis:

- Spontannystagmus – nur im Akutstadium (Reiznystagmus),
- Kopfschüttelnystagmus (horizontal),
- Lage- und Lagerungsnystagmus,
- thermische Erregbarkeit seitengleich oder einseitig herabgesetzt,
- vestibulospinale Abweichreaktionen.

Audiometrie:

- ein- oder beidseitige Schallempfindungsschwerhörigkeit mit Hochtonverlust (c^5-Senke), pantonaler Hörverlust bei schweren Traumen,
- Rinne positiv,
- positives Rekruitment.

Verlauf: Nur bei leichten Traumen ist mit einer vollständigen Restitution zu rechnen. Häufig bleiben kochleäre Funktionsausfälle zurück. Die vestibulären Symptome verschwinden mit zunehmender Kompensation nach Monaten.

Beachte: Eine zentrale Mitbeteiligung oder Überlagerung ändert den Befund- und Symptomenkomplex (s. S. 309).

Therapie: Antivertiginosa, Hörsturzbehandlung (s. S. 179).

Vaskuläre Labyrinthstörungen

Labyrinthapopex

Symptomatik: Apoplektiformer vollständiger Labyrinthausfall mit Drehschwindel, Erbrechen, Übelkeit, Taubheit und Ohrenrauschen (s. Tab. 10).

Pathogenese: Der vollständige Verschluß der A. labyrinthi führt zu einer Ischämie des Labyrinthes.

Ursache: Embolie bei Herzvitien, Lungenvenenthrombose, Thromboembolie, Zellembolie, Fettembolie, Fruchtwasserembolie (Preßwehe), Luftembolie, Bakterienembolie.

Befunde:

- Spontannystagmus zur gesunden Seite (Ausfallnystagmus),
- anfangs Steh- und Gehunfähigkeit, später deutliche Abweichreaktionen,
- die initial starke Symptomatik bildet sich mit zunehmender Kompensation zurück,
- in der Spätphase thermische Unerregbarkeit des betroffenen Labyrinthes,
- Weber-Versuch in Richtung des gesunden Ohres,
- irreversible Taubheit der erkrankten Seite.

Therapie: Zunächst symptomatische Behandlung der Schwindelbeschwerden mit Antivertiginosa (etwa DHB-Tropf usw.), dann Rheomacrodexinfusionen mit Complamin oder ähnlichem. Frühzeitige Mobilisierung, möglichst keine sedierenden Medikamente, um die Kompensationsbereitschaft nicht zu beeinträchtigen.

Partielle vestibulokochleäre Durchblutungsstörungen

Symptomatik: Mehr oder weniger stark ausgeprägter Drehschwindel, Hörstörung (keine Taubheit), Ohrgeräusche.

Pathogenese: Entsprechend dem arteriellen Versorgungsnetz (s. Abb. 10) verursachen partielle Zirkulationsstörungen verschiedene Symptome. Bei Durchblutungsstörungen im Bereich der A. vestibulocochlearis überwiegen vestibuläre Erscheinungen → periphere Vestibularisstörung mit Kochleabeteiligung. Bei Durchblutungsstörung der A. cochlearis propria herrschen kochleäre Symptome vor → Hörsturz mit Vestibularisbeteiligung. Die besondere Anfälligkeit wird durch den niedrigen kapillaren Druck von ca. 30 mmHg und die zahlreichen Schlängelungen der Labyrinthgefäße gefördert. Unter physiologischen Bedingungen verhindert das Durchblutungssystem des Labyrinthes, daß Pulsationen und Störgeräusche gehört werden.

Ursachen: Arterioskerotische Vaskulopathien, kardiovaskuläre Störungen, Mitralstenosen mit Vorhofflimmern, Endokarditis, Luftembolie, Fettembolie, Thrombosen, Anämie, Leukämie usw.

Befunde:

- Spontannystagmus – überwiegend Reiznystagmus,
- verminderte thermische Erregbarkeit des betroffenen Labyrinthes,
- Lage- und Lagerungsnystagmus meist in Richtung des Spontannystagmus,
- vestibulospinale Abweichreaktionen,
- Weber-Versuch in Richtung der gesunden Seite,
- Innenohrschaden – in Form und Ausmaß unterschiedlich.

Merke: Die Beteiligung des Hörorgans ist das wichtigste Unterscheidungsmerkmal gegenüber der *Neuropathia vestibularis.*

Therapie: Durchblutungsfördernde Maßnahmen so früh wie möglich (Infusionsbehandlung, Stellatumblockaden usw.) (s. S. 179).

Toxische Labyrinthschäden

Symptome:

- initial Ohrensausen,
- Innenohrschaden – meist doppelseitig,
- Schwindel unterschiedlicher Intensität mit Nausea, Dauerschwindel bei zentraler Beteiligung,
- Koordinationsstörungen beim Gehen,
- Oszillopsie durch Störung des vestibulookulären Reflexes.

Anmerkung: Subjektiv steht das Ohrensausen und der Hörverlust im Vordergrund, da die meist an das Bett gebundenen Patienten den Vestibularisschaden kaum bemerken, insbesondere wenn er langsam und doppelseitig eintritt.

Pathogenese: Die toxische Schädigung des Labyrinthes ist von der Tages- und Gesamtdosis sowie der renalen Ausscheidung abhängig. Die schädigenden Substanzen verursachen eine Degeneration der Sinnesepithelien und Nervenendigungen. Sie stören die elektromechanische Übertragung und die Endolymphresorption. Die rein vestibulootoxischen Veränderungen werden häufig von zentralnervösen Schäden im Bereich der Vestibulariskerne und des Kleinhirns begleitet (Tab. 11 u. 12).

Befunde:
Audiologie:

- Innenohrschwerhörigkeit – anfangs Hochtonverlust, später pankochleärer Schaden bishin zur Taubheit beidseits,

Tabelle 11 Exogene Toxine

Gruppe	Substanz	Affinität
Aminoglykoside	Streptomyzinsulfat	vestibulotoxisch
	Dihydrostreptomyzin	ototoxisch
	Gentamyzin	vestibulotoxisch
	Tobramyzin	vestibulotoxisch
	Viomyzin	vestibulotoxisch
	Kanamyzin	ototoxisch
	Neomyzin	ototoxisch
Zytostatika	Bleomyzin	ototoxisch
	Vinkristin u. a.	ototoxisch
Diuretika	Furosemid	ototoxisch (meist reversibel)
	Etacrynsäure	ototoxisch (meist reversibel)
Sonstige Medikamente	Chinin Salizylate Barbitursäurederivate u. a.	vestibulo- und ototoxisch (meist reversibel)
Gewerbliche Gifte	Arsen Quecksilber Bleisalze Silber Jod Org. Phosphate Schwefel und Tetrachlorkohlenstoffe Kohlenmonoxid Benzol Nitrobenzol Anilin Chloroform	vestibuloototoxisch (meist mit zentralen Vergiftungserscheinungen)

Tabelle 12 Endogene Toxine

Fleischvergiftung
Pilzvergiftung
Typhus
Diphtherie
Scharlach
Röteln
Grippe-, Masern-, Adeno-, Pocken-, Coxsackie- und Mumpsviren
Stoffwechselprodukte bei Leber-, Nieren-, Schilddrüsenerkrankungen
Rheumatischer Formenkreis

Einige Toxine, wie z. B. das Mumpsvirus (Parotitis epidemica) haben besondere Affinität zur Kochlea.

- positives Rekruitment,
- Tinnitusverdeckung.

Vestibularis:

- keine einheitliche Symptomatik,
- an das Bett gefesselte Patienten bemerken einen doppelseitigen Ausfall kaum, erst beim Aufstehen klagen sie über Schwindel und Gleichgewichtsstörungen (DD: Liegeataxie),
- bei unsymmetrischer Schädigung ist ein horizontaler Spontannystagmus, ein richtungsbestimmter Lage- und Lagerungsnystagmus, eine verminderte thermische Erregbarkeit und deutliche vestibulospinale Abweichreaktionen zu erwarten,
- Blickrichtungsnystagmus und richtungswechselnder Lagenystagmus bestätigen eine zentrale Beteiligung,
- Blickfelddestabilisierung bei vollständigem doppelseitigem Ausfall (Dandy-Phänomen).

Röntgen:

- kein auffälliger Befund.

Therapie: Absetzen der Medikamente bzw. Meidung der schädigenden Einflüsse, durchblutungsfördernde Infusionen, giftspezifische Maßnahmen.

Epikrise: Vestibuläre Symptome sind nach Durchführung der Therapie meist rasch rückläufig ohne Dauerschäden. Innenohrläsionen sind dagegen besonders bei Aminoglykosidschäden häufig irreversibel mit Neigung zur Progredienz.

Doppelseitiger Labyrinthausfall

Ursache: Toxische Labyrinthschäden, Autoimmunprozesse (z. B. Cogan-Syndrom), Meningitis, prä-, post-, perinatale Schäden, paraneoplastische Veränderungen usw.

Akutphase:

- *kein* Spontannystagmus,
- in absoluter Ruhelage kaum Beschwerden,
- geringste Bewegungen – insbesondere Kopfdrehungen – verursachen Schwindel und Übelkeit,
- keine richtungsbezogene Drehempfindung,
- Kopfdrehen nach rechts löst Fallneigung nach rechts, Kopfdrehen nach links Fallneigung nach links aus,
- *Dandy-Phänomen*, d. h. beim Gehen wackelt das Blickfeld von oben nach unten, da die Rezeptoren für den vestibulookulären Reflex beidseits ausgefallen sind.

Spätphase:

- thermische Unerregbarkeit beidseits,
- Drehprüfung ohne subjektive Drehempfindung,
- Fehlen von per- und postrotatorischen Nystagmen,
- gestörte räumliche Orientierung, z. B. können gezielte Drehbewegungen um die eigene Achse in einem bestimmten Winkel nicht mehr exakt ausgeübt werden,
- die Kompensation wird wesentlich von der strengen optischen Kontrolle getragen, im Dunkeln oder bei geschlossenen Augen bleibt längere Zeit eine Unsicherheit bestehen, d. h. Ataxie ohne Richtungstendenz,
- positives Dandy-Phänomen, d. h. bei stärkerer Beanspruchung wie schnellem Autofahren oder Fahrradfahren bleibt die Unfähigkeit, Ortsschilder oder Schaufensteranschläge im Vorbeifahren zu lesen,
- Anfälligkeit für Höhenschwindel verstärkt.

Merke: Angeborene doppelseitige Labyrinthausfälle, z. B. Anomalie, Thalidomidschäden, Rötelnembryopathie usw. verlaufen in der Regel symptomarm, sofern die anderen gleichgewichtserhaltenden Elemente intakt sind.

Cogan-Syndrom

1945 beschrieb der Ophthalmologe COGAN einen Symptomenkomplex mit nicht-syphilitischer interstitieller Keratitis sowie plötzlicher Hör- und Gleichgewichtsstörung.

Symptome: Anfangs klagt der Patient neben Schwindel über Lichtscheu, Brennen in den Augen, Tinnitus und Hörverlust. Der progrediente schleichende Prozeß, der einseitig beginnen kann, greift bald auf die Gegenseite über. Während die Keratitis relativ schnell abheilt, bleiben Hör- und Gleichgewichtsstörungen bestehen.

Die Asymmetrie des Befalles erklärt, daß Spontannystagmus, Lage- und Lagerungsnystagmus und asymmetrische vestibuläre thermische Erregbarkeit zu finden sind. Der progrediente Verlauf endet unbehandelt meist mit einem doppelseitigen Vestibularisausfall, wobei die Hörfunktion z. T. erhalten bleiben kann.

Ohne frühzeitige Therapie dürfte jedoch eine beidseitige Ertaubung kaum aufzuhalten sein.

Ätiologie: z. B. Autoimmunprozeß.

Therapie: Infusionsbehandlung (Rheomacrodex mit Complamin) Cortison, ggf. Imurek als Langzeittherapie.

Erfahrung: Mit dieser Behandlung konnte in einigen Fällen der Prozeß günstig beeinflußt werden, das Hörvermögen blieb größtenteils erhalten. Die Vestibularisfunktion fiel bei 2 von 3 behandelten Patienten bisher nicht vollständig aus.

Benigner paroxysmaler Lage- bzw. Lagerungsschwindel

Anmerkung: DIX u. HALLPIKE (1952) haben bereits vor Jahren die charakteristische Symptomatik dieses Krankheitsbildes hervorgehoben. Der Befundkomplex ist in sich geschlossen und unterscheidet sich von dem unspezifischen Lage- und Lagerungsschwindel.

Oblgleich die meisten Autoren von einem paroxysmalen Lageschwindel sprechen, erreicht die subjektive Empfindung ihr Maximum bei der Lagerungsprüfung (Abb. 85).

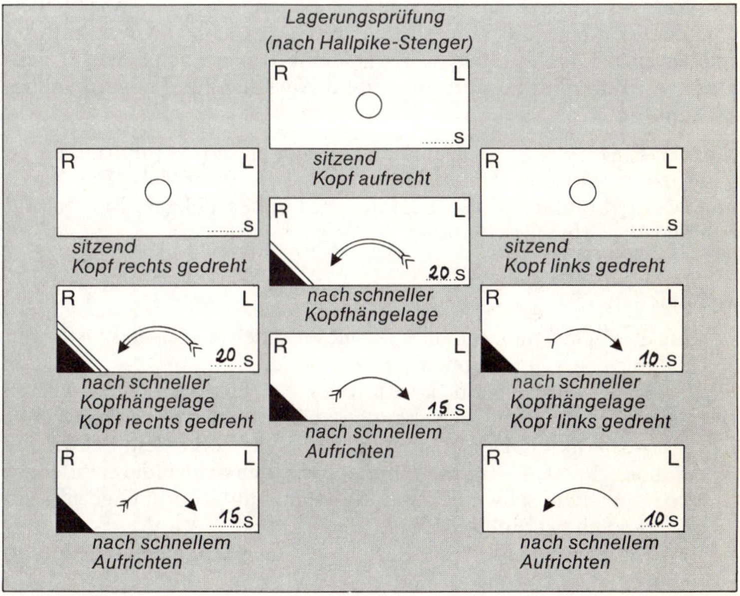

Abb. 85 Benigner paroxysmaler Lageschwindel mit typischem Lagerungsnystagmus. Merkmale: Maximum in Kopfhängelage mit zur Seite gedrehtem Kopf, Nystagmusrichtung zur Seite des unten liegenden Ohres und nach schnellem Aufrichten gegenläufig, rotatorische Komponente, Dauer 10–20 Sekunden, Crescendo-Decrescendo-Charakter

Symptome: Kurze Schwindelattacke von wenigen Sekunden, die an eine bestimmte Provokationsstellung gebunden ist. Der Schwindel tritt auf z. B. beim Umdrehen im Liegen, so daß der Patient mitunter davon aus dem Schlaf geweckt werden kann. Die Schwindelattacke kann beim raschen Hinlegen ausgelöst werden, was den Unterschied zum orthostatischen Schwindel klarstellt. Schwindel kann auch bei Seitenlage oder bei raschen Kopfdrehungen provoziert werden. Stärkere vegetative Begleiterscheinungen fehlen; kein Erbrechen; nach der Schwindelattacke keine wesentliche Unsicherheit oder Gleichgewichtsstörung.

Pathogenese: Der benigne paroxysmale Lageschwindel tritt hauptsächlich idiopathisch auf, wird aber auch nach Schädeltraumen und Ohroperationen gefunden, weshalb ggf. die Einteilung unter die traumatischen Labyrinthschäden gerechtfertigt erscheint.

SCHUKNECHT (1969) führt das Phänomen auf eine *Kupulolithiasis* zurück. Kleine Partikel oder Anteile der Otolithenmembran schwimmen nach dieser Hypothese frei im Perilymphraum herum und irritieren vor allem im Bereich des hinteren Bogenganges in Abhängigkeit von der Kopflage die Sinneszellen. Nach Ansicht anderer Autoren spielen auch Durchblutungsstörungen eine Rolle, ebenso wie Druck- und Sogwirkung im Liquorraum mit Auswirkung auf den perilymphatischen Raum.

Merke: Eine strenge Abtrennung gegenüber der vertebrobasilären Insuffizienz und den Zervikalsyndromen ist erforderlich. Das Maximum des Erkrankungsalters liegt in der 5. Lebensdekade, Frauen sind häufiger betroffen als Männer.

Befunde:

- Transitorischer horizontaler – rotatorischer Lagerungsnystagmus (Dauer ca. 10–20 Sekunden).
  Der Lagerungsnystagmus tritt in der Regel nach einer kurzen Latenzzeit von wenigen Sekunden auf und hat Crescendo-Decrescendo-Charakter. Der Nystagmus wird stets von einem Schwindelgefühl begleitet, so daß der Untersucher „den Schwindel sieht“.
- Maximum von Schwindel und Nystagmus in Kopftieflage mit zur kranken Seite gedrehtem Kopf.
- Der Nystagmus ändert seine Richtung nach schnellem Wiederaufrichten.
- Seitengleiche kalorische Erregbarkeit.
- Keine auffallenden vestibulospinalen Störungen.
- Hörvermögen normal oder bei zusätzlichen Ohrerkrankungen bzw. Zustand nach Ohroperation herabgesetzt.
- Neurologischer Status unauffällig.

Die Diagnose „idiopathisch" darf erst gestellt werden, wenn schwerwiegende Lageschwindel verursachende Grunderkrankungen ausgeschlossen sind.

Therapie: Symptomatisch, da harmlose (benigne) Erkrankung, die in der Regel nach mehreren Wochen spontan abheilt. Bei starken Beschwerden schlagen Brandt u. Daroff (1980) eine physikalische Therapie vor.

Dabei soll der Patient aus der sitzenden Ausgangsposition auf einer Liege im Wechsel Seitenlagerungen mit etwas schräger Kopfposition nach links und rechts in Serie einnehmen, die jeweils ebenso wie die sitzende Position 20–30 Sekunden eingehalten werden sollten, unabhängig davon, ob Drehschwindel auftritt oder nicht. Wir empfehlen die Übung stündlich zu wiederholen.

Zervikale Syndrome

Definition: Die zervikalen Syndrome sind ein Sammelbegriff für eine Vielzahl von Symptomen, die auf Halswirbelsäulenveränderungen verschiedenster Genese zurückgeführt werden. Entsprechend der Symptomatologie wird eine Differenzierung in ein zervikoenzephales, zervikobrachiales und pharyngoösophageales Syndrom empfohlen (Decher 1969).

Symptomatik: Bezüglich Schwindelbeschwerden ist lediglich das zervikoenzephale Syndrom von Bedeutung. Bei der zervikal ausgelösten Vestibularisstörung werden meist ein von der Kopfhaltung (Reklination, Rotation usw.) abhängiger Drehschwindel, paroxysmale Schwindelattacken oder Unsicherheitsgefühl angegeben.

Weitere Symptome: Nacken-, Schulter- Armschmerz, Hinterkopfschmerz, Kopfzwangshaltung, Hypästhesie, Otalgie, Ohrgeräusche, Hörminderung, Globusgefühl, Dysphagie, Sehstörung usw.

Pathogenese: Die Pathogenese basiert auf vieldiskutierten Theorien, wobei sich 4 Ansichten durchgesetzt haben:

1. vaskuläre Theorie,
2. neurale (Sympathikus-)Theorie,
3. kombinierte vaskuläre-neurale Theorie,
4. Rezeptoren-Theorie

Die *vaskuläre Theorie* besagt, daß Einengung einer meist vorgeschädigten A. vertebralis (z. B. durch Arteriosklerose, Gefäßanomalien, Thrombose usw.) besonders während Kopfdrehungen zu einer Mangeldurchblutung im Bereich der A. labyrinthi, der kochleovestibulären Kerne und des Hirnstammes (Formatio reticularis usw.) führen. Daraus resultiert die aufgezählte Symptomatik (vgl. auch vertebrobasiliäre Insuffizienz S. 184ff).

Die *neurale Theorie* beinhaltet, daß sympatische Nervenelemente irritiert und über den periarteriellen Gefäßplexus ebenfalls in die Durchblutung der beschriebenen Gebiete eingreifen.

Die *Rezeptoren-Hypothese* basiert auf Untersuchungen, die nachwiesen, daß nach Ausschaltung der Rezeptoren, speziell in atlantoaxialen, atlantookzipitalen Gelenken, Nystagmus und Gleichgewichtsstörungen auftraten. Klinisch konnte wiederholt gezeigt werden, daß Segmentblockierungen im oberen Zervikalbereich Schwindel und Nystagmus verursachen, die nach manueller Lösung wieder verschwanden.

Anamnese: Beschwerden bei Tätigkeiten mit bestimmter Kopfhaltung, z. B. Rückwärtsfahren im Auto, längeres Arbeiten über dem Kopf oder unter dem Pkw liegend, Zwangshaltung am Arbeitsplatz, HWS-Schleudertrauma usw.

Befunde:

Manuelle Untersuchung: Druckschmerzhafte Punkte an den Muskelansatzstellen, den Dorn- und Querfortsätzen, dem Lig. interspinale, verspannte Muskelregionen, Tendomyosen an der Nacken-Kopfgrenze oder segmental, Hypästhesie, schmerzhafte Bewegungseinschränkung bei Rotation, Seitwärtsneigung, Anteflexion oder Reklination des Kopfes.

Röntgen: (Hals a.-p./seitlich): Haltungs- und Stellungsanomalie der HWS, Osteochondrosen, Spondylosen, Deformierung der Unkovertebralgelenke, Einengung der Foramina intervertebralia, Mißbildungen usw.

Vestibularisuntersuchung: Spontannystagmus (selten), durch Kopfdrehung reduzierbarer Provokationsnystagmus (s. S. 95), häufig Lage- und Lagerungsnystagmus.

Audiometrie: Innenohrschaden, Tinnitus.

Therapie: Symptomatisch mit Antiphlogistika, bei vaskulärer Genese wie bei vertebrobasilärer Insuffizienz (s. S. 184ff). Physikalische Maßnahmen, ggf. manuelle Behandlung (Cave: Hypermobilität).

Anmerkung: Die Diagnose eines Zervikalsyndroms wird erfahrungsgemäß in der Praxis überbewertet.

Erkrankungen im Bereich des Nervus vestibulocochlearis (retrolabyrinthäre Erkrankungen)

Neuropathia vestibularis

Synonyme: Neuronitis vestibularis, Neuritis vestibularis, akute einseitige Vestibulisstörung, einseitige Vestibularisparese, Hemiplegia vasogenica vestibularis, Neurolabyrinthitis usw.

Symptome und Befunde: Das ätiologisch schwer einzuordnende Krankheitsbild ist klinisch durch einen charakteristischen Symptomen-Befund-Komplex gekennzeichnet:

subjektiv:

- plötzlicher Drehschwindel,
- Übelkeit, Erbrechen,
- Lateropulsion.

objektiv:

- Spontannystagmus zur gesunden Seite, anfangs thermisch und rotatorisch kaum zu beeinflussen,
- Untererregbarkeit oder praktische Unerregbarkeit des betroffenen Labyrinthes,
- richtungsbestimmter Lage- und Lagerungsnystagmus,
- Verstärkung der Schwindelbeschwerden während der Provokationsprüfungen (Abb. 86),
- vestibulospinale Abweichreaktionen in Richtung der erkrankten Seite.

typisch:

- normales Hörvermögen,
- kein Tinnitus,
- unauffälliger neurologischer Status,
- keine Bewußtseinspausen, keine Doppelbilder,
- Restitution in ca. 2–6 Wochen.

Pathogenese: Klinische Erfahrungen und Untersuchungen lassen vermuten, daß infektbedingte Mikrozirkulationsstörungen für das Krankheitsbild verantwortlich sind.

Zu den möglichen Erregern zählen Grippeviren, Influenza-, Coxsakkie-, Adeno-, RS-Viren, Rickettsien, Protozoen, Toxoplasma Gondii. Auch das Mumpsvirus wird in diesem Zusammenhang genannt, obwohl nach Ansicht einiger Autoren dieser Erreger nur den Hörnerven schädigt.

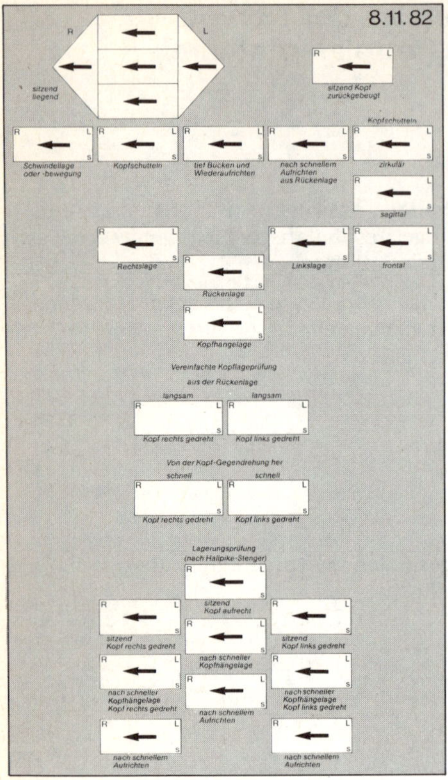

a

Abb. 86 a–c Verlaufskontrolle bei Neuropathia vestibularis, dokumentiert anhand von Spontan- und Provokationsnystagmus

Abb. 87 verdeutlicht, daß die früher weit verbreitete Bezeichnung Neuronitis bzw. Neuritis vestibularis nur z. T. gerechtfertigt ist.

Neben der Hypothese der direkten Infektion wird die Ansicht vertreten, daß mitunter auch Infekte der oberen Atemwege (Bronchitis, Sinusitis, Tonsillitis, Zahnentzündungen usw.) eine Aktivierung neurotroper latenter Viren in Gang setzt, die dann eine Neuronitis vestibularis verursachen. Dies würde zunächst die häufig beobachtete Koinzidenz von akuten Vestibularisstörungen und Allgemeininfekten der oberen Luftwege erklären.

Isolierte Vestibularisläsionen sprechen für eine labyrinthnahe Erkrankung, eine Polyneuritis, d. h. Beteiligung des N. facialis und N. acusticus für einen labyrinthfernen Befall.

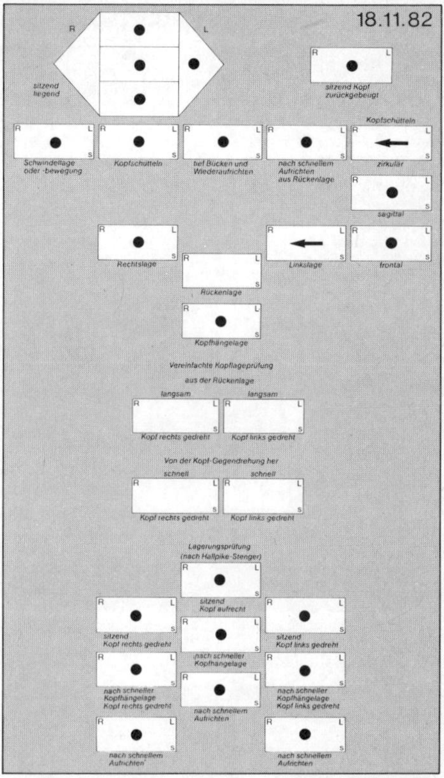

Abb. 86b

Neben der Virusätiologie werden allergische und autoimmunologische Erkrankungen als Ursache diskutiert. Sie führen über eine Vaskulitis letztlich auch zur Mikrozirkulationsstörung.

Therapie: Im Anfangsstadium ist die symptomatische, antivertiginöse Behandlung vorrangig. Bettruhe muß nur in der Akutphase eingehalten werden. Danach soll die Reaktivierung durch Übungsbehandlungen frühzeitig begonnen werden. Infusionen zur Förderung der Labyrinthdurchblutung haben einen günstigen Effekt. Sofern ein infektiöser Herd bekannt ist, sollte er resistogrammgerecht antibiotisch behandelt werden.

Corticosteroide und neurotrope Vitamine können die Therapie unterstützen, insbesondere wenn Autoimmunprozesse in Erwägung zu zie-

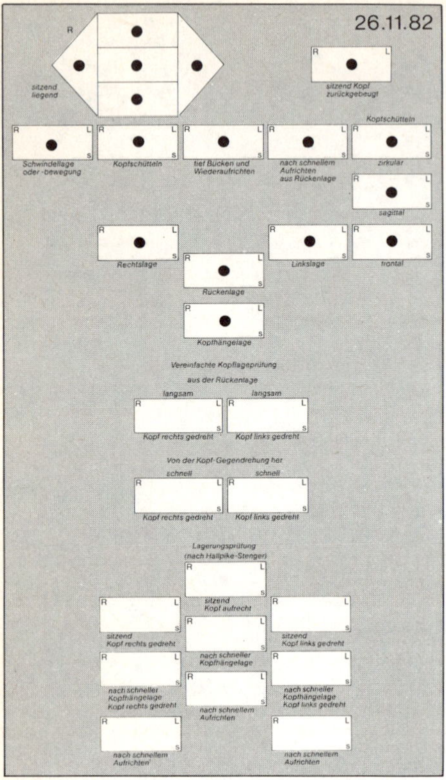

Abb. 86c

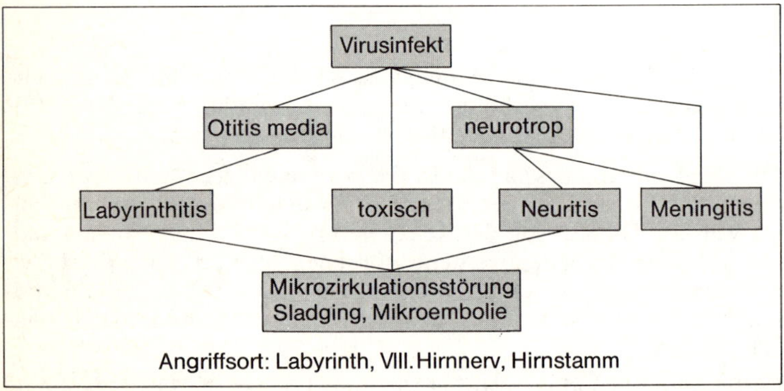

Abb. 87 Verschiedene Angriffsmöglichkeiten des Virusinfektes

hen sind. In diesen Fällen empfiehlt sich eine internistische Abklärung.

Epikrise: In der akuten Phase ist der Patient praktisch nur beschwerdefrei, wenn er ruhig im Bett liegt. In der Nachphase kann über Wochen und Monate ein provozierbares Schwindelgefühl bestehen. Schnelle Kopfbewegungen können z. B. Drehschwindelattacken auslösen (Trigger-Labyrinth).

Poly(radikulo)neuritis

Symptome: Bei Beteiligung des N. vestibulocochlearis kann eine vestibuläre Schwindelsymptomatik mit gleichzeitiger Hörstörung vorliegen.

Pathogenese: Die virsubedingte generalisierte Störung umfaßt die peripheren Nervenendigungen (Neuritis) und/oder die Nervenwurzeln (Radikulitis). Bei einem zusätzlichen Hirnnervenbefall (Polyradiculoneuritis cranialis) kann neben meist bilateralen Ausfällen basaler Hirnnerven (z. B. Fazialisparese beidseits) auch der N. vestibulocochlearis befallen sein.

Befunde: Die Erkrankung verursacht typische sensible und/oder motorische Ausfälle, die elektromyo- und elektroneurographisch nachgewiesen werden können. Ferner lassen sich ggf. generalisierte Denervierung und/oder verzögerte Nervenleitgeschwindigkeit sowie ein Liquorbefund mit isolierter Eiweißerhöhung ohne Pleozytose (Liquorsyndrom nach Guillain-Barré) als Zeichen des Nervenwurzelbefalls erkennen. Insbesondere bei einer immunallergischen Genese sind im Liquor typische Konstellationen für eine isolierte Immunsynthese oder eine Störung der Blut-Hirn-Schranke vorhanden. Bei Überstehen der Erkrankung bilden sich auch die vestibulären Symptome zurück.

Meningoenzephalitis

Symptome: Zentrale und periphere vestibuläre Schwindelsymptomatik mit gleichzeitigem Hörverlust. Der Schwindel wird als Dauerzustand angegeben.

Pathogenese: Schwindel signalisiert den Befall des VIII. Hirnnerven als Ausdruck der Progredienz des primären Prozesses. Der Schwindel ist nicht pathognomonisch für eine Meningoenzephalitis.

Im Rahmen einer viralen, bakteriellen oder auch spezifisch tuberkulösen bzw. syphilitischen Enzephalitis wird der vestibuläre Schwindel symptomatisch selten manifest. Nach Abklingen des entzündlichen Prozesses bleibt jedoch häufig ein Defektsyndrom mit vestibulokochleären Störungen zurück.

Epikrise: Durch eine pontozerebellare Arachnopathie mit Narbenbildungen und Verwachsungen kann es auch nach überstandener Primärerkrankung später noch zu einer Progredienz der vestibulären und kochleären Funktionsstörung kommen.

Häufig werden hierbei Mißempfindungen nach Art eines asystematischen Schwindels angegeben, welche mit Hörstörung kombiniert sein können.

Herpes zoster oticus

Symptome:

- brennende Schmerzen (Neuralgie) in der Ohrregion,
- Befall des N. vestibularis – Schwindel, Übelkeit, Erbrechen,
- Befall des N. cochlearis – Hörstörung bis zur Ertaubung,
- Befall des N. facialis – Gesichtslähmung bzw. Teilparese.

Pathogenese: Während einer Varizellenerkrankung wandern die Varizellen-Zoster-Viren (DNA-Viren) bis zu den sensorischen Ganglien, wo sie latent verweilen. Ihre Reaktivierung verursacht das Bild des Herpes zoster mit Ganglionitis und Neuritis (ggf. Radikulomyelitis). Der Zoster manifestiert sich zu 20% am Kopf, wobei Zoster oticus, Zoster ophthalmicus und Ausbreitung im Bereich des 1. Trigeminusastes vorherrschen. Der Altersgipfel liegt zwischen dem 40. und 60. Lebensjahr. Der N. facialis ist häufig beteiligt.

Befunde: Erythem und Bläscheneruption im Bereich der Ohrmuschel, des Gehörganges und auch im Bereich des 2. und 3. Trigeminusastes, der Zervikalsegmente, der Zunge und des Gaumens.

Die Vestibularisbefunde entsprechen einem Labyrinthausfall (s. S. 138) bzw. einer Neuropathia vestibularis (s. S. 169).

Prognose: Schädigungen des VII. und VIII. Hirnnerven zeigen eine geringe Restitutionsneigung. Nach Labyrinthausfall bessern sich die Schwindelbeschwerden durch Einsetzen der Kompensationsmechanismen. Häufig bleiben jedoch jahrelange Gleichgewichtsstörungen zurück.

Therapie: Eine spezifische Therapie ist nicht bekannt. Lokale und symptomatische Maßnahmen stehen im Vordergrund der Behandlung.

Akustikusneurinom, Kleinhirnbrückenwinkeltumor

Symptome: Erstsymptom ist in der Regel eine einseitige, oft progrediente, manchmal auch plötzliche Hörstörung.

Die vestibulären Erscheinungen sind sehr variabel. Schwindel und Gleichgewichtsstörungen können auch fehlen, da ein langsamer Funktionsausfall klinisch kaum in Erscheinung tritt (Kompensation). Größere Tumoren verursachen eine zunehmend vestibuläre Symptomatik mit Dauerschwindel, Steh- und Gehunsicherheit bis hin zur Unfähigkeit, sich auf den Beinen zu halten. Mitunter geht eine Ausfallsymptomatik als einmaliges Ereignis Monate voraus. Kopfschmerzen, Übelkeit, Stehstörungen und neurologische Symptome kennzeichnen die Hirndrucksymptomatik.

Pathogenese: Das Akustikusneurinom zählt zu den gutartigen Tumoren der Schwannschen Zellen des Neurilemms. Entgegen seiner Namensgebung nimmt der Tumor meistens Ausgang vom N. vestibularis. Die Tumoren treten bei Erwachsenen in allen Altersgruppen auf, bevorzugt jedoch im mittleren Lebensalter.

Das Akustikusneurinom ist selten Teilsymptom einer Neurifibromatose (Morbus Recklinghausen). Bei dieser Grunderkrankung ist ein doppelseitiger Befall nicht ausgeschlossen.

Symptomatik und Therapie der Neurinome hängen von der Größe des Tumors ab. Es werden intrameatale (Durchmesser 1–8 mm), intra-, extrameatale (Durchmesser bis 2,5 cm) und große Tumoren (Durchmesser über 2,5 cm) bis Apfelgröße unterschieden.

Befunde: Die Vestibularisprüfungen liefern im Frühstadium die empfindlichsten Befunde für die Diagnostik (Abb. 88).

Vestibularis:

- thermische Unter- bzw. Unerregbarkeit der betroffenen Seite,
- pathologischer Lage- bzw. Lagerungsnystagmus,
- deutliche vestibulospinale Abweichreaktion in über 70%,
- Ataxie mit/ohne Richtungstendenz bei größerer Raumforderung,
- Spontannystagmus, Blickrichtungsnystagmus nicht regelmäßig,
- optokinetische Störungen – nicht regelmäßig.

ENG in jedem Falle indiziert.

Audiometrie:

- einseitige Innenohrschwerhörigkeit,
- fehlendes Rekruitment (Fowler-Test),
- pathologische Hörermüdung (Békésy, Carhart),
- fehlender Stapediusreflex.

BERA (brainstem evoked response audiometry): Wie bereits ausgeführt, ist der Befund vor allem abhängig von der Lage und der Größe des Tumors sowie der Hörschwelle:

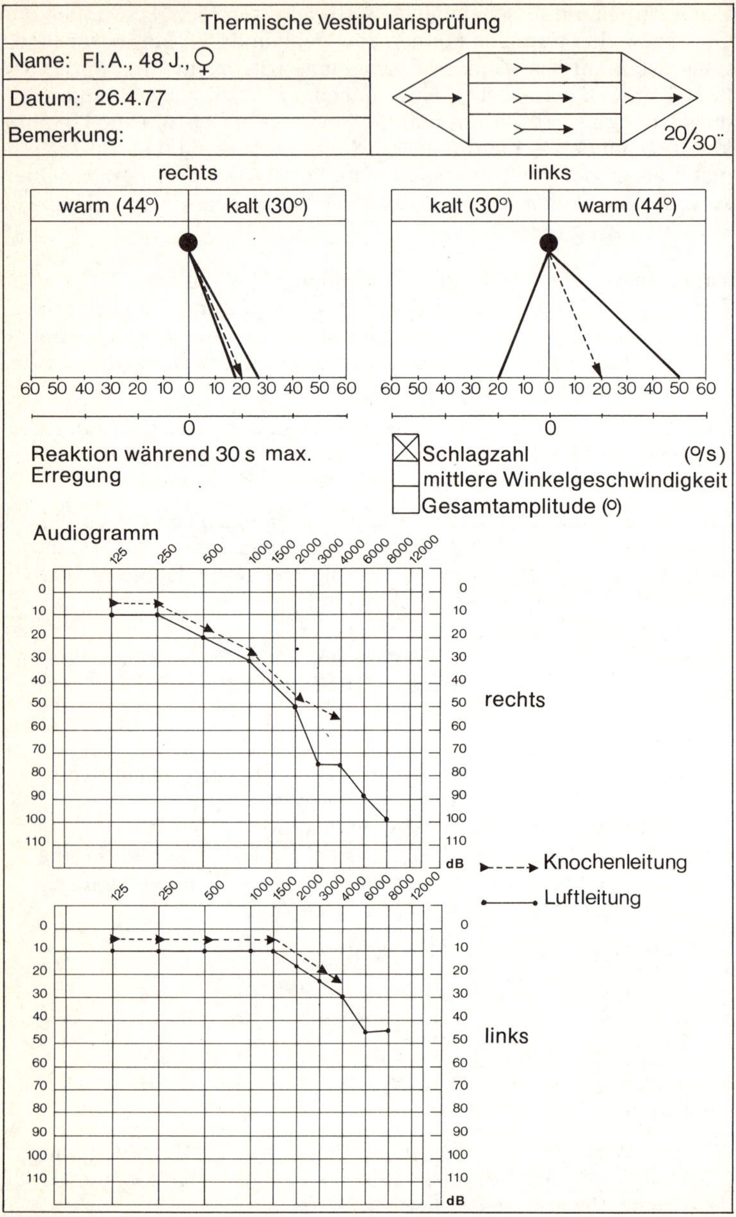
Thermische Vestibularisprüfung
Name: Fl. A., 48 J., ♀
Datum: 26.4.77
Bemerkung:
20/30''
rechts
warm (44°)
kalt (30°)
links
kalt (30°)
warm (44°)
60 50 40 30 20 10 0 10 20 30 40 50 60
0
Reaktion während 30 s max. Erregung
Schlagzahl
(°/s)
mittlere Winkelgeschwindigkeit
Gesamtamplitude (°)
Audiogramm
125 250 500 1000 1500 2000 3000 4000 6000 8000 12000
0 10 20 30 40 50 60 70 80 90 100 110
dB
rechts
links
Knochenleitung
Luftleitung

Abb. 88a

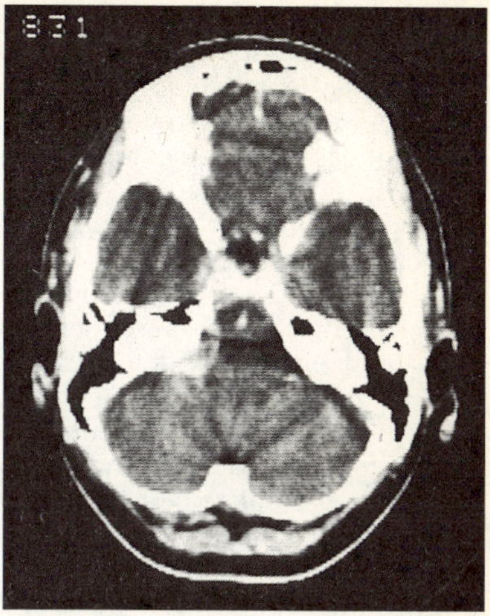

b

Abb. 88
Fall a: Befundkombination bei Akustikusneurinom rechts, Spontannystagmus – Ausfallnystagmus, thermisch rechts nicht erregbar, Hörkurvenabfall
Fall b: Tumornachweis links im CCT

- Übersteigt der Hörverlust oberhalb von 2000 Hz nicht 60 dB HL, dann spricht eine gegenüber der nichtbetroffenen Seite erhöhte Latenz von Welle I, verbunden mit einer normalen Latenzdifferenz zwischen den Wellen I und V (Brainstem transmission time) für einen intrameatal gelegenen Tumor.
- Ist die Latenz von Welle I normal, aber die Latenzdifferenz zwischen den Wellen I und II verlängert, dann spricht der Befund für einen im Kleinhirnbrückenwinkel gelegenen Tumor.

In den Händen erfahrener Untersucher weist dieses Verfahren die geringste Häufigkeit falsch-negativer Resultate auf.

Röntgen:

- Aufweitung des inneren Gehörganges (Röntgenaufnahme nach Stenvers),
- Computertomogramm mit Kontrastanreicherung (Abb. 88).

Liquor:

- Erhöhung des Gesamteiweißes über das Doppelte der Norm ohne Zellzahlerhöhung (Dissoziation albumino-cytologique).

Cave: Liquorpunktion bei Hirndruck, zuvor sollte immer ein CCT erfolgen.

Alarmzeichen: Die Symptome bei Tumorwachstum sind in der Regel als alarmierendes Zeichen zu werten. Sie sind aber erst bei einer bestimmten Tumorgröße zu erwarten:

- Stauungspapille.
- Druck auf den N. trigeminus führt zur Parese und später zur Hypästhesie im Versorgungsgebiet des 1. und 2. Astes, der Kornealreflex erlischt frühzeitig.
- Befall des N. facialis kann zu einem Fazialisspasmus oder Fazialisparese führen (selten).
- Eine Läsion des N. abducens führt zu nebeneinander stehenden Doppelbildern.
- Druck auf die Brücke und den mittleren Kleinhirnstiel bedingt gleichseitige Ataxie besonders der Beine.
- Kopfschmerzen werden nach anfänglicher Lokalisation im Hinterkopf zunehmend diffuser bei gelegentlicher Zwangshaltung des Kopfes zur betroffenen Seite (Vestibular tilt).
- Mit zunehmender Behinderung der Liquorpassage im Aquädukt kommt es zu allgemeinem Hirndruck mit oft asymmetrischer Stauungspapille und Pyramidenbahnzeichen bzw. zur Einklemmung des Hirnstammes.
- Zunehmender Hirndruck äußert sich in starken Kopfschmerzen, Sehstörungen, Dauerschwindel, Steh- und Gehataxie sowie insbesondere morgendlicher Übelkeit und Erbrechen.

Differentialdiagnose: *Meningeome* des Kleinhirnbrückenwinkels führen erst viel später zu Symptomen seitens des VIII. Hirnnerven. Sie erweitern den Porus acusticus nicht und haben häufig einen normalen Liquorbefund.

Epidermoide und Arachnoidalzysten sind im Computertomogramm hypodens.

Sarkom oder Karzinommetastasen zerstören die Schädelbasis und verursachen je nach Lokalisation unterschiedliche Funktionsausfälle.

Glomustumoren (ausgehend von den Paraganglien) breiten sich im Bereich der Fossa jugularis sowie des Mittelohres aus und können sehr langsam die Basis der hinteren und gelegentlich auch der mittleren Schädelgrube erreichen. Störungen durch Ausdehnung im Bereich des VIII. Hirnnerven sind selten, eher werden Gleichgewichtsstörungen und Schwindel durch Einbruch in das Labyrinth oder Ausdehnung in den Kleinhirnbereich verursacht.

Angiome und Aneurysmen mit Druck auf den VIII. Hirnnerven werden angiographisch oder im CCT diagnostiziert.

Therapie: Die Wahl des operativen Zugangsweges ist von der Größe des Tumors abhängig. Eine „Frühoperation“ ist aus funktioneller und chirurgischer Sicht für die Prognose günstig. Bei größeren Tumoren ist eine umfangreiche Operation im Kleinhirnbrückenwinkel erforderlich.

Hohes Alter, erhöhtes Operationsrisiko und fehlende akute lebensbedrohliche Hirndrucksymptomatik rechtfertigen eine abwartende Haltung, da bekanntlich einige Neurinome sehr langsam wachsen.

Therapeutisches Konzept bei periphervestibulären Störungen

Symptomatische Behandlung der akuten vestibulären Störung

In der Akutphase eines Labyrinthausfalles (z. B. Labyrinthapoplex, Felsenbeinquerbruch usw.), einer Neuropathia vestibularis, während eines Ménière-Anfalles oder bei Hörsturz mit Labyrinthbeteiligung usw. steht zunächst die symptomatische Behandlung im Vordergrund, um dem Patienten Linderung zu schaffen. Eine Kausaltherapie sollte sich anschließen, sobald die Ursache der Schwindelbeschwerden geklärt ist.

Medikamente

Pharmakologisch zielt die symptomatische Therapie auf einen sedierenden, antivertiginösen und antiemetischen Effekt (Tab. 13).

Während oder beim Abklingen der akuten Phase wird entsprechend der pathogenetischen Vorstellung von Mikrozirkulationsstörungen als Ursache der Erkrankung eine durchblutungsfördernde Therapie empfohlen:

> 500 ml Rheomacrodex 10%ige Infusion + 1 Ampulle Complamin (1,5 g Xantinolnicotinat) täglich um 1 Ampulle bis zur Maximaldosis von 12 Ampullen pro Infusion steigern
>
> oder
>
> 500 ml Rheomacrodex 10%ige Infusion + 1 Ampulle Dusodril (200 mg Naftidrofurylhydrogenoxalat) bis zu 3 Ampullen (0,6 g) steigern, Maximaldosis 10 Tage beibehalten
>
> und/oder
>
> 500 ml Sterofundin + 2,5 ml 1%ige Novocainlösung p.d. an den Folgetagen 5 ml, 7,5 ml, 10 ml, 15 ml, 20 ml usw. bis 50 ml Novocain pro Infusion steigern.

Corticosteroide sind nur bei gesicherter oder richtungsweisender Ätiologie einzusetzen.

Histaminderivate (Aequamen, Vasomotal, Ribrain) sind weniger für die Behandlung der akuten Schwindelsymptomatik gedacht als viel-

Tabelle 13 Medikamentöse Therapie des vestibulären Schwindels

Antivertiginosa (Antihistaminika) der Benzydrylgruppe
Dimenhydrinat (Vomex)
Meclozin (Peremesin, Diligan, Bonamine)
Chlorphenoxamin (Systral)
Antivertiginosa aus der Gruppe der Neuroleptika
Triflupromazin (Pysquill)
Sulpirid (Domatil)
Promethazin (Atosil)
Thiethylperazin (Torecan)
DHB-Tropf (Dihydrobenzperidol)
Pharmaka mit zugleich vaskulärer Wirkung
Chinin + Papaverin (Monotrean)
Cinnarizin (Stutgeron, Giganten)
Flunarizin (Sibelium)
Vincamin (Vincapront, Pervincamin)
Betahistinderivate (Aequamen, Vasomotal, Ribrain)
Hämorheologische Therapie
Niedermolekulare Dextrane als intravenöse Infusion
Cinnarizin (Stutgeron, Giganten)
Flunarizin (Sibelium)
Vincamin (Vincapront, Perincamin)
Pentoxifyllin (Trental)
Nicotinsäure (Niconacid, Complamin)
Betahistinderivate (Aequamen, Vasomotal, Ribrain)
Tranquilizer und Sedativa
Diazepam (Valium)
Phenobarbital (Luminal)

mehr für die Langzeitbehandlung des Endolymphhydrops. In einigen Fällen helfen sie jedoch auch die akute Symptomatik zu lindern.

Physikalische Therapie

Den Bedürfnissen des Patienten entsprechend ist an den ersten beiden Tagen nach einer akuten vestibulären Störung Bettruhe mit Ruhestellung von Kopf und Körper sowie möglichst geschlossen gehaltenen Augen anzuraten.

Ist die akute Symptomatik abgeklungen, so sind z. B. nach Labyrinthausfall oder Neuropathia vestibularis sämtliche sedierenden Medikamente abzusetzen. Die vestibuläre Tonusdifferenz wird dann am ehesten durch Übungsbehandlungen, die die Kompensationsfähigkeit anregen, ausgeglichen. Die Anforderung an das gleichgewichtserhaltende System sind täglich zu steigern. Das Training soll individuell

Tabelle 14 Physikalischer Übungsbogen

1.–2. Tag	:	Bettruhe, Kopf und Körper ruhigstellen, Augen schließen
2.–5. Tag	:	Blickfolgeübungen, Fixationsübungen (Geradeausfixation), Kopf zur Seite, nach vorn und hinten neigen, leichte Geh- und Stehübungen
5.–10. Tag	:	statische und dynamische Übungen im Sitzen, Knien und Stehen, forcierte Kopf- und Körperbewegungen zur Seite, nach vorn und zurück, rasche Kopfdrehungen, leichte Balanceakte, Training der Zielmotorik
später	:	Steigerung der Übungen, Einbeinstehen, Hüpfen, Drehstuhlbelastung, Schaukelbrett, Kippbühne usw.

gestaltet sein und muß bis zur Toleranzgrenze ausgeschöpft werden. Die Stimulation betrifft in erster Linie *vestibulookuläre-,* vestibulospinale und propriozeptive Stationen, um die „Neueineichung" des Vestibularsystems zu fördern (Tab. 14).

Erkrankungen im Bereich des zentralen vestibulären Systems und gleichgewichtserhaltender Regelsysteme

Encephalomyelitis disseminata (Multiple Sklerose)

Symptome: Das Krankheitsbild der Encephalomyelitis disseminata ist nicht durch einen bestimmten Symptomenkomplex gekennzeichnet, sondern kann die vielfältigsten Krankheitsbilder verursachen. Meist herrscht eine zentralvestibuläre Symptomatik mit diffusem Schwindelgefühl vor. Nur selten zeigt sich bei umschriebener Läsion im Bereich der dorsolateralen Medulla oblongata ein typischer systematischer Drehschwindel mit Übelkeit und Erbrechen. Die Krankheit hat einen kontinuierlichen oder schubweisen Verlauf.

Merke: Es ist oft infolge des kombinierten Befalles mehrerer Funktionssysteme kaum zu entscheiden, wie weit eine vestibuläre Störung im Hirnstamm und wie weit Läsionen zerebellarer Strukturen bzw. von Afferenzen im Rückenmark oder ein Pyramidenbefall für die Gleichgewichtsstörungen und Standunsicherheit des Patienten verantwortlich zu machen sind.

Pathogenese: Die Ursache der multiplen Sklerose ist letztlich unbekannt; virale und immunallergische Faktoren werden diskutiert. Histologisch ist das Krankheitsbild durch sog. „Entmarkungs- bzw. Demarkationsherde" mit Markscheidenzerfall gekennzeichnet, wobei meist Achsenzylinder und Ganglienzellen erhalten sind. Ferner werden Gliazellwucherungen sowie Gefäßinfiltrationen gefunden.

Die Gleichgewichtsstörungen sind infolge von Entmarkungsherden in unterschiedlicher Lokalisation und Ausprägung anzusehen, wobei isoliert oder kombiniert folgende Funktionssysteme betroffen sein können:

- Hinterstrangbahnen (Tiefensensibilität),
- Pyramidenbahnen,
- Zerebellum,
- Basalganglien,
- okulomotorische und vestibuläre Kerngebiete und Bahnen.

Befunde: Die *Retrobulbärneuritis* ist ein typisches Frühsymptom und tritt noch eher und häufiger als ein pathologischer Nystagmus in Erscheinung.

- In über 70% findet sich ein pathologischer Nystagmus, z. B. häufig Blickrichtungsnystagmus, seltener richtungsbestimmter Nystagmus.
- Weitere Nystagmusformen: dissoziierter Nystagmus (abduzierendes Auge schlägt schneller und grobschlägiger als das adduzierende) kombiniert mit internukleärer Ophthalmoplegie als Ausdruck einer Läsion des medialen Längsbündels. Dabei tritt eine Parese des M. rectus internus beim Blick zur Seite, jedoch nicht bei Konvergenz auf.

Merke: Retrobulbärneuritis und pathologischer Nystagmus bzw. internukleäre Ophthalmoplegie sind typische Frühsymptome der multiplen Sklerose. Die neben dem Nystagmus als Teil der Charcot-Trias angeführten Symptome, wie skandierende Sprache und Tremor sind dagegen nur in etwa 15% nachweisbar und treten erst im späteren Krankheitsverlauf auf.

Diagnostik: Visuell evozierte Potentiale, Elektronystagmographie, Lage- und Lagerungsprüfung mit der Frenzel-Brille, kraniale Computertomographie (CCT), Liquoruntersuchung.

Im Computertomogramm sind nur gelegentlich periventrikuläre kleine substantielle Defekte (primär hypodens, Anreicherung nach Kontrastmittelgabe) zu erkennen.

Im Liquor bestätigen typische Hinweise für isolierte Immunsynthese im ZNS mit Nachweis oligoklonaler IgG-Banden die Diagnose (s. S. 135).

Therapie: Eine kausale Therapie ist noch nicht bekannt. Im Vordergrund der Behandlungsbemühungen steht die immunsuppressive Therapie mit Corticosteroiden, ACTH und langzeitigen Gaben von Zytostatika, wie Azathioprin (Imurek). Große Bedeutung spielt die physikalische Therapie, ggf. mit speziellen Übungsprogrammen bezüglich der Gleichgewichtsstörungen (s. S. 181). In einzelnen Fällen können stereotaktische Verfahren zur Behandlung schwerer Koordinationsstörungen mit grobem Intentionstremor indiziert sein. Im Falle von Vestibulariskernläsionen und zerebellaren Funktionsstörungen ist eine zentrale Kompensation nur in beschränktem Umfang zu erwarten und häufig mit dem Persistieren der Schwindelsensation zu rechnen.

Hirnstamm-Meningoenzephalitiden

Symptome: Meist gehen die Erkrankungen mit schweren Koordinationsstörungen einher, die häufig nur z. T. durch vestibuläre Störungen, öfter dagegen durch gleichzeitige zerebellare und Hinterstrangläsionen verursacht werden. Störungen der Okulo- und Pupillomotorik (Okulomotorius-, Trochlearis- und Abduzenskerne) bewirken zusätzliche Beeinträchtigung der räumlichen Orientierung, wodurch eine optische Ataxie hervorgerufen wird.

Pathogenese: Dem Krankheitsbild liegen virale oder bakterielle Entzündungen mit oder ohne Abszedierung zugrunde. Die zentralen Vestibularisbahnen sind einbezogen, wenn es zu funktionellen oder substantiellen Läsionen im Medulla- oder Ponsbereich kommt. Eine Hirnstammbeteiligung mit Läsion zentraler Vestibularisbahnen usw. wurde bei der seltenen, durch Arthropoden übertragenen und viral verursachten, hämorrhagischen St.-Louis-Enzephalitis beschrieben.

Merke: Reine vestibuläre Symptome bei entzündlichen Prozessen des Hirnstammes sind eine Rarität.

Diagnose: Die Diagnose der einzelnen entzündlichen Erkrankungen ergibt sich aus den typischen anamnestischen, klinischen, mikroskopischen, bakteriellen und serologischen Befunden einschließlich der Liquordiagnostik (s. S. 132ff).

Vertigo epidemica

Unter dieser Bezeichnung wird eine diskret ablaufende Hirnstammenzephalitis, erstmals in Skandinavien beschrieben, geführt. Typisch für die Vertigo epidemica sind vorausgegangene gastrointestinale und/oder tracheobronchiale Infekte. Der akute Drehschwindel läßt auch an eine periphervestibuläre Komponente denken, vergleichsweise der Neuropathia vestibularis. Das Krankheitsbild der Vertigo epidemica wird jedoch von einem typischen zentralen Nystagmus begleitet, so daß eine Verwechselung mit der Neuropathia vestibularis kaum möglich ist.

Nach einem Krankheitsverlauf von Tagen bis Wochen ist eine komplette Heilung zu erwarten. Spätere Vestibularisprüfungen sind in der Regel frei von pathologischen Befunden.

Vertebrobasiläre Insuffizienz

Symptome: Das vielseitige Erscheinungsbild einer vertebrobasilären Insuffizienz wird tabellarisch (Tab. 15) und nach Häufigkeit geordnet wiedergegeben.

Der Schwindel, das häufigste Symptom, wird zu etwa zwei Drittel als drehend und zu etwa einem Drittel als schwankend empfunden. Die meist akuten Drehschwindelattacken dauern Sekunden bis Minuten. Charakteristischerweise geht die Schwindelepisode häufig mit einer ca. 3–5 Minuten anhaltenden beidseitigen Visusstörung einher. Auch Übelkeit und vegetative Erscheinungen werden angegeben.

Tabelle 15 Symptomatik der vertebrobasilären Insuffizienz

Schwindel
- mit und ohne Richtungstendenz

Sehstörungen
- Gesichtsfelddefekt (Ausfälle)
- Visusstörungen (passager)
- Metamorphopsien
- Augenmotilitätsstörungen

Kopfschmerzen
- Hinterkopfschmerz, Nackenschmerz, diffuser Kopfschmerz (ein- oder beidseitig)

Sensible Störungen

Hörstörungen
- Ohrgeräusche
- Hörminderung

Schluck- und Sprechstörungen

Drop attacks

Amnestische Episoden

Etwa ein Drittel der Patienten klagt über Kopfschmerzen. Dabei handelt es sich vorwiegend um okzipital betonte Kopfschmerzen von drückendem Charakter, welche über mehrere Stunden anhalten können. Hinterkopfschmerzen sind ein häufiges Frühsymptom.

Die genannten Symptome können im Verlauf der rezidivierenden Episoden isoliert oder in unterschiedlicher Kombination auftreten. Die Provozierbarkeit von Schwindel usw. durch Reklination des Kopfes, aber auch durch andere Bewegungsänderungen wie Aufrichten, Hinlegen oder Umdrehen im Liegen ist zwar typisch für die vertebrobasiläre Insuffizienz, wird jedoch hinsichtlich seiner Bedeutung für die Diagnose oftmals überschätzt.

Merke: Ein Schwindelgefühl bei Kopfbewegungen reicht für die Diagnose einer vertebrobasilären Insuffizienz für sich alleine nicht aus.

Pathogenese: Die Ursache des geklagten Schwindels ist in einer Minderdurchblutung des Rautenhirns, speziell der Vestibulariskerne zu sehen, wobei hier eine enge räumliche Beziehung zu den Kerngebieten des N. vagus besteht (Übelkeit, vegetative Erscheinungen). Durch eine meist gleichzeitige Ischämie in der A. labyrinthi bzw. A. auditiva interna erklären sich die aufgeführten periphervestibulären und die Hörstörungen.

Es handelt sich also meist um eine kombinierte periphere und zentrale vestibuläre Störung, da gleichzeitig eine Minderdurchblutung der Vestibulariskernregion sowie der Labyrinthorgane anzunehmen ist.

Die Kombination von Schwindelepisoden und anhaltender beidseitiger Visusstörung ist darauf zurückzuführen, daß eine arterielle Mangelversorgung der Sehrinde (Stromgebiet der A. cerebri posterior) zugrundeliegt.

Abb. 89 verdeutlicht die Anatomie des vertebrobasilären Stromgebietes. Von Bedeutung ist hierbei, daß die A. labyrinthi (sive A. auditiva interna), die als Endarterie das Gleichgewichts- und Hörorgan versorgt, dieser Gefäßprovenienz entstammt. Sie nimmt ihren Ursprung in etwa drei Viertel der Fälle aus der A. cerebelli inferior anterior und in einem Viertel der Fälle direkt aus der A. basilaris. Angiographisch ist die A. labyrinthi nicht zu erfassen.

Pathogenetisch ist von Bedeutung, daß das Volumen der Gefäße dieses Stromgebietes bzw. die sich hieraus ergebende Menge des transportierten Blutes – gemessen am Bedarf – relativ gering ist. Dieser „Konstruktionsfehler" hat häufig Folgen, die sich aus der Symptomatik ableiten. Hieraus erklärt sich auch, daß z. B. bei einer Hypotonie, insbesondere in Kombination mit altersbedingten Gefäßveränderungen und mangelhaften Kompensationsmöglichkeiten über extra- und intrakranielle Anastomosen zum Karotisstromgebiet eine arterielle Minderversorgung im angesprochenen Stromgebiet resultiert (Locus minoris resistentiae). Zwar ist die A. vertebralis in ihrem Verlauf durch die Halswirbelsäule im mittleren Abschnitt geschützt, doch gleichzeitig durch ihren engen Kontakt mit dem Skelett bei pathologischen Veränderungen, etwa bei einer Spondylarthrosis uncovertebralis und bei Frakturen und Luxationen auch besonders gefährdet.

Abb. 89 Extra- und intrakranieller Verlauf der A. vertebralis und ihrer Äste. ▶
1 Adhaesio interthalamica,
2 Hirnschenkel,
3 A. communicans posterior,
4 A. cerebri posterior,
5 A. cerebelli superior,
6 Pons,
7 A. basilaris,
8 A. cerebelli inferior anterior,
9 A. vertebralis sinistra,
10 A. carotis externa,
11 A. carotis interna,
12 A. carotis communis,
13 Aa. thyreocervicales,
14 A. subclavia,
15 A. suprascapularis,
16 A. thoracica interna,
17 Splenium,
18 A. cerebri posterior dextra,
19 A. cerebelli superior,
20 A. cerebelli inferior posterior,
21 A. occipitalis,
22 A. costocervicalis,
23 A. transversa colli
(aus *H. Krayenbühl, M. G. Yasargil:* Zerebrale Angiographie für Klinik und Praxis, 3. Aufl. Thieme, Stuttgart 1979)

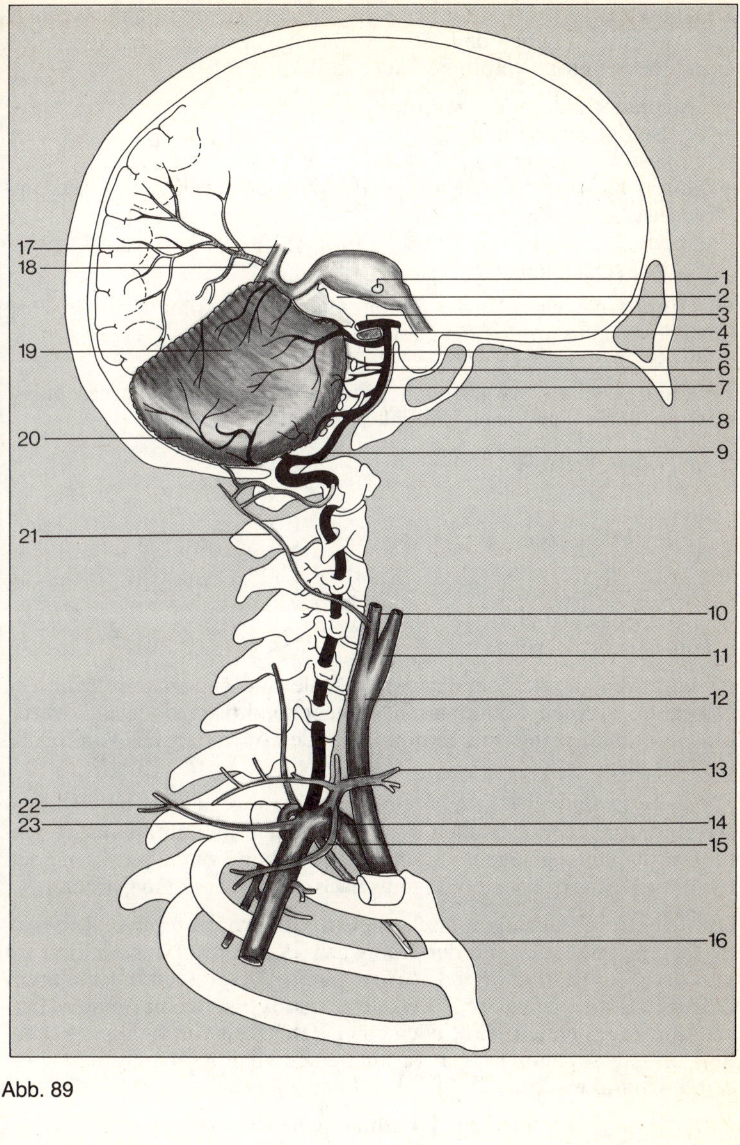

Abb. 89

Diagnose: Eine vertebrobasiläre Insuffizienz ist erst dann anzunehmen, wenn sich neben dem Kernsymptom Schwindel noch zumindest eines der weiteren Symptome findet, z. B.

- Augenmotilitätsstörungen,
- beidseitige Sehstörungen,
- amnestische Episoden,
- „Drop attacks" (plötzliches zu Boden Stürzen ohne Bewußtseinsverlust,
- Ataxie,
- Schluckstörungen usw.

Die Reproduzierbarkeit der Symptome durch Reklination oder Drehung des Kopfes unterstützt die Diagnose.

Befunde: Die zu erwartenden klinischen Untersuchungsergebnisse sind tabellarisch und nach Häufigkeit geordnet aufgeführt:

- Hirnnervenstörung (Ausfälle),
- Nystagmus,
- Ataxie,
- Reflexdifferenzen,
- Dysarthrie,
- Dysdiadochokinese,
- einseitige Sensibilitätsstörung,
- amnestische Störung.

Röntgen: Im Bereich der Halswirbelsäule und am atlantookzipitalen Übergang können Spondylosen, Osteochondrosen oder unkovertebrale Veränderungen mit Kompression der A. vertebralis von medial her auffallen.

Elektronystagmographie: Ein Spontannystagmus zählt zu den häufigeren Befunden. Meist handelt es sich um einen horizontalen Blickrichtungsnystagmus, gelegentlich mit rotatorischer Komponente, nur selten um einen vertikalen Nystagmus nach oben oder unten gerichtet.

Der elektronystagmographisch registrierte propriozeptive Zervikalnystagmus setzt während der Kopf- bzw. Körperdrehung ein und hat praktisch keine Latenzzeit sowie einen Descrescendo-Charakter. Dagegen ist der vaskuläre Zervikalnystagmus erst bei maximaler Halsrotation zu erkennen, d. h. nach einer Latenzzeit von wenigen Sekunden bis 50 Sekunden. Der vaskuläre Zervikalnystagmus hat Crescendo-Charakter.

Doppler-Sonographie: Eine kontinuierliche Beschallung der A. vertebralis ist nicht möglich, da sie segmental durch Querfortsätze der Halswirbelsäule verdeckt ist. Allerdings lassen sich jedoch hypoplastische Vertebralarterien sowie mittel- bis hochgradige Abgangsstenosen sicher diagnostizieren. Die Diagnose eines Subclavian-steal-Effektes kann exakt durch Nachweis der retrograden Durchströmung der A. vertebralis erhoben werden. Hiernach ist die Indikation zu einer digitalen Subtraktionsangiographie (venöse Kontrastmittelgabe) oder Aortenbogenangiographie zu stellen.

Ursachen: *Veränderungen der Halswirbelsäule* werden als Ursache der vertebrobasilären Insuffizienz in ihrer Bedeutung vielfach überschätzt. In den meisten Fällen bedarf es zur Manifestation klinischer Symptome einer klinischen Noxe oder Vorschädigung, z. B. Arteriosklerose, Hypertonus, Hypotonus, arterielle Stenosen oder Verschlüsse im vertebrobasilären Stromgebiet.

Vertebralisstenosen bleiben zu einem hohen Prozentsatz (ca. 70–80%) klinisch symptomlos. Schleifen-, Schlingen- oder Knickbildungen müssen ebenfalls mit zusätzlichen Faktoren (s. o.) kombiniert sein, um klinische Symptome auszulösen. Gefäßchirurgische Konsequenzen einer vaskulären Insuffizienz im Basilarisgebiet ergeben sich kaum.

Eine seltene, jedoch therapeutisch bedeutsame Ursache für eine vertebrobasiläre Insuffizienz ist das Subclavian-steal-Syndrom, bei dem eine Okklusion der A. subclavia proximal des Abganges der A. vertebralis vorliegt. Dabei basiert der Kollateralkreislauf zur Versorgung der gleichseitigen oberen Extremität im wesentlichen auf einer Umkehr der Strömungsrichtung in der ipsilateralen A. vertebralis. Der dringende klinische Verdacht stellt sich, wenn eine konstante Differenz des rechten und linken Radialispulses und eine konstante Blutdruckdifferenz von mehr als 30 mmHg systolisch nachweisbar ist.

Merke: Die doppelseitige Blutdruckmessung ist bei jeder Schwindeldiagnostik unerläßlich.

Tab. 16 enthält auszugsweise noch weitere Krankheitsbilder, die eine vertebrobasiläre Insuffizienz verursachen können. Daraus wird auch ersichtlich, daß die *vertebrobasiläre Insuffizienz für sich alleine kein eigenständiges Krankheitsbild darstellt, sondern als Symptomenkomplex aufzufassen ist.*

Therapie: Entsprechend der Polyätiologie des Krankheitsbildes kann die Therapie zunächst nur symptomatisch sein. Nach Abschluß der Diagnostik ist eine Kausaltherapie anzustreben. Im Vordergrund stehen hirndurchblutungsfördernde Maßnahmen mit vaso- und stoffwechselaktiven Substanzen sowie Thrombozytenaggregationshemmern. Von großer Wichtigkeit ist auch eine fachgerechte kardiovaskuläre Behandlung. Medikophysikalische Therapien können einen günstigen Einfluß nehmen.

Die chirurgischen Methoden kommen nur bei schwereren Veränderungen zur Anwendung. Dazu zählen gefäßchirurgische Maßnahmen

Tabelle 16 Mögliche Ursachen der vertebrobasilären Insuffizienz

Arterielle Stenosen und Verschlüsse im Bereich der A. vertebralis, der A. basilaris und der A. cerebri posterior
Gefäßmißbildungen (Hyo- oder Aplasien)
Fibromuskuläre Dysplasie
Angiome, arteriovenöse Mißbildungen
Gefäßverschlüsse durch Embolien (kardiale Embolie, Luftembolie, Fettembolie, Gasembolie)
Orthostatische Regulationsstörungen
Hypertensive Krisen
HWS-Schleudertrauma
Degenerative HWS-Veränderungen
Traumatische HWS-Veränderungen
Fehlbildungen der HWS
Skalenus-Syndrom
Kostoklavikuläres Syndrom
Herzerkrankungen, Myokardschaden, Herzrhythmusstörungen
Polyglobulie, passagere Hypoglykämie
Gefäßerkrankungen (Arteriitis usw.)
Kollagenosen
Neurolues

im Bereich der A. vertebralis und der A. subclavia, mikrochirurgische extra- und intrakranielle Bypass-Operationen, operative Entlastungen im Bereich der Halswirbelsäule sowie im Bereich von Muskeln und Sehnen.

Cave: Chiropraktische Maßnahmen gehören in die Hand von Experten. Durch unsachgemäße Chiropraxis kann es während eines Einrenkmanövers an einer degenerativ veränderten Wirbelsäule zu episodischen Symptomen wie bei einer vertebrobasilären Insuffizienz bzw. zu vaskulären Hirnstammsyndromen kommen. Als Spätfolge mit beträchtlichen Komplikationen ist eine Traumatisierung der Gefäßintima mit thrombotischem Vertebralisverschluß in Betracht zu ziehen. Entsprechend ist auch nach schwerem Schleudertrauma der Halswirbelsäule eine posttraumatische Vertebralis-Basilaris-Thrombose möglich.

Basiläre Migräne

Relativ selten ist auch eine sog. basiläre Migräne, welche im Anfall charakterisiert ist durch

- Drehschwindel,
- bilaterale Visusminderung,
- Tinnitus,

- Dysarthrie,
- Dauer etwa 30 Minuten,
- vorwiegend Auftreten bei jüngeren Frauen (Cave: Ovulationshemmer!).

Vertebrobasiläre Infarktsyndrome

Symptome: Akuter Schwindel, Unfähigkeit zu gehen oder zu stehen, starkes Erbrechen, akute Heiserkeit und Schluckstörungen.

Pathogenese: Während es sich bei der vertebrobasilären Insuffizienz um transitorische Ischämieattacken mit Symptomrückbildung innerhalb von 24 Stunden oder allenfalls prolongierte reversible Ischämien mit Symptomrückbildung innerhalb von einer Woche handelt, kommt es bei subtotalen Stenosen oder Verschlüssen von Vertebralis- bzw. Basilarisästen nicht selten auch zu einem progredienten Hirninfarkt mit Symptomenzunahme innerhalb von 48 Stunden oder zu einem kompletten Hirninfarkt mit akuter innerhalb Minuten oder weniger Stunden in voller Ausprägung vorliegender Symptomatik.

Je nach Lokalisation im Mittelhirn-, Pons- oder Medulla-oblongata-Bereich sind unterschiedliche Syndrome ableitbar, die mit einer Vielzahl von Eigennamen benannt wurden.

Intensive vestibuläre Störungen finden sich beim *Babinski-Nageotte-Syndrom* (dorsolaterale Partie des pontobulbären Übergangbereiches) sowie beim *Wallenberg-Syndrom* (dorsolaterale Medulla oblongata). Die Infarzierung findet im Versorgungsgebiet der A. cerebelli posterior inferior in unterschiedlichen Regionen statt. Das häufigere Wallenberg-Syndrom betrifft meist Menschen im höheren Lebensalter.

Merke: Beide Syndrome sind sehr selten und werden in der Literatur in ihrer klinischen Bedeutung häufig überschätzt.

Befunde: Bei der Untersuchung findet sich ipsilateral ein Horner-Syndrom, Trigeminusausfall, Gaumensegelparese, Hemiataxie.

Kontralateral dissoziierte Empfindungsstörung (gestörte Temperatur- und Schmerzempfindung bei erhaltenem Berührungsempfinden).

Elektronystagmogramm: Regelmäßiger Blickrichtungsnystagmus, inkonstante Minderung der Optokinetik, deutliches Überwiegen des postrotatorischen Nystagmus nach kontralateral, hochfrequenter, hochamplitudiger Spontannystagmus, Unter- bzw. Unerregbarkeit des peripheren Vestibularapparates.

Merke: Durch die Hypoxie im Bereich der zentralen Vestibulariskerne sowie der Labyrinthorgane finden sich klinisch zentrale und periphere vestibuläre Störungen.

Computertomogramm: Nach 48–72 Stunden sind Infarzierungen durch Hypodensität im abhängigen Stromgebiet der A. basilaris nachweisbar. Nach etwa 1–2 Wochen ist eine Kontrastmittelanreicherung zu erkennen (sog. Luxusperfusion). Die vestibuläre Störung wird bei Überleben nur zögernd und unvollständig ausgeglichen, da die Läsion auch die zu kompensatorischen Funktionsänderungen fähigen zentralen Strukturen zumindest teilweise erfaßt.

Therapie: Beim akuten Verschluß kann allenfalls in den ersten 4 Stunden eine Antistreptolysinbehandlung in Erwägung gezogen werden. Meist wird hierauf jedoch in Anbetracht der Risiken (intrazerebrale Blutung bei vorbestehender zerebraler Gefäßsklerose, Hypertonie usw.) verzichtet. Im übrigen gelten die entsprechenden diagnostisch-therapeutischen Maßnahmen wie bei der vertebrobasilären Insuffizienz.

Benigner paroxysmaler Schwindel in der Kindheit

Symptome: Plötzliche Schwindelattacken von wenigen Sekunden bis Minuten bei völlig gesund erscheinenden Kindern. Keine Bewußtseinstrübung, keine Ohrsymptome (Tinnitus, Hörstörung). Auffallend sind Begleitsymptome wie Kopfschmerzen, Bauchschmerzen, Übelkeit, neurologische Zeichen (Skotome, Sehstörungen, Photophobie usw.). Die Attacken wiederholen sich in Tagen, Wochen oder Monaten.

Ätiologie: Die Ätiologie des sehr seltenen Krankheitsbildes, das Kinder im Alter von 2–12 Jahren erfaßt, ist letztlich nicht bekannt. Die Begleitsymptome lassen an eine Dysfunktion in den hinteren Hirnarealen denken. So wären vertebrobasiläre ischämische Störungen zu diskutieren. Viele Kinder haben eine positive Familienanamnese mit Migräne, so daß das Krankheitsbild auch von einigen Autoren als Migräneäquivalent angesehen wird.

Befunde: Die Untersuchungen während der Attacken sind in der Regel nicht möglich. Im sog. freien Intervall sind EEG, ENG, CCT usw. normal. Mitunter läßt sich ein Nystagmus erkennen sowie eine geringe Seitendifferenz der Erregbarkeit, die für sich alleine jedoch keine Aussagekraft haben.

Differentialdiagnose: Der Morbus Ménière im Kindesalter ist sehr selten und muß wie bei Erwachsenen mit Tinnitus und Hörstörung kombiniert sein, was jedoch beim benignen paroxysmalen Schwindel in der Regel fehlt. Eine Neuropathia vestibularis tritt nicht anfallsartig auf und kann daher nicht mit einem benignen paroxysmalen Schwindel verwechselt werden.

Trotz ähnlicher Namensgebung ist der benigne paroxysmale Schwindel in der Kindheit von dem benignen paroxysmalen Lageschwindel streng zu unterscheiden (vgl. S. 165).

Therapie: Symptomatisch, komplette Spontanremission ist zu erwarten. Bei einigen Kindern wurde ein Übergang in eine Migräne beobachtet.

Tumoren der hinteren Schädelgrube

Anmerkung: Die Präzision der vestibulookulomotorischen Kontrolle erfordert ein ausgedehntes neuronales Substrat in der paramedianen Formatio reticularis der Brücken- und Mittelhirnhaube und im Zerebellum.

Zentralvestibulärer Schwindel kommt als Dauerschwindel bei Läsionen dieser anatomischen Strukturen vor. Während die Mittel- und Kleinhirntumoren erst im späteren Verlauf bei zunehmendem Druck auf den kaudalen Hirnstamm deutliche vestibuläre Symptome hervorrufen, sind Schwindelgefühle ein konstantes Frühsymptom bei Raumforderungen im Hirnstammbereich, d. h. in der Region des Pons, der Medulla oblongata und des 4. Ventrikels. Eine frühzeitige Stauungspapille beidseits ist bei Mittel- und Kleinhirntumoren, eine Stauungspapille im fortgeschrittenen Tumorstadium bei Raumforderung im Hirnstammbereich zu erwarten.

Kleinhirntumoren

Symptome: Im klinischen Bild bieten die einzelnen infratentoriellen Tumoren kaum spezielle Symptome und Verläufe, die präoperativ eine differentialdiagnostische Unterscheidung ermöglichen.

Ganz allgemein ist bei systematischem Schwindel mit Erbrechen mit malignen, rasch wachsenden Medulloblastomen und Karzinommetastasen in der Gegend des 4. Ventrikels und des kaudalen Hirnstammes zu rechnen. Bei Prozessen im Vestibulozerebellum (Nodulus und Flokkulus) tritt vorwiegend ein asystematischer Dauerschwindel auf, der gelegentlich mit kurzdauerndem Drehschwindel kombiniert sein kann und bei Lagewechsel deutlicher zu Tage tritt (zentraler Positions- bzw. Lageschwindel).

Pathogenese: Bei den Kleinhirntumoren handelt es sich um infratentorielle, d. h. unter dem Tentorium cerebelli gelegene, neoplastische Prozesse. Kinder und Jugendliche werden vorwiegend betroffen.

Das Zustandekommen von Schwindelerscheinungen ist bei zerebellaren Tumoren in erster Linie auf die allgemeine intrakranielle Drucksteigerung zurückzuführen. Des weiteren ist die Schwindelsymptomatik durch den direkten Druck auf die Medulla oblongata bzw. auf die Vestibulariskerne oder durch Zug- und Druckwirkung auf den Vestibularisstamm zu erklären. Im Gegensatz zu frühen koordinativen Störungen ist bei klinischer Manifestation der Schwindelbeschwerden der Tumor meistens bereits in den Boden des 4. Ventrikels eingewachsen bzw. übt in dieser Region Druck aus.

Durch die tumorbedingte direkte oder indirekte Verlegung der Liquorabflußwege kommt es zu einem Okklusionshydrozephalus, welcher ohne Therapie zur Einklemmung der Kleinhirntonsillen in das Foramen magnum führt.

Am häufigsten sind die gutartigen Spongioblastome (Astrozytome) und Ependymome sowie die bösartigen Medulloblastome die Ursachen der Beschwerden.

Während diese Tumoren meist das Kindes- und Jugendalter betreffen, ist das seltener auftretende gutartige Angioblastom (Lindau-Tumor) vorwiegend auf das mittlere und höhere Lebensalter beschränkt.

Befunde: Hinsichtlich der Topik ist allgemein der Sitz der Läsion erkennbar durch klinische typische unterschiedliche Befundkonstellationen.

Nystagmus: Ein Spontannystagmus ist wesentlich seltener als der nur ausnahmsweise fehlende unerschöpfliche, regelmäßig richtungswechselnde Lagenystagmus.

Ataxie:

- Rumpf-, Stand- und Gangataxie,
- Hyper- bzw. Dysmetrie,
- Asynergie bzw. Dysdiadochokinese,
- positives Rebound-Phänomen,
- Intentionstremor,
- skandierende Sprache,
- Makrographie (Vertikaler Zeichentest) (Abb. 90).

Merke: Die Kleinhirnataxie ist im Gegensatz zur spinalen Hinterstrangataxie nicht durch Augenkontrolle zu verbessern.

Muskelhypotonie: Erniedrigter Ruhetonus bei passiven Bewegungen, leichte Ermüdungserscheinungen (Asthenie), Gewichtsverschätzen (herdseitig).

Fundusophthalmoskopie: Nachweis einer Stauungspapille bzw. Atrophie der Sehnervenscheibe.

Angiomatosis retinae (Hippelsche Krankheit), die häufig mit einem Angioblastom vergesellschaftet ist.

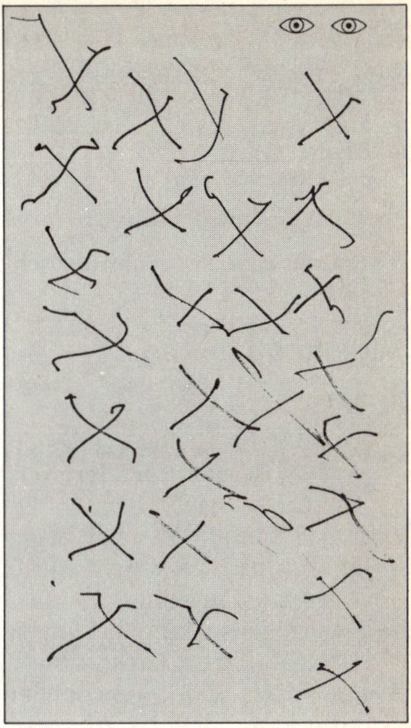

Abb. 90 Intentionstremor im Vertikalen Zeichentest

Elektronystagmographie: Zeichen einer zentralen Enthemmung, vestibuläre Übererregbarkeit bei Läsionen der Dachkerne und/oder des Nodulus.

Röntgen (Schädel): Bei langsam wachsenden Prozessen finden sich Druckzeichen wie vermehrte Impressiones digitatae oder eine Drucksella mit Atrophie des Dorsum sellae und im Kindes- bzw. Jugendalter auch Nahtsprengungen.

Computertomogramm: Der Nachweis des Tumors gelingt oftmals nach Kontrastmittelanreicherung. Die Untersuchung dient auch der Abklärung eines ggf. vorhandenen Hydrozephalus.

Angiographie: Vertebralis-Basilarisangiographie und die Kombination mit einer Karotisdarstellung dienen dem Nachweis des Tumors und seiner Vaskularisation. Die spezifische Diagnose eines Angioblastoms läßt sich – im Gegensatz zu fast allen Kleinhirntumoren – mit Hilfe der Vertebralisangiographie exakt stellen. Dies basiert auf einer typischen Tumoranfärbung.

Einklemmungszeichen:

- Zwangshaltung des Kopfes,
- Nackensteife und Nackenschmerz,
- Streckspasmus,
- Tonusverlust,
- Bewußtseinstrübung,
- Atemstörung bis zum irreversiblen Atemstillstand.

Therapie: Eine neurochirurgische Intervention ist anzustreben.

Mittelhirntumoren

Symptome:

- Kombinierte Konvergenz- und Blickparesen weisen auf eine Störung im Bereich der Vierhügelplatte.
- „Ocular-bobbing" bezeichnet spontane pendelnde Bulbusbewegungen als häufiges Zeichen beginnender Mittelhirnschädigung.
- Die *Lichtreaktion* geht mit Zunahme der Erkrankung von einer normalen Reaktion bei mittelweiten Pupillen in eine verzögerte bzw. träge Reaktion bei engen Pupillen bis hin zu einer herabgesetzten Reaktion bei leichter Pupillenerweiterung über.
- *Vestibuläre Störungen* spielen nur eine untergeordnete Rolle in Form sporadischer asystematischer Schwindelsensationen.

Diagnostik: Die diagnostischen Maßnahmen sind denen bei Kleinhirntumoren entsprechend.

Anmerkung: Das *akute Mittelhirnsyndrom,* das meist posttraumatisch entsteht, aber z. B. auch bei Einblutungen in einen Tumor möglich ist, entwickelt sich von frühen ungezielten Massenbewegungen über Streckmechanismen an den unteren Extremitäten mit Massenbewegungen der oberen Extremitäten zu einer Phase mit kombinierter Beugestellung der Arme und Streckmechanismen der Beine bis zu allgemeinen Streckmechanismen bei dann auch tiefer Bewußtlosigkeit und Dysregulation von Kreislauf und Atmung. Gelegentliche vestibuläre Begleitsymptome haben diesbezüglich nur eine untergeordnete pathognomonische Bedeutung.

Bulbopontine Tumoren

Symptome: Die Schwindelbeschwerden treten meist als systematischer Schwindel in Form eines Lageschwindels mit Dreh- und Fallneigung zur Herdseite auf. Von dem Patienten wird im allgemeinen eine zum Tumor kontralaterale Seitenlage bevorzugt. Bei bilateraler Ausdehnung des Prozesses kommt es zu einem Abklingen der subjektiven Schwindelgefühle. Störungen im Bereich des Kerngebietes des N.

vestibulocochlearis werden häufig von Erbrechen und zunehmendem Hörverlust begleitet.

Pathogenese: Zahlenmäßig dominieren Spongioblastome und Astrozytome. Seltener wird die Symptomatik durch Metastasen, Medullo- und Glioblastome, Ependymome oder Angiome verursacht. Die Tumoren mit Lokalisation in dieser Region bieten klinisch ein buntes Bild und bereiten differentialdiagnostisch oft Schwierigkeiten in der Abgrenzung gegenüber degenerativen oder entzündlichen Erkrankungen des Hirnstammes.

Befunde: *Nystagmus:* Die Nystagmusformen sind vielgestaltig und reichen von einem lebhaften Spontannystagmus mit Richtungsüberwiegen bis zu einem regelmäßigen Blickrichtungsnystagmus. Der Blickrichtungsnystagmus ist ein konstantes Symptom bei pontiner Läsion und tritt bei tiefergelegener Lokalisation der Tumoren nur noch sporadisch auf. Häufig wird auch ein Lagennystagmus beobachtet.

Merke: Bei Tumorlokalisation im Fasciculus longitudinalis medialis fehlt ein Nystagmus in der Regel, da die Verbindung von den Vestibularis- zu den Augenmuskelkernen unterbrochen ist. Dies ist hauptsächlich bei Ependymomen der Fall, die von oben her den Boden der Rautengrube infiltrieren und dadurch das hintere Längsbündel zerstören.

Hörstörung: Meist zentral bedingter pankochleärer Hörverlust.

Fundusophthalmoskopie: Stauungspapille erst als Spätsymptom.

ERA (electric response audiometry): Deformierter Verlauf der Summenpotentialkurve und verlängerte absolute sowie relative Latenzen der negativen Hauptkomponenten N1–N5 (z. B. N1 = kochleäre Kerngebiete, N5 = untere Vierhügelplatte).

Computertomogramm: Bei Durchführung mit basaler Schichtung von 1–2 mm sowie nach Kontrastmittelgabe häufiger Nachweis des Tumors. Bei fehlendem Hirndruckzeichen u. U. auch Anwendung von Solutrast angezeigt. Bei negativen CT-Befunden und eindeutiger Klinik sollte auch eine Kernspintomographie erwogen werden, welche nicht wie beim CT durch Knochenartefakte gestört ist und die Möglichkeit primärer Longitudinalschnitte im bulbopontinen Bereich eröffnet.

Angiographie: Eine Vertebralis-Basiliarisangiographie, ggf. kombiniert mit einer Karotisangiographie, ist nach Vorliegen des Computertomogramms und nicht auszuschließender operativer Konsequenz zu erwägen, z. B. zur besseren Beurteilung der Vaskularisation bzw. zur weiteren präoperativen Eingrenzung der Tumordiagnose.

Gekreuzte Hirnstammsyndrome: Durch die Kombination typischer homolateraler Hirnnervenausfälle mit kontralateralen (aufsteigende Bahnsysteme) und motorischen (absteigende Bahnsysteme) Störungen ist eine topische Zuordnung im Bereich von der oralen Brückenhaube bis zur unteren Medulla oblongata möglich, wobei auch hier die mit zahlreichen Einzelnamen belegten Symptome in praxi eher selten sind.

Merke: Hirndruckzeichen mit Stauungspapille und Erbrechen fehlen meist und treten erst in späteren Erkrankungsstadien auf, wenn es zu einer Verlegung der Liquorabflußwege gekommen ist.

Therapie: Je nach Lokalisation und Ausdehnung der Tumoren im Bereich der hinteren Schädelgrube ist von neurochirurgischer Seite die Möglichkeit eines operativen Vorgehens zu prüfen. Bei einem Angioblastom des Kleinhirns ist die Prognose günstig und eine Totalexstirpation führt zur Dauerheilung. Bei bulbopontinen Tumoren kommen chirurgische Maßnahmen wegen ihrer Aussichtslosigkeit (Schädigung der vegetativen Atem- und Kreislaufzentren) nicht in Frage. Eine radiologische Therapie kann manchmal das Geschwulstwachstum verzögern, insgesamt ist die Prognose jedoch absolut infaust. Operative Shunt-Verfahren zur Liquorableitung sind bei einem sich entwickelnden Hydrozephalus, der durch die Lokalisation der Tumoren in der hinteren Schädelgrube bevorzugt verursacht wird, unter Berücksichtigung der allgemeinen Prognose in Erwägung zu ziehen.

Syringobulbie

Symptome:

- Schwindelempfindungen werden ohne Richtungstendenz (asystematisch) allenfalls gelegentlich und in geringgradiger Ausprägung angegeben, was wahrscheinlich mit der sich nur sehr langsam entwickelnden Raumforderung zusammenhängt.
- Dissoziierte Empfindungsstörungen, d. h. Störungen des Temperatur- und Schmerzempfindens bei erhaltener Oberflächen- und Tiefensensibilität. Dies beruht auf der Zerstörung der nahe dem Zentralkanal kreuzenden spinothalamischen Schmerz- und Temperaturbahnen bei erhaltenen Hinterstrangbahnen.
- Diffuse Schulter-Armschmerzen als Ausdruck der häufig zervikal betonten Störung sind ein nicht seltenes Initialsymptom.
- Vegetativ-trophische Störungen durch Schädigung der Seitenhörner.
- Periphere Lähmungen bei Einbeziehung der Vorderhörner.
- Spastische Lähmungen an den Beinen durch perifokale Druck- und Zirkulationsschäden der Pyramidenbahnen, seltener Hinterstrangsymptome.

Pathogenese: Die Syringobulbie ist die bulbäre Manifestation einer Syringomyelie, welche auf dem Boden der dysraphischen Grundstörung eine Zwischenstellung zwischen einer Mißbildung und einem blastomatösen Prozeß einnimmt. Morphologisch ist der Syringomyelie-Komplex gekennzeichnet durch zystische, sich längs ausweitende Höhlenbildungen im dorsalen Rückenmarksgrau. Seltener geht der Prozeß vom Zentralkanal aus (Hydromyelie). Weiterhin kann eine (Höhlen-)Randgliose mit evtl. raumfordernder Wirkung durch Gliaproliferation sowie Zerstörung des Rückenmarkgewebes unter Verschonung der Blutgefäße bestehen.

Daneben wird ggf. auch nicht gliomatöses Tumorgewebe (z. B. Angiome, Lipome oder Teratome) gefunden.

Das Zervikalmark ist von den Veränderungen bevorzugt betroffen. Bei Beteiligung der bulbären Region kommt es zu Läsionen der kaudalen Hirnnerven (V–XII), meist ist der Nucleus ambiguus als gemeinsames Kerngebiet des N. vagus und N. glossopharyngeus sowie das Kerngebiet des N. hypoglossus in den Prozeß einbezogen, während die Vestibulariskerne nur gelegentlich betroffen sind.

Befunde: Sensibilitätsstörungen und Lähmungen sind in ihrer klinischen Manifestation von der Ausdehnung des Prozesses abhängig, wie dies die Aufzählung der Symptome bereits darlegt.

Nystagmus: Ein horizontaler oder vertikaler Spontannystagmus mit meist rotatorischer Komponente ist nur bei Läsion der Vestibulariskerne zu erwarten. Gelegentlich wird auch ein zentraler Blickrichtungsnystagmus beobachtet.

Merke: Obgleich der Nystagmus nicht regelmäßig auftritt, ist er doch mitunter das erste Zeichen der bulbären Beteiligung im Rahmen einer Syringomyelie.

Bulbärer Befall: Als Ausdruck des bulbären Befalles gilt die dissoziierte Sensibilitätsstörung im Gesicht mit zentralen sog. zwiebelschalenförmigen Begrenzungen (N. trigeminus) sowie Lähmungen der Kehlkopf-, Schlund-, Zungen- und Kaumuskulatur (N. vagus, N. glossopharyngeus, N. hypoglossus).

Diagnostik: Siehe unter bulbopontinen Tumoren. Hinsichtlich der Syringomyelie ist ein Elektromyogramm sowie spinales Computertomogramm nativ sowie nach intravenöser und/oder intrathekaler Gabe von Kontrastmittel (z. B. Solutrast) indiziert.

Therapie: Evtl. neurochirurgisches Vorgehen bei Raumforderung mit Liquorstopsyndrom mit Entlastung (z. B. Shunt-Verfahren). Im bulbopontinen Bereich ist eine operative Intervention nicht möglich. Unter Umständen sind Versuche mit Röntgentiefenbestrahlung des erkrankten Rückenmarkabschnittes einzusetzen, um das Fortschreiten der Krankheit aufzuhalten.

Nicht-raumfordernde Kleinhirnerkrankungen (zerebellare Ataxie)

Das Kleinhirn ist wesentlicher Koordinator der extrapyramidalen motorischen Aktivität sowie Modulator und Vorausregulator der pyramidalen Willkürmotorik. Erkrankungen des Kleinhirns verursachen daher massive Gleichgewichtsstörungen (z. B. Kleinhirnataxie).

Symptome und Befunde:

- Schwindel ohne Richtungstendenz, kein eigentlicher Drehschwindel,
- unsicherer Stand beim Romberg-Versuch mit Falltendenz zur Herdseite und unsicherer, breitbasiger Gang,
- Absinken im Positionsversuch zur kranken Seite bei deutlicher muskulärer Hypotonie,
- Absinken im Positionsversuch zur kranken Seite bei deutlicher muskulärer Hypotonie,
- Vorbeizeigen im Báránwritten Zeigeversuch zur kranken Seite,
- Lateralisationstendenz zur Läsionsseite bei Sterngang und Tretversuch,
- Drehung jedoch weniger ausgeprägt als bei vestibulären Erkrankungen,
- Hin- und Herschwanken bei Zeigeversuchen mit deutlichem *Intentionstremor in Zielnähe* (Finger-Nase-Zeigeversuch, Vertikaler Zeichentest, s. Abb. 90),
- Dysdiadochokinese und Dysmetrie,
- pathologisches Rebound-Phänomen,
- unkoordiniertes, abgehacktes, explosives Sprechen mit Luftverschwendung.

Merke: Die optische Kontrolle bzw. ihre Ausschaltung bewirken keine Änderung der zerebellaren Ataxie, d. h. kein wesentlicher Unterschied bei Koordinationsprüfungen mit geschlossenen und offenen Augen.

Die Besonderheiten sind weitgehend an der Motorik des „Betrunkenen" zu veranschaulichen. Es kommt zu einem deutlichen Torkeln sowie Zickzackbewegungen, wobei die optische Kontrolle keine wesentliche Hilfe leistet, so daß die Störung bei Dunkelheit bzw. Augenschluß kaum zunimmt.

Die technischen Untersuchungsmethoden wurden bereits bei den Kleinhirntumoren beschrieben (s. dort).

Ursache: Akute und chronische Intoxikation (z. B. Alkohol, Phenytoin), Abszesse, Enzephalitiden, Gefäßprozesse (Basilarisstromgebiet), traumatische Läsionen, paraneoplastische Veränderungen bei malignen internen Grundleiden, metabolische Störungen (z. B. Hypothyreose, Morbus Wilson), hirnatrophische Prozesse, Heredoataxien usw.

Therapie: Ggf. spezifische Behandlung der auslösenden Ursache, ansonsten symptomatische physikotherapeutische krankengymnastische Behandlung der funktionellen Ausfälle.

Differentialdiagnose: Störungen im Bereich der Muskeln und peripheren Nerven sowie der ab- und aufsteigenden Bahnsysteme im Rückenmark als auch der Basalganglien können zu Gleichgewichts- bzw. Koordinationsstörungen führen, welche häufig subjektiv als asystematischer Schwindel empfunden werden.

Nach Ausschluß einer zentral- oder periphervestibulären Genese ist es vorrangiges Ziel der Diagnostik, als Ursache für die Gleichgewichtsstörungen die geschädigte Teilstruktur im sensiblen oder motorischen System zu identifizieren.

Tab. 17 gibt einen Überblick über die wichtigsten Ursachen nichtperipherer vestibulärer Gleichgewichtsstörungen.

Tabelle 17 Nicht-periphere vestibuläre Gleichgewichtsstörungen als Ausdruck von Ataxien

Zerebellare Ataxie

Sensible Ataxie
Hinterstrangerkrankung
- funikuläre Spinalerkrankung
- Tabes dorsalis
- Enzephalomyelitis
- zerebrale Läsionen

Periphere Neuropathie
- entzündlich
- metabolisch
- exotoxisch

Motorische Ataxie
Frontalhirnprozesse
Extrapyramidale Syndrome
- hypokinetisch-rigides Syndrom (Parkinson)
- hyperkinetisch-hypotone Syndrome

Heredoataxie
Spinal (Friedreich)
Zerebellar (Nonne-Marie)

Merke: Gleichgewichtsstörungen sind lediglich Zusatzsymptome dieser Erkrankungen. Die eigentliche Diagnose stützt sich auf die jeweils spezifischen klinischen und technischen Leitsymptome.

Hinterstrangerkrankungen (sensible Ataxie)

Die sensible bzw. Tiefensensibilitätsataxie beruht auf einem Mangel an sensibler Information über die jeweilige Haltung und Bewegung von Körperteilen im Raum. Im Gegensatz zur zerebellaren betrifft die sensible Ataxie nicht so sehr den Stamm, sondern vorrangig die Extremitäten, so daß sich beim Gehen der Rumpf weitgehend geordnet bewegt, obgleich die Beine aus der angestrebten Richtung ausbrechen. Beim Gehen ist häufig der Blick auf die Fußspitzen gerichtet. Dadurch entsteht der Eindruck, der Kranke „gehe mit den Augen".

Merke: Durch eine intensive optische Kontrolle wird die sensible Ataxie z. T. kompensiert.

Die sensible betrifft weniger als die zerebellare Ataxie den Stamm und ist vorrangig im Extremitätenbereich auffällig.

Das Krankheitsbild, welches vom Patienten subjektiv nicht selten als Gangunsicherheit bzw. Schwindel geschildert wird, beruht auf einer Störung im Bereich vom peripheren Neuron-Hinterstrangsystem und kann z. B. auftreten bei funikulärer Myelose, peripheren Neuropathien, Tabes dorsalis oder anderweitigen Hinterstrangerkrankungen.

Funikuläre Spinalerkrankung (Myelose)

Frühe Leitsymptome:

- symmetrische, beinbetonte, häufig unangenehme, oft auch brennend empfundene Mißempfindungen,
- Schwäche und Ermüdbarkeit der Beine,
- Störungen des Lagesinnes und des Vibrationsempfindens.

Spätsymptome:

- Gangataxie als typisches Leitsymptom der Hinterstrangerkrankungen, die sich bei Lidschluß und in Dunkelheit verstärkt,
- Pyramidenbahnzeichen mit beidseits positiven Babinski-Zeichen, allerdings häufig abgeschwächte Eigenreflexe durch Mitbefall der Hinterwurzeln,
- psychische Veränderungen, sog. Perniziosa-Psychose.

Pathogenese: Die funikuläre Myelose ist die neurologische Manifestationsform der Vitamin-B_{12}-Mangelerkrankung. Hierbei kann nicht selten die typische Spinalerkrankung den charakteristischen Blutbildveränderungen des Vitamin-B_{12}-Mangels vorausgehen.

Merke: Ein normales Blutbild schließt eine funikuläre Spinalerkrankung nicht aus.

Diagnostik: Histaminrefraktäre Anazidität, Vitamin-B_{12}-Resorptionstest nach Schilling, Elektromyogramm mit Nervenleitgeschwindigkeit zur Objektivierung einer peripheren Neuropathie.

Differentialdiagnose: Im Gegensatz zur multiplen Sklerose, die ein ähnliches Krankheitsbild vortäuschen kann, fehlt ein Nystagmus. Hirnnervenstörungen (z. B. Retrobulbärneuritis) sind nur selten vorhanden.

Therapie: Frühbehandlung mit hochdosierter parenteraler Vitamin-B_{12}-Zufuhr (täglich 1000 Gamma intramuskulär, zur Dauerbehandlung einmal monatlich).

Nur durch rechtzeitige Frühbehandlung lassen sich irreversible Axonschäden verhindern.

Tabes dorsalis

Als Manifestation des Lues im Quartärstadium zählt die Tabes – nach Einführung der hochwirksamen Penicillintherapie im Frühstadium der luetischen Erkrankung – noch heute zu den seltenen Krankheitsformen. Der Manifestationszeitpunkt beträgt im allgemeinen 8–15 Jahre nach der Primärinfektion, wobei relativ vielen Tabeskranken von einer vorausgegangenen Infektion nichts bekannt ist. Die sog. juvenile Tabes beruht auf einer konnatalen Lues. Es handelt sich um eine chronisch fortschreitend entzündliche Degeneration der Hinterwurzeln und Hinterstränge im Rückenmark, wobei das morphologische Bild einer dorsalen Meningoradikulitis und aszendierenden Degeneration der Hinterstränge vorliegt.

Symptome:
Hinterwurzel- und Hinterstrangsymptome:

- Hypo- bzw. Areflexie,
- muskuläre Hypo- bzw. Atonie,
- Tiefensensibilitätsstörungen des Vibrations-, Lage- und Bewegungsempfindens, hierdurch wird in Kombination mit der Muskelhypotonie die „Hinterstrangataxie“ geprägt,
- Oberflächensensibilitätsstörungen durch Hinterwurzelbefall, z. B. lanzinierende, blitzartig einschießende Schmerzen, Kältehyperpathie, Schmerzanfälle an verschiedensten inneren Organen im Sinne einer sog. tabischen Krise,

- trophische Störungen als Folge der Hinterwurzelveränderungen, Blasenstörungen.

Zusätzliche Symptome:

- Reflektorische Pupillenstarre, d. h. die Lichtreaktion ist abgeschwächt bzw. erloschen bei erhaltener Konvergenzreaktion, dieses Symptom ist fast pathognomonisch für eine Neurolues (Argyll-Robertson-Phänomen),
- Optikusatrophie.

Befunde: *Liquor:* mäßige Gesamteiweiß-, γ-Globulin- und Ig-Vermehrung mit Nachweis von oligoklonalem IgG wie bei multipler Sklerose, mäßige lymphozytäre Pleozytose.

Merke: Der Liquorbefund bei multipler Sklerose und Tabes ist identisch.

Serologie: Serologische spezifische Luesreaktionen im Blut, positiver TPI-(Nelson-)Test*, FTA-ABS-* und TPHA-Test*.

Lipoidreaktionen: Cardiolipin-KBR und quantitativ auswertbarer VDRL-Test*.

Anmerkung: Serologische Liquoruntersuchungen ergeben keine zusätzliche Information zum Serumbefund.

Therapie: 1 Mega Penicillin intramuskulär/die über 3 Wochen bis zum Aufbau eines Penicillinspiegels im Serum von 0,03 IE/ml. Der Behandlungserfolg ist dann ausreichend, wenn der VDRL-Titer innerhalb eines Jahres um mindestens 3 Stufen zurückgeht bzw. negativ wird und bei der weiteren Beobachtung negativ bleibt.

Differentialdiagnose der Hinterstrangerkrankungen

Zerebrale Läsionen

Ataktische Störungen wie bei Hinterstrangerkrankungen im spinalen Bereich können auch bei Läsionen der primären Hinterstrangfasern im zerebralen afferenten Bereich auftreten, z. B. in der medialen Schleife der Medulla oblongata, im Thalamus oder Gyrus postcentralis (s. S. 16). Am bekanntesten unter diesen seltenen Ursachen einer „Hinterstrangataxie" ist die sog. parietale Ataxie bei Schädigungen des Parietalhirnes, welche sich im allgemeinen computertomographisch abklären läßt.

---

* TPI = Treponema-Pallidum-Immobilisationstest,
FTA-ABS = Fluorescent-Treponema-Antibody-Absorptionstest,
TPHA = Treponemahämagglutinationstest,
VDRL = Veneral-Disease-Research-Laboratory-Test.

Enzephalomyelitis

Selten kann es auch im Rahmen einer Enzephalomyelitis zur Demarkation im Bereich der Hinterstränge kommen (vgl. S. 182).

Bettataxie

Hierbei handelt es sich um keine pathologisch einzuordnende Koordinationsstörung, sondern lediglich um unsichere Bewegungen nach längerem Krankenlager, die nach einigen Tagen wieder ausgeglichen sind.

Periphere Neuropathie (sensible Ataxie)

Symptome: Eine einheitliche Symptomatik mit Schwindelerscheinungen liegt nicht vor. Neben symmetrisch sensiblen und/oder motorischen Störungen mit distal beinbetonter Symptomatik können auch polyneuropathische Syndrome mit asymmetrischen Ausfällen vorkommen (sog. Mononeuritis multiplex). Mit den genannten Typen kombiniert oder isoliert sind langsam chronische vegetative Funktionsdefekte mit vasomotorisch-trophischen Störungen bekannt.

Pathogenese: Es handelt sich um eine Polyneuropathie, die entzündlicher, metabolischer oder exotoxischer Genese sein kann.

Entzündlich: Im Gefolge von Infektionskrankheiten (z. B. viraler Infekt), nach entzündlichen Gefäßerkrankungen (z. B. Periarteriitis nodosa) oder nach immunallergischen Prozessen (z. B. Polyradikulitis Guillain-Barrè) wird die periphere Neuropathie beobachtet.

Metabolisch: Als Ursachen sind Diabetes mellitus, Dysproteinämien, Fettstoffwechselstörungen, Niereninsuffizienz, Porphyrien, Mangelneuropathien bei gastrointestinalen Erkrankungen sowie paraneoplastischen Prozessen bekannt.

Exotoxisch: Zu den wichtigsten exotoxischen Ursachen zählen Alkohol, Barbiturate, orale Antidiabetika, organische Lösungsmittel usw.

Befunde: *Elektromyogramm, Nervenleitgeschwindigkeit:* Mit Hilfe dieser Untrsuchungstechniken gelingt eine Differenzierung in axonale, Myelinscheiden- oder kombinierte Schädigung durch elektromyographische (Denervierung, neurogener Umbau) und motorische bzw. sensible elektroneurographische (Verlangsamung der Nervenleitgeschwindigkeit) Schädigungen.

Liquoruntersuchungen: Nachweis entzündlicher oder immunologischer Störungen (s. S. 135).

Laboruntersuchungen: Abklärung der pathogenetischen Faktoren.

Therapie: Die Kausaltherapie hat Vorrang, sofern die Ursache sich nachweisen läßt. Die symptomatische Behandlung besteht in physikalisch-krankengymnastischen Maßnahmen sowie Gabe von neurotropen Vitaminen und α-Liponsäure (z. B. Thioctazid initial bis zu 6 A. intravenös über 1–2 Wochen, dann oral 3mal 1–2 Dragees), von der eine besondere Wirksamkeit bei alkoholischen und diabetogenen Polyneuropathien bekannt ist.

Frontalhirnprozesse (motorische Ataxie)

Zu den sehr seltenen Ursachen von Gleichgewichtsstörungen zählen die Frontalhirnprozesse. Die dabei gelegentlich auftretende Gangstörung sollte nicht „Gangapraxie", sondern besser „Beinapraxie" genannt werden. Voraussetzung zu dieser Einordnung ist eine intakte zerebellare Koordination sowie ein ungestörtes Lage- und Bewegungsempfinden (Hinterstrangfasern). Man sollte sich immer fragen und diesbezüglich gezielt untersuchen, ob die ataktischen Phänomene wirklich Ausdruck einer Läsion der frontalen Steuerungszentren sind oder nicht doch ein Fernsymptom von Kleinhirnprozessen darstellen.

Extrapyramidale Stammgangliensyndrome (motorische Ataxie)

Extrapyramidale hypo- bzw. hyperkinetische Bewegungsstörungen können zu Unsicherheitsgefühlen bzw. Fallneigung führen. Diese Symptomatik wird vom Patienten nicht selten mit Schwindel beschrieben, was bei diesen Erkrankungen jedoch nicht pathognomonisch ist, so daß nachfolgend nur kurz die Leitsymptome der Erkrankungen erwähnt sind.

Hypokinetisch-rigides Syndrom

Parkinson-Syndrom

Symptome:

- Hypokinese als dopaminerges Minussymptom,
- Rigor, d. h. Zahnradphänomen mit ruckartig wechselndem muskulären zähen Widerstand bei passiven Gelenkbewegungen und Tremor (4–7 Schläge/Sekunde) als Zeichen cholinerger Enthemmung (Plussymptome),
- nach vorn gebeugter Rumpf, schlürfender Gang,
- vegetative Störung in Form von Hypersalivation, vermehrter Tränensekretion, vermehrter Schweißsekretion, Maskengesicht (Ami-

mie), Salbengesicht (erhöhte Talgdrüsensekretion) und Temperaturregulationsstörungen,
- depressive Verstimmung, Antriebsschwäche, Gleichgültigkeit,
- gelegentliche Fallneigung von vorn (Propulsion) nach rückwärts (Retropulsion) oder zur Seite (Lateropulsion).

Merke: Gegenüber dem essentiellen oder psychogenen Tremor ist der extrapyramidale Tremor niederfrequent.

Pathogenese: Der Erkrankung liegt eine chronische Degeneration im extrapyramidalen System (Globus pallidus, Substantia nigra) zugrunde.

Nicht selten ist ein hereditäres-familiäres Auftreten bekannt.

Weitere Ursachen: Parkinsonismus bei anderen degenerativen Heredoaffektionen, postenzephalitischer Parkinsonismus (heute sehr selten), arteriosklerotischer Parkinsonismus, Parkinsonismus „ohne erkennbare Ursache".

Seltene Ursachen: CO-Intoxikation, Manganintoxikation, medikamentöse Intoxikation (z. B. Phenothiazin, Rauwolfia), Tumoren, Polycythaemia vera.

Therapie: Physikalisch-krankengymnastische sowie medikamentöse anticholinerge und/oder dopaminerge Behandlung.

Syndrome mit kombinierter Parkinson-Symptomatik und deutlicher Fallneigung

Steele-Richardson-Olszewski-Syndrom

Symptome: Vorwiegend akinetische Parkinson-Symptomatik. Ausgeprägte Neigung zur Retropulsion.

Merke: Im Gegensatz zum Parkinson-Syndrom ist eine progressive supranukleäre Ophthalmoplegie mit Blickparese nach unten und ein vertikaler Nystagmus als topographischer Hinweis auf die Vierhügelplatte nachweisbar.

Generalisierte zentrale Lähmung.

Pathogenese: unbekannt.

Therapie: s. Parkinson-Syndrom.

Shy-Drager-Syndrom

Symptome:

- akinetisches Parkinson-Syndrom,
- primäre orthostatische Hypotention,
- Erlöschen des thermoregulatorischen Schwitzens und der Potenz.

Im Endstadium zerebellare, pyramidale Symptome und Zeichen generalisierter Vorderhornläsionen.

Pathogenese: Aus unbekannten Gründen kommt es zu einem Nervenzellverlust in der intermediolateralen Säule des Rückenmarks, dem Kerngebiet des präsynaptischen sympathischen Neurons sowie im Nucleus dorsalis des N. vagus.

Das Krankheitsbild manifestiert sich ab dem 35. Lebensjahr bevorzugt bei Männern.

Therapie: Gabe von Mineralocorticoiden bei salzreicher Kost (Kontraindikation: Herzinsuffizienz).

Von sympathomimetischen oder venentonisierenden Mitteln ist kein dauerhafter Erfolg zu erwarten. Mit L-Dopa-Benzerazid, Tyramin, MAO-Hemmern und Amphetamin kann versucht werden, die Wirkung sympathischer Transmittersubstanzen zu steigern.

Epikrise: Überlebensdauer ca. 7–8 Jahre nach Diagnosestellung.

Olivopontozerebellare Atrophie

Das Krankheitsbild tritt familiär im höheren Lebensalter auf. Es ist durch zerebellare Ataxie und Parkinson-Syndrom gekennzeichnet. Hinzu stellt sich eine langsam fortschreitende Demenz ein, die jedoch bei Manifestation um das 50. Lebensjahr nicht regelmäßig nachweisbar ist.

Innerhalb von 1–4 Jahren führt die Erkrankung zum Exitus.

Hyperkinetisch-hypotone Syndrome

Eine Synopsis der Symptome sowie Topographie der sehr seltenen hyperkinetisch-hypotonen Syndrome ist Tab. 18 zu entnehmen.

Tabelle 18 Synopsis der hyperkinetisch-hypotonen Stammgangliensyndrome

Syndrom	Hauptsymptome	Kerngebiet
Chorea	rumpfnahe, schnelle Bewegungen	Corpus striatum
Athetose	wühlende, distal betonte langsame Bewegungen	Corpus striatum Pallidum
Ballismus	grobe Schleuderbewegungen der Extremitäten	Nucleus subthalamicus
Torsionssystonie	langsame Drehbewegungen um die Rumpfachse	Putamen Thalamus
Spastischer Schiefhals		

Ursache: Neben degenerativen Prozessen unklarer Genese sind z. B. Hirnarteriosklerose, Tumoren, Vergiftungen und Traumen zu nennen.

Therapie: Eine kausale Therapie dieser Erkrankung ist nicht bekannt. Als symptomatische Therapie hat sich neuerdings die Gabe von Valproinat als GABA-Agonist bewährt (3 × 600 mg, Kontrolle der Therapie nach Serumspiegel). Bezüglich weiterer differenzierter medikamentöser Therapiemöglichkeiten sei auf die spezielle neurologische Literatur verwiesen.

Heredoataxien (motorische Ataxie)

Unter diesem Begriff sind hereditäre degenerative Krankheiten des spinozerebellaren Systems mit ausgeprägten Gleichgewichtsstörungen, nicht selten begleitet von Schwindelempfindungen, aufgeführt.

Spinale Heredoataxie (Friedreich)

Symptome: Hinterstrangsyndrom mit spinaler Gangataxie bzw. Störung der Tiefensensibilität, das zunächst das Beschwerdebild bestimmt und allmählich fortschreitet. Im weiteren Verlauf stellt sich ein Befall der Pyramidenbahn ein.

Leitsymptom: „Friedreich-Fuß", d. h. Spitz-Hohlfußbildung als Ausdruck der pathologischen Tonisierung der Muskulatur mit Dorsalflexion in den Grundgelenken und Plantarflexion in den übrigen Gelenken (Hohlfuß mit Hammerzehen).

Pathogenese: Rezessiv vererbtes Leiden mit Degeneration der sensiblen Wurzeln, der Hinterstränge und des Tractus spinocerebellaris bei nur relativ geringer Beteiligung der Kleinhirnrinde, meist – jedoch nicht obligat – mit Pyramidenbahnbeteiligung.

Befunde: entsprechend der Ausdehnung des Prozesses (vgl. S. 203):

- Nystagmus, Intentionstremor und zerebellare Sprachstörung,
- Optikusatrophie,
- psychisches Defektsyndrom, allmählich fortschreitend bis zur Demenz.

Therapie: physikalisch-krankengymnastische Übungsbehandlung, evtl. orthopädische Hilfsmittel.

Zerebellare Heredoataxie (Nonne-Marie)

Symptome Die zerebellaren Leitsymptome wurden bereits bei den Kleinhirntumoren aufgeführt und sind entsprechend.

- Typische Koordinationsstörungen,
- Nystagmus,
- explosiv-skandierende Sprache,
- spinale Hinterstrangsymptome, die gegenüber der vorrangigen zerebellaren Störung meist nur relativ geringgradig ausgeprägt sind.

Symptome im weiteren Verlauf:

- bulbäre Schluckstörungen,
- Pyramidenbahnsymptome,
- Augenmuskel- und/oder Blickparesen,
- Optikusatrophie,
- Hörstörungen,
- zunehmende Demenz infolge kortikaler Atrophie.

Pathogenese: Dominant vererbtes Leiden mit Degenerationen im Bereich des Kleinhirns, aber auch im Bereich der spinalen Kleinhirnseitenstränge sowie Hinterstränge und ebenfalls der frontalen und parietalen Großhirnrinde. Die Erstmanifestation stellt sich im 3.–4. Lebensjahrzehnt ein.

Therapie: Die Maßnahmen entsprechen denen bei Friedreich-Ataxie.

Atrophie cérébelleuse tardive à prédominance corticale (Pièrre-Maria-Foix-Alajouanine)

Symptome:

- zerebellare Zeichen (s. S. 200), insbesondere allmählich fortschreitende beinbetonte Ataxie der Extremitäten, im weiteren Verlauf Sprachataxie und Nystagmus,
- im allgemeinen keine Demenz,
- normale Lebenserwartung.

Merke: Im Gegensatz zu den Heredoataxien bei sporadischer Spätatrophie der Kleinhirnrinde exotoxische Genese.

Pathogenese: Schwund des Kleinhirnvorderlappens. Ätiologisch ist meist Alkohol- und/oder Medikamentenabusus nachweisbar.

Hirnorganische Anfallsleiden

Als eine eher seltene Ursache von Schwindelsensationen sollten auch hirnorganische Anfallsleiden erwogen werden. „Epileptischer Schwindel" setzt schlagartig ein und wird in der Regel von einer Bewußtseinspause begleitet. Gegenüber dem akut einsetzenden vestibulären Schwindel unterscheiden sich die Sensationen vor allem in einer raschen Abklingphase.

Merke: Nicht selten sind von Patienten mit bekannten hirnorganischen Anfällen die angegebenen Schwindelempfindungen nicht Ausdruck einer gesteigerten hirnelektrischen Erregbarkeit, sondern Ausdruck einer toxischen peripheren und zentralen Vestibularisstörung bei gleichzeitiger zerebellarer Schädigung durch Antikonvulsiva (z. B. Barbituratderivate wie Primidon und Phenobarbital, Diphenylhydantoine und Carbamazepin). Während ein „epileptischer Nystagmus" nur ausgesprochen selten beobachtet wird, gehört dieser regelmäßig zur toxischen Wirkung von Antikonvulsiva. Die Diagnose ergibt sich aus der Bestimmung der Serumspiegelkonzentration.

Durch toxische Wirkung von Antikonvulsiva bedingte Schwindelempfindungen sind bei antikonvulsiv behandelten Anfallskranken sehr viel häufiger als durch gesteigerte hirnelektrische Erregbarkeit.

„Vertiginöse Attacken"

Kurzfristige Bewußtseinsstörungen im Rahmen von Absencen sowie eine plötzliche Umdämmerung im Rahmen komplexer psychomotorischer Anfälle wird nicht selten als „Schwindel" etikettiert. Abb. 91 verdeutlicht den Entstehungsmechanismus bei generalisierten und fokalen Anfällen.

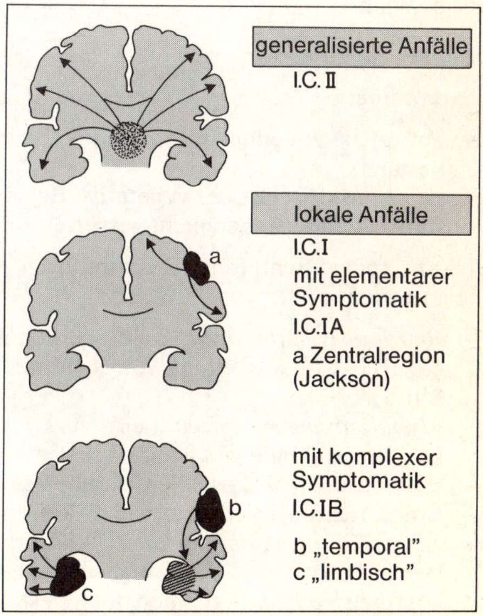

Abb. 91 Entstehungsmechanismus generalisierter und fokaler Anfälle in vereinfachter Darstellung

Generalisierte Anfälle sind dadurch charakterisiert, daß krampfstromspezifische EEG-Muster als Ausdruck zentralenzephaler bzw. diffus generalisierter ausgedehnter neuronaler Entladungen in beiden Hemisphären gleichzeitig sind.

Fokale Anfälle sind dadurch gekennzeichnet, daß als Ausdruck uni- bzw. multifokaler Aktivierung die ersten EEG-Veränderungen auf einen oder auch mehrere Teile einer oder beider Hemisphären begrenzt sind.

Absencen

Absencen sind Minimalformen eines hirnorganischen Anfalles. Sie sind in ihrer reinsten Ausprägung kurzdauernde Bewußtseinspausen von wenigen Sekunden ohne motorische oder vegetative Symptome. Sie können in jedem Lebensalter im Verlauf aller Epilepsien beobachtet werden. Absencen treten entweder als eigenständige Anfallsform, meist jedoch in Kombination mit generalisierten großen Anfällen (Grand mal) auf oder sind phänomenologisch nicht weiter differenzierbare Verdünnungen anderer (z. B. psychomotorischer) Anfallstypen. Insbesondere kommt der altersgebundenen Absence im Rahmen einer sog. Pyknolepsie (pyknos = dicht) mit täglich in großer Zahl auftretenden Absencen Bedeutung zu. Die Erkrankung ist vorwiegend genetisch bedingt mit altersgebundenem Gipfel zwischen dem 5. und 10. Lebensjahr.

Blande Absence

Symptome:

- abrupt beginnende und endende Bewußtseinspause von 5–10 Sekunden,
- keine motorische oder vegetative Begleitfunktion,
- statische Funktionen nicht gestört.

Diese „reine“ Symptomatik kann durch zusätzliche Symptome erweitert werden, z. B.:

- *Retropulsive Absencen:* Bulbi werden nach oben gedreht bei häufiger Rückwärtsbewegung von Kopf und Rumpf („Hans-guck-in-die-Luft“).
- *Myoklonische Absencen:* beidseits synchrone und rhythmische Myoklonien (3/s) im Fazialisbereich oder in den Armen.
- *Adversive Absencen:* Seitwärtsbewegungen des Kopfes und der Bulbi, richtungswechselnd oder -konstant.
- *Absencen mit Automatismen:* Willkürhandlungen können trotz der Bewußtseinstrübung automatisch fortgesetzt werden, z. B. Laufen; häufig orale Automatismen oder Nesteln.

Diagnostik: *Enzephalogramm:* im Anfall: generalisierte, bilateral synchrone Spike-wave-Komplexe um 3/s,

im Intervall meist der Altersnorm entsprechender Befund.

Provokationsmethoden: Hyperventilation hat einen deutlich provozierenden bzw. aktivierenden Effekt auf die Spike-wave-Komplexe.

Therapie: langsam einschleichende antikonvulsive Medikation mit Valproinat (z. B. Orfiril, Ergenyl).

Partiell komplexe, psychomotorische, temporale Anfälle

Bei diesem Krankheitsbild handelt es sich um fokale Anfälle, die von den medialen und basalen (limbischen) Strukturen des Temporallappens ausgelöst werden, wobei eine plötzliche, kurzdauernde Umdämmerung (Unterbrechung der erlebnismäßigen Übereinstimmung mit der Realität) von den Patienten als Schwindel mit Entrücktsein erlebt wird.

Symptome:

- Oft verzögerter Beginn und langsames Abklingen im Gegensatz zu den pyknoleptischen Absencen.
- Anfallsdauer durchschnittlich ½–2 Minuten.
- Aura bei zwei Drittel der Patienten im Sinne eines Dämmerzustandes (Dreamy state) mit eingeengtem, nach innen gerichteten Bewußtsein. Die Umwelt wird hierbei illusionär verkannt (wie im Traum, alles so komisch, fremd, unbestimmt vertraut). Die Umwelt kann auch abnorm groß und klein erscheinen (Makro- oder Mikrobiopsie), und es kann zum Auftreten unangenehmer Geschmacks- bzw. Geruchsempfindungen kommen (Unkinatuskrisen). Auch echter systematischer Drehschwindel kann hierbei auftreten (s. Vertigo epileptica).
- Automatismen wie Kau-Schmatzbewegungen, Nesteln an Körper und Kleidern, komplexe Handlungen wie „Auf-der-Stelle-Treten", Verlegenheitsbewegungen, An- und Ausziehen, Laut- oder Wortstereotypien.
- Affektive Äußerungen wie Brummen, Stöhnen, Singen usw.
- Vegetative Störungen wie aufsteigendes Hitzegefühl, Gänsehaut, Zusammenkrampfen des Magens, Harn- oder Stuhldrang, Blässe und Röte des Gesichts, Änderung von Atem- und Herzfrequenz usw.
- Die Folge der Einzelsymptome bleibt beim gleichen Patienten oft konstant, wobei ihre Intensität wechseln kann.

Befunde: *Elektroenzephalogramm:*

Im Anfall: generalisierte, teilweise steile 3–6 Wellen/s, z. T. mit eingestreuten steilen Ablaufen und Spitzenpotentialen. Nicht selten geht eine Zunahme temporaler Dysrhythmie voraus, manchmal ist die Anfallsaktivität auf einen Temporallappen oder eine Hemisphäre begrenzt.

Im Intervall: häufig über einer oder beiden Schläfenregionen fokale Dysrhythmien bzw. hypersynchrone Entladungen.

Provokationsmethoden: Schlafaktivierung als Methode der Wahl zur Provokation eines Temporallappenfokus. Provokation durch Hyperventilation dagegen im allgemeinen wenig ergiebig.

Computertomogramm: Untersuchung nativ und mit Kontrastmittel zum Ausschluß einer substantiellen Störung im Temporallappen (z. B. rindennaher Tumor im Frühstadium, Angiom, kontusioneller Herd).

Differentialdiagnose: Bei ansonsten nicht faßbarer Ätiologie sollte immer auch an eine Hypoglykämie gedacht werden, während es bei Blutzuckerwerten ab 40 mg% zu psychomotorischen Anfällen kommen kann. Ursachen können in einem exogenen (Diabetesbehandlung) oder endogenen (z. B. Insulinom) induzierten Hyperinsulinismus bzw. spontaner Hypoglykämie liegen.

Hungerversuch: Kontinuierliche, im allgemeinen stündliche Blutzuckerbestimmungen bis zum Nachweis eines deutlichen Blutzuckerabfalles bzw. ausgeprägte vegetative Symptome oder Anfallsäquivalente. Der Versuch sollte bei Blutzuckerwerten ab 60 mg% oder auch früher deutlich werdender vegetativer Symptome mit einem EEG kombiniert werden. Bei weitgehend fehlender hypoglykämischer Tendenz sollte der Versuch nicht vor 24 Stunden abgebrochen werden. Bei Durchführung des Versuches empfiehlt sich während der gesamten Zeit einen intravenösen Zugang zu legen, zur eventuellen Glucosesubstitution.

Bei gegebenem Verdacht ist eine gezielte internistische Diagnostik zur Abklärung eines Insulinoms angezeigt.

Merke: In der Ausschlußdiagnostik muß einer Hypoglykämie als mögliche Ursache psychomotorischer Anfälle stets Rechnung getragen werden.

Therapie: Nach Ausschluß einer Hypoglykämie oder eines operationsbedürftigen Schläfenlappenprozesses ist bei mehr als 2 unprovozierten Anfällen pro Jahr eine antikonvulsive Einstellung indiziert. Diese sollte langsam einschleichend mit Carbamazepin (z. B. Tegretal, Timonil, Sirtal usw.) unter Kontrolle der Serumspiegel erfolgen.

Vertigo epileptica

Bei einer fokal in den kortikalen vestibulären Arealen, d. h. in der hinteren Hälfte des Gyrus temporalis superior oder in der temporoparietalen Grenzzone sich etablierenden Erregbarkeitssteigerungen, kann es zu einem „echten" systemischen Drehschwindel kommen.

Das Krankheitsbild ist äußerst selten und manifestiert sich u. U. als isolierter vestibulärer Anfall oder auch als Aura eines fokalen Anfalles (in etwa drei Viertel der Fälle Übergang in einen Adversivanfall, ansonsten komplex-psychomotorische Anfälle).

Merke: Vestibuläre Aura und isoliert vestibuläre Anfallsmanifestation sind sehr selten und sollten nur erwogen werden, sofern die geschilderten Empfindungen eindeutig auf einen vestibulären Schwindel (Dreh-, Liftgefühl) hinweisen.

Diagnostik und Therapie: wie bei komplex-psychomotorischen Anfällen.

Herz-Kreislauf-Erkrankungen

Hypotone Regulationsstörungen

Definition: Unter einer hypotonen Regulationsstörung wird eine Kreislauffehlsteuerung verstanden, bei der in Ruhelage, im Stehen, während oder nach körperlicher Belastung der Blutdruck aufgrund einer inadäquaten Herzminutenvolumenanpassung vermindert ist.

Von einem hypotonen Symptomkomplex wird erst dann gesprochen, wenn infolge der Blutdrucksenkung subjektive Beschwerden und/oder objektive Krankheitszeichen auftreten.

Eine Hypotonie liegt bei Blutdruckwerten unter 100/70 mmHg vor.

Einteilung hypotoner Regulationsstörungen:

- primäre (essentielle) Dauerhypotonie,
- orthostatische Hypotonie,
- sekundäre (symptomatische) Hypotonie,
- vagovasale Reaktion.

Primäre (essentielle) Dauerhypotonie

Symptome: Schwindelzustände unabhängig von der Körperposition, Ohnmachtsneigung, Depression, Kopfschmerz, Herzsensationen von Oppressionsgefühl bis zu pektanginösen Beschwerden.

Pathogenese: Unbekannt, neben konstitutioneller Disposition dürften seelische, nervöse und humorale Einflüsse, die sich nicht exakt fassen lassen, für die hypotone Regulationsstörung eine Rolle spielen.

Befunde: Erniedrigter Blutdruck im Liegen bei inadäquatem, systolischen Anstieg bei körperlicher Belastung mit überschießender Herzfrequenzbeschleunigung, allgemeine Blässe, kühle, feuchte Extremitäten, asthenischer Körperbau, nicht selten arteriospastische Diathese im Zehen- und Fingeroszillogramm.

Therapie: Allgemeinmaßnahmen:

- ausführliches Gespräch mit Patienten über die Gefahrlosigkeit der Regulationsstörung (meist erhöhte Lebenserwartung!),
- kalorien- und kochsalzreiche Kost,
- Gymnastik, Hydrotherapie, Massage.

Zeitlich möglichst begrenzte medikamentöse Therapie:

- *Sympathikomimetika:* Octopamin (Norphen) Etilefrin (Effortil), Norfenefrin (Novadral), Ephedrin (im Kombinationspräparat Peripherin), Midodrin (Gutron), Ameziniumetilsulfat (Regulton). (Präparate mit Stimulation der α- und β-Rezeptoren sind im allgemeinen vorzuziehen.)
- *Dihydoergotamin:* (Dihydergot, -forte, DET MS retard) wirkt vorwiegend venös-konstriktorisch.

Cave: paradoxer Effekt mit Hypotension, Koronarspasmen.

Hinweis: Sympathikomimetika und Ergotamine lassen im Laufe der Zeit in ihrer Wirksamkeit nach. Retard-Formen weisen eine bessere Bioverfügbarkeit auf. Sympathikomimetika sollten morgens verabreicht werden, um nächtliche Schlaflosigkeit zu vermeiden.

- *Mineralocorticoide* z. B. Fluorhydrocortison (Astonin H) steigern Natriumrückresorption vor allem im distalen Nierentubulus, wodurch das Plasmavolumen und der Blutdruck gesteigert wird.

Hinweis: Mineralocorticoide sollten nicht länger als 6–8 Wochen eingenommen werden. Als Nebenwirkungen kommen Ödeme, Hypokaliämie und Hypertonie vor. Kontraindikationen sind Herzinsuffizienz, Leberzirrhose, Spätgestosen und Ödemzustände.

Merke: Beschwerdefreie Menschen ohne objektivierbaren Krankheitsbefund sollten ärztlicherseits nicht auf einen erniedrigten Blutdruck aufmerksam gemacht werden. Unter bestimmten Umständen wie Pubertät, Klimakterium, postoperativen Zuständen oder in höherem Lebensalter können diese Personen symptomatisch werden.

Orthostatische Hypotonie

Symptome: Bei plötzlichem Lagewechsel meist vom Liegen zum Stehen oder bei längerem Stehen Schwindel verbunden mit Schweißausbrüchen, Schwarzwerden vor den Augen, Ohrensausen, Gähnen und Dyspnoe.

Pathogenese: In vielen Fällen unklar, so daß auch von idiopathischer Positionshypotonie gesprochen wurde. Die orthostatische Hypotonie wird als passagere Form einer venösen und/oder arteriellen Blutverteilungsstörung aufgefaßt. Im Liegen sind die Blutdruckwerte normal oder sogar erhöht. Mit Lagewechsel erfolgt keine Anpassung des peripheren Gefäßwiderstandes und des Herzzeitvolumens an die jeweiligen Bedürfnisse des Organismus insbesondere des Gehirns.

Befunde: Positiver Steh-Schellong-Test, ST-Streckensenkungen im Steh-EKG mit T-Wellenabflachung oder sogar T-Wellennegativierung.

Therapie: Entspricht im wesentlichen den Maßnahmen bei primärer Hypotonie. In Extremfällen mechanische Hilfen durch Bandagierung bis hin zum Druckanzug.

Sonderformen der orthostatischen Hypotonie

Bradbury-Eggleston-Syndrom

Lageabhängige Hypotonie ohne kompensatorische Tachykardie meist bei älteren Männern, verbunden mit Hypohydrosis, Impotenz und gestörten Sphinkterfunktionen. Ursächlich wird eine progressive Schwäche des vegetativen Nervensystems angenommen.

Shy-Drager-Syndrom

Orthostatische Hypotonie mit Stuhl- und Harninkontinenz, Augenmuskellähmungen, Rigor, Muskelatrophie. Ätiologisch soll dem Krankheitsbild eine Degeneration der extrapyramidalen Bahnen und Basalganglien zugrunde liegen.

Riley-Day-Syndrom

Progressive, autosomal-rezessive Erkrankung des autonomen Nervensystems bei Juden mit seit Geburt bestehender Dysregulation des Gefäßtonus, so daß auch krisenhafte Blutdrucksteigerungen neben Hypotonien auftreten.

Sekundäre (symptomatische) Hypotonie

Symptome: Neben der häufig lageunabhängigen Schwindelsymptomatik stehen die durch die jeweilige Primärerkrankung ausgelösten Beschwerden im Vordergrund.

Pathogenese: Die *akute Form* ist meist Ausdruck einer vital bedrohlichen Erkrankung, wie z. B. massiver Blut-, Elektrolyt- und Wasserverlust, fulminate Lungenembolie, Herzinfarkt.

Die *chronische Form* findet sich

- bei organischen Herzkrankheiten (angeborene und erworbene Herzfehler, Kardiomyopathien, koronare Herzkrankheit),
- bei Herzrhythmusstörungen unterschiedlicher Genese,
- bei chronischen Lungenleiden mit nachfolgender pulmonaler Hypertonie,
- bei endokrinen Fehlsteuerungen (auch bei Phäochromozytom!),
- bei Hepatopathien,
- bei Zustand nach Magenresektion (Dumping-Syndrom),
- bei neurogenen Erkrankungen (multiple Sklerose, Parkinson, Tabes dorsalis, Syringomyelie, Hirntumoren, postkommotionelles Syndrom),

- als hypotones Syndrom bei Schwangeren infolge V.-cava-inferior-Kompression mit Behinderung des Blutrückflusses zum rechten Herzen, besonders im Liegen,
- bei vermindertem Muskeltonus nach längerer Krankheit,
- bei ausgeprägten Varizen der Beine,
- bei verschiedenen Pharmaka (Tab. 19),
- nach Sympathektomie,
- bei infiltrativen Gefäßprozessen (z. B. Amyloidose).

Therapie: In vielen Fällen kann die Hypotonie mit Behebung oder Besserung der Grundkrankheit verschwinden. Medikamentöse Maßnahmen sind mit Vorsicht anzuwenden, da sie sich gegenteilig auswirken und die Grundkrankheit verschlimmern können, wie z. B. die Gabe von Sympathomimetika bei koronarer Herzkrankheit oder hypertroph-obstruktiver Kardiomyopathie.

Tabelle 19 Hypotonieauslösende Medikamente

Klassische Antihypertensiva (Reserpin, Methyldopa, Clonidin u. a.)	
Periphere Vasodilatatoren (Nitrate, Natriumnitroprussid, Dihydralazine, Diazoxid, Prazosin u. a.)	
Calciumantagonisten (Verapamil, Diltiazem, Nifedipin u. a.)	
α-Rezeptorenblocker	
β-Rezeptorenblocker	
Converting-enzyme-Inhibitoren	
Diuretika	
Antiarrhythmika	
Tranquilizer	
Barbiturate	
Antidepressiva	
Antikonvulsiva	
Digitalis	
Fibrinolytika (Streptokinase, SK-Plasminogen)	
Einzelsubstanzen:	– Clomethiazol
	– Insulin
	– Isoniazid
	– Piperazin
	– Nikotinsäure
	– Prostaglandine (PGE_2)
	– Alkohol

Vagovasale Reaktion

Symptome: Lageunabhängige, rasch einsetzende Schwindelsymptomatik mit Übelkeit, Leere im Kopf, kalter Schweiß, Hypotonie mit Bradykardie, Synkope.

Pathogenese: Nicht völlig geklärter, vagaler Reflexmechanismus. Hämodynamisch kommt es zu einem abrupten Abfall des Blutdrucks systolisch wie diastolisch, verbunden mit einer bedrohlichen Bradykardie (Herzstillstand möglich!). Minutenvolumenverminderung, Reduktion des peripheren Gefäßwiderstandes mit Vasodilatation der Skelett-, Nieren- und Splanchnikusgefäße führen zu einer zentralen Durchblutungsstörung. Auslösende Faktoren können der Anblick von Blut, Angst, Koliken, Pleura- und Peritonealreizung sein.

Therapie: Sofortige intravenöse Gabe von Atropin 0,5 bis 1 mg, eventuell ergänzt durch Novadral 1 mg intravenös (reflektorische Bradykardie bei Novadral beachten).

Hinweise: Eine primär orthostatische Hypotonie kann in eine vagovasale Reaktion übergehen. Bei älteren Menschen kann der Herzfrequenzabfall geringer ausgeprägt sein, was jedoch nicht von der Gefährlichkeit der Situation ablenken darf.

Sonderformen vagaler Reaktionen

- *Pressorisch-postpressorischer Schwindel bzw. Synkope:*
  Durch Nießen, Husten, Pressen (Miktion, Defäkation) werden wahrscheinlich vagale Reflexe aktiviert, die zu einer Abnahme des venösen Rückflusses und zu einer Bradykardie führen.
- Karotissinussyndrom vom vasopressorischen Typ (s. S. 235).

Arterielle Hypertonie

Symptome: Kopfschmerz, Nervosität, Präkordialschmerz, Palpitationen, Belastungsdyspnoe, Schwindel, besonders beim Aufstehen oder Aufrichten aus der Hockstellung.

Schwindelsymptome sind zu erwarten bei

- krisenhaften Blutdrucksteigerungen,
- labilem Blutdruckverhalten,
- manifestem Bluthochdruck nach körperlicher Belastung,
- zu straffer, medikamentöser Einstellung des Hypertonus,
- unregelmäßiger Medikamenteneinnahme.

Pathogenese: Pathogenese bei essentiellem oder primärem Hochdruck weitgehend unbekannt, ebenfalls auch bei einigen sekundären Hoch-

Tabelle 20 Einteilung der arteriellen Hochdruckformen

Essentielle (primäre) Hypertonie

Sekundäre Hypertonien

Renale Hypertonie (renovaskulär, renoparenchymatös)

Endokrine Hypertonie (Phäochromozytom, Cushing-Syndrom, Conn-Syndrom, Hyperthyreose u. a.)

Kardiovaskuläre Hypertonie (Aortenisthmusstenose, Aortenklappeninsuffizienz, hyperkinetisches Herzsyndrom u. a.)

Neurogene Hypertonie

Schwangerschaftshypertonie

Hypertonie bei Polyglobulie und Polyzythämie

Medikamentös induzierte Hypertonie (Ovulationshemmer, Carbenoxolon u. a.)

druckformen. Über die Einteilung der arteriellen Hypertonie orientiert Tab. 20.

Definitionen: Bei Erhöhung des Ruheblutdrucks über 160/95 mmHg liegt ein *stabiler Hypertonus* vor.

Als *Grenzwerthypertonie* werden Druckwerte systolisch zwischen 140–160 und diastolisch 90–95 mmHg angesehen.

Diastolische Werte über 130 mmHg sind Ausdruck eines *malignen Hypertonus*. Ein *Belastungshochdruck* äußert sich in gesteigerten Blutdruckwerten bei definierter Ergometerbelastung, bezogen auf die Herzfrequenz (z. B. 200/100 bei Frequenz 100/min unter 100 Watt als Grenzwert) und ist nicht selten Vorläufer eines chronischen Hypertonus.

Befunde: Elektrokardiogramm: Linksherzhypertrophie und Linksherzschädigungszeichen mit ST-Streckensenkung in V_5–V_6 und negativen T-Wellen. Echokardiogramm: konzentrische Herzmuskelhypertrophie.

Therapeutische Maßnahmen *Akut:* Nitrokapsel, Adalatkapsel, Reserpin 0,5–1,0 mg intravenös, Hypertonalum 150 mg intravenös, Phentolamin (Regitin) 5–10 mg bei Phäochromozytomkrise.

Chronisch: Standardbehandlung mit Saluretika, Betarezeptorenblokkern, Calciumantagonisten, Vasodilatatoren, Converting-Enzyminhibitoren bei essentieller Hypertonie oder kausal nicht angehbaren, sekundären Formen.

Hinweis: Nierenarterienstenosen lassen sich häufig mittels Katheterdilatation beheben (Ausnahme: fibromuskuläre Einengungen).

Pulmonale Hypertonie

Symptome: Neben Schwindel Husten, Dyspnoe, präkordiales Oppressionsgefühl bis hin zur Angina pectoris.

Pathogenese: Wird infolge vaskulär-parenchymatöser Lungenerkrankungen der Geamtquerschnitt der arteriellen Lungenstrombahn um mehr als ⅔–¾ vermindert, entwickelt sich eine *präkapilläre Hypertonie* mit nachfolgendem Cor pulmonale. Hiervon getrennt wird die *postka-*

Tabelle 21 Einteilung der Pulmonalen Hypertonie

Präkapilläre Hypertonie

Idiopathische Hypertonie

Hyperdynamische Hypertonie
- Links-Rechts-Shunt
- arteriovenöse Fisteln

Primär vaskuläre Hypertonie
- Endangitis obliterans
- Panarteriitis nodosa
- hyperergische Vaskulitis bei Goodpasture-Syndrom
- Arteriitis bei SLE
- Arteriitis bei Wegnerscher Granulomatose
- Thromboembolie
- Bilharziose

Parenchymatöse Lungenerkrankungen mit Einengung der Lungenstrombahn
- Lungensarkoidose
- Tuberkulose
- Strahlenfibrose
- allergische und fibrosierende Alveolitis
- chronisch-obstruktive Lungenprozesse

Vasokonstriktorische Hypertonie infolge alveolärer Hypoventilation (meist reversibel)
- Pickwick-Syndrom
- neuromuskuläre Erkrankungen
- Thoraxskelettdeformation

Medikamentös induzierte Hypertonie
- Appetitzügler wie Aminorex-Fumarat

Postkapilläre Hypertonie

Mitralklappenfehler

Linksherzinsuffizienz

Konstriktive Perikarditis, Restriktive Kardiomyopathie

Linksseitige Vorhoftumoren, -thromben

Seltene pulmonalvenöse Gefäßprozesse

pilläre, passive Hypertonie, die bei Drucksteigerung im pulmonalvenösen System auftritt. Aus einer postkapillären Hypertonie kann eine präkapilläre Form entstehen.

Eine leichte pulmonale Hypertonie besteht bei Erhöhung des Pulmonalarterienmitteldrucks in Ruhe über 20 mmHg, ein mittlerer über 30 mmHg, ein schwerer über 40 mmHg.

Diagnostik: Die endgültige Sicherung der Diagnose ist nur mittels Einschwemmherzkatheter möglich. Bei der präkapillären Form ist der diastolische Pulmonalarteriendruck gegenüber dem Pulmonalkapillarmitteldruck (Druckäquivalent zum linken Vorhofmitteldruck) gesteigert (s. Abb. 79), während die postkapilläre Hypertonie eine identische Erhöhung des diastolischen Pulmonalarteriendrucks und des Pulmonalkapillarmitteldrucks zeigt.

Therapie: Soweit möglich Behandlung der Grundkrankheit (Infektbekämpfung, Broncho- und Sekretolyse.). Bei Rechtsherzinsuffizienz Digitalis und Diuretika. Eine fixierte, präkapilläre Hypertonie ist therapeutisch kaum beeinflußbar, ein Versuch mit vasodilatatorisch wirksamen Pharmaka ist indiziert.

Tab. 21 gibt eine vereinfachte Einteilung der pulmonalen Hypertonieformen wieder.

Herzrhythmusstörungen (Störungen der Erregunsbildung und Erregungsleitung)

Pathogenese und Ätiologie: Schwindel infolge bradykarder oder tachykarder Herzrhythmusstörungen ist dann zu erwarten, wenn durch Reduktion des Herzminuten- bzw. Schlagvolumens häufig bei intakter Myokardfunktion eine zerebrale Mangelperfusion entsteht. Hierbei ist zu berücksichtigen, daß Rhythmusstörungen eine ausgeprägte Spontanvariabilität zeigen können, d. h. von Tag zu Tag in ihrem Auftreten und ihrer Häufigkeit schwanken.

Liegen gleichzeitig eine Herzmuskel- und/oder Herzklappenerkrankung oder angeborene Herzfehler vor, können vom gesunden Herzkreislaufsystem gut kompensierbare Herzrhythmusstörungen zu Schwindel führen. Weiterhin ist die individuelle Empfindlichkeit des Gehirns gerade bei älteren Menschen gegenüber einer Hypoxie zu berücksichtigen.

Ätiologische Faktoren sind Tab. 22 zu entnehmen.

Eine vereinfachte Übersicht in Betracht kommender Herzrhythmusstörungen gibt Tab. 23 wieder.

Tabelle 22 Mögliche Ursachen für Herzrhythmusstörungen

Koronare Herzkrankheit
Kardiomyopathien
Myokarditiden
Angeborene und erworbene Herzfehler (einschließlich Mitralklappenprolaps)
Herztumoren
Thoraxtraumen
Herzschrittmacherfunktionsstörungen
Vegetative Dysregulation und spontane Arrhythmien ohne faßbare Grundkrankheit
Endokrinopathien
Neuromuskuläre und ZNS-Erkrankungen
Pharmaka und Noxen
Elektrolytverschiebungen
Akzessorische Leitungsbahnen des Herzens

Tabelle 23 Schwindel als Folge von Herzrhythmusstörungen

Pathologische Bradykardien
- Störungen der Sinusknotenfunktion
- Blockierungen der Erregungsleitung

Pathologische Tachykardien
- supraventrikulär
- ventrikulär

Gehäuft auftretende supra- und ventrikuläre Extrasystolen

Herzschrittmacherausfall, Herzschrittmacherrasen, Herzschrittmachersyndrom

Medikamentös induzierte Herzrhythmusstörungen (führen zu pathologischen Bradykardien, Tachykardien und Extrasystolen)

Definierte Syndrome
- Sinusknotensyndrom (führt zu pathologischen Bradykardien und Tachykardien
- Karotissinusyndrom (führt zu pathologischen Bradykardien)
- Präexzitationssyndrome (führen zu pathologischen Tachykardien)
- QT-Syndrome (führen zu pathologischen Tachykardien)
- Mitralklappenprolapssyndrom (führt vorwiegend zu pathologischen Tachykardien)

Symptome: In den meisten Fällen ist der kurzfristige Schwindel für Herzrhythmusstörungen typisch. Während Kreislaufunterbrechungen bis zu 5 Sekunden asymptomatisch bleiben können, kommt es nach 5–10 Sekunden zu Schwarzwerden vor den Augen, Benommenheit und Schwindel. Die Grenze zwischen rhythmogen bedingtem Schwindel und Synkope ist nicht selten fließend, im Extremfall tritt ein *Gerbecius-Morgagni-Adam-Stokes-Anfall* mit Bewußtlosigkeit, Krämpfen, Zyanose bis zum irreversiblen Schock ein.

Diagnostik: Wenn nicht durch das Standard-Elektrokardiogramm die Herzrhythmusstörung als therapiepflichtig erkannt wird, ist zur qualitativen und quantitativen Analyse von Herzrhythmusstörungen das 24-Stunden-Holter-Elektrokardiogramm bis auf wenige Ausnahmen das anerkannte Verfahren.

Tabelle 24 Therapeutische Richtlinien bei Herzrhythmusstörungen

Bradykarde Herzrhythmusstörungen	
medikamentöse Therapie:	
Atropin i.v.	
Ipatropiumbromid i.v. oder oral	
Orciprenalin i.v. oder oral (Cave: Provokation von ventrikulären Ektopien)	
elektrische Therapie:	
passagere bzw. permanente Herzschrittmacherversorgung	
Tachykarde Herzrhythmusstörungen	
mechanisch:	– präkordialer Faustschlag bei Kammertachykardien
	– Vagusstimulation (Karotissinusdruck, Eiswasser, Vasalva-Manöver u. a.) bei supraventrikulären Tachykardien
medikamentös:	– Natriumantagonisten (Lidocain, Propafenon, Flecainid u. a.)
	– β-Rezeptorenblocker (Propranolol, Metoprolol u. a.)
	– Pharmaka mit selektiver Verlängerung der Repolarisation (Amiodarone)
	– Calciumantagonisten (Verapamil, Ditiazem)
elektrisch:	– Konversion, Defibrillation
	– programmierte passagere Stimulation
	– Antitachykardieschrittmacher
	– His-Bündel-Ablation
chirurgisch:	– Durchtrennung akzessorischer Leitungsbahnen
	– Geweberesektionen

Therapie: Allgemeine therapeutische Richtlinien sind Tab. 24 zu entnehmen.

Pathologische Bradykardien

Sinusknotenbradykardie

Definition: Frequenz unterhalb 50/min. Hiermit ist der Spontanvariabilität des Sinusknotens nicht ausreichend Rechnung getragen. Bei gesundem Myokard können Sinusbradykardien um 40/min Ausdruck einer besonders ökonomischen Herzkreislaufregulation sein (Sportler). Symptomatische Sinusbradykardien sind vor allem, wenn sie ektope Ersatzrhythmen provozieren, therapiepflichtig. *Vagal bedingte Sinusbradykardien* kommen vor bei

- Rekonvaleszenz nach hochfieberhaften Infekten,
- Magen- und Zwölffingerdarmgeschwüren,
- Prostatamassage,
- Hirndrucksteigerung,
- Ménière-Syndrom,
- Nießen, Schlucken, Miktion usw.

Therapie: Bei passageren Formen medikamentöse Aneilung, meistens Herzschrittmacherversorgung.

Sinuatriale Blockierungen, Sinusknotenstillstand

Definition: Einteilung analog zu den atrioventrikulären Blöcken. Ein kompletter SA-Block läßt sich von einem Sinusknotenstillstand nicht unterscheiden.

Merke: Sinuatriale Blockierungen entgehen dem Direktnachweis im EKG. Beträgt das PP-Intervall ein Einfaches oder Mehrfaches eines normalen Intervalls, legt dies den Verdacht auf einen SA-Block Typ II nahe (Abb. 92).

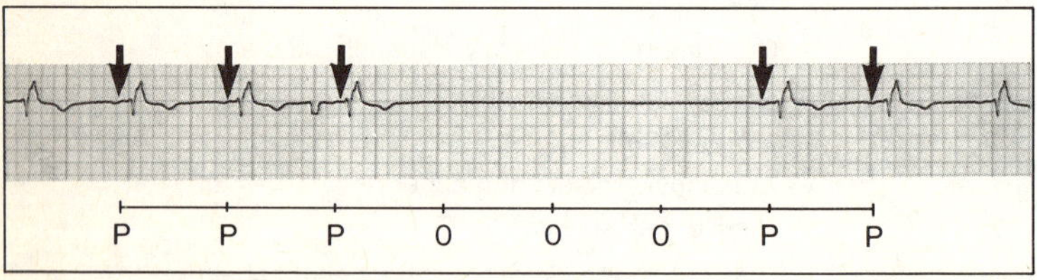

Abb. 92 Dringender Verdacht auf eine sinuaurikuläre Blockierung bei dreifachem Ausfall der P-Welle

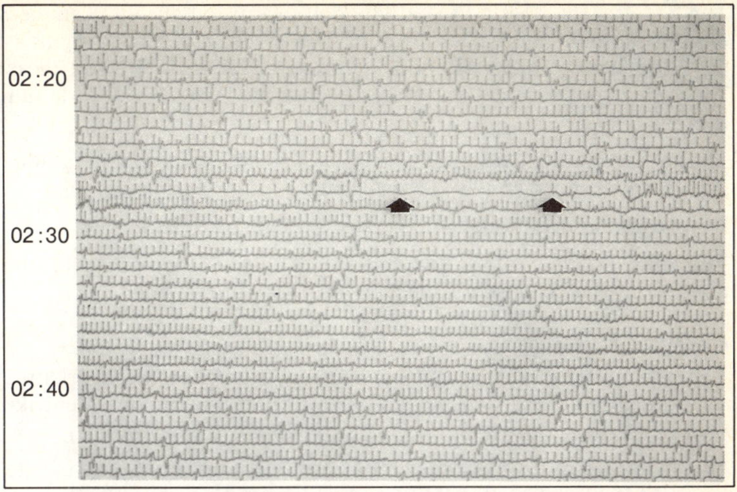

Abb. 93 Sinusknotenstillstand über 12,1 Sekunden (Pfeile) während nächtlicher Holter-EKG-Überwachung (K. A., 35 J.), polytope Extrasystolen

Beispiel eines Sinusknotenstillstandes: Bei einer 38 Jahre alten Patientin standen ventrikuläre Ektopien zunächst als Erklärung für Schwindelanfälle und seltene Synkopen im Vordergrund. Als Einzelereignis konnte nach mehrfachen Holter-EKG-Registrierungen ein Sinusknotenstillstand von über 12 Sekunden nachgewiesen werden (Abb. 93).

Therapie: wie bei Sinusbradykardie.

Atrioventrikuläre Leitungsstörungen (AV-Blöcke)

Für das Symptom Schwindel sind lediglich die AV-Blockierungen 2. und 3. Grades von Bedeutung.

AV-Block 2. Grades

Definition: Die AV-Blöcke 2. Grades werden in den Typ 1 und 2 unterteilt. Typ 2 (sog. Wenckebach-Periodik) ist im EKG durch zyklische, von Schlag zu Schlag zunehmende Verlängerung des PP-Intervalls bis zum Ausfall der Überleitung auf die Kammer charakterisiert, wobei die Leitungsstörung meistens in den Strukturen des AV-Knotens selbst gelegen ist. Der AV-Block 2. Grades, Typ 1 macht relativ selten Beschwerden,

Typ 2 weist einen periodischen Überleitungsausfall auf die Kammern ohne vorausgehende Änderung der PP-Intervalls auf. Überwiegend ist die Blockierung im His-Bündel lokalisiert. Nach Mobitz soll dieser Typ eher zu kompletten Unterbrechungen der AV-Überleitung führen.

Merke: Grundsätzlich können sich aus beiden Formen höhergradige AV-Blockierungen (2/1–3/1) entwickeln.

Diagnostik: konventionelle und invasive Elektrokardiographie.

Therapie: Der AV-Block 2. Grades Typ 2 ist als Indikation für eine prophylaktische Herzschrittmacherversorgung anerkannt.

AV-Block 3. Grades

Definition: Bei dieser Blockform ist die Vorhof-Kammerüberleitung vollständig unterbrochen, so daß die Depolarisation der Ventrikel über einen meist bradykarden Ersatzrhythmus erfolgt (Abb. 94).

Die Blockierung liegt vorwiegend in dem His-Purkinje-System, seltener im AV-Knoten selbst. Hinweise für eine intranodale Blockierung sind nichtverbreiterte Kammerkomplexe und Aneilbarkeit der Fre-

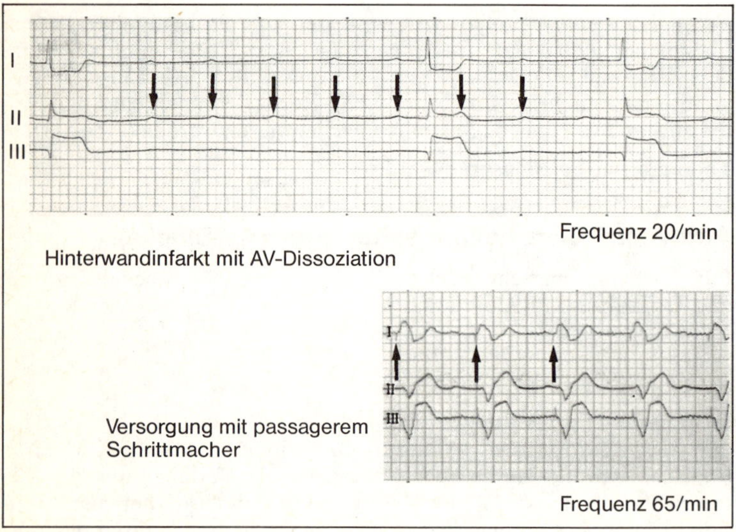

Abb. 94 Akuter Herzhinterwandinfarkt mit AV-Block 3. Grades.
↓ P-Welle, ↑ Schrittmacherimpuls

quenz durch Atropin. In Abhängigkeit von der Frequenz des Ersatzrhythmus kommt es zu Schwindel und Synkopen.

Merke: Der kongenitale AV-Block 3. Grades ist häufig asymptomatisch und zeichnet sich durch adäquaten Frequenzanstieg bei körperlicher Belastung aus.

Therapie: Herzschrittmacherversorgung (Ausnahme: kongenitaler Block 3. Grades mit normofrequentem Verhalten in Ruhe und unter Belastung).

Bradykardien bei Vorhofflattern und Vorhofflimmern

Definition: *Vorhofflattern:* Regelmäßig einfallende Flatterwellen im Frequenzbereich zwischen 280 und 350/min (Sägezahnmuster im EKG besonders Ableitung V_1) mit meist gering wechselnden Blockierungen im AV-Knoten, so daß ein relativ regelmäßiger Kammerrhythmus resultiert. *Vorhofflimmern:* Unkoordinierte Erregung der Vorhöfe mit Frequenzen zwischen 350 und 600/min, wobei die in Form und Größe wechselnden Flimmerwellen besonders in V_1 grob (flatterähnlich) bis fein (Mikroflimmern) konfiguriert sein können. Die Kammern werden im allgemeinen regellos depolarisiert (absolute Arrhythmie). Die Kammerkomplexe sind normalkonfiguriert, wenn nicht gleichzeitig ein Schenkelblock oder eine aberrierende Erregungsleitung vorliegt.

Bradykarde Überleitungen bei Vorhofflattern und -flimmern sind nicht häufig und weisen auf eine Schädigung oder eine medikamentös induzierte Blockierung des AV-Knotens hin (Digitalis, Antiarrythmika!).

Bei höhergradigen AV-Knotenblockierungen kann es zu einer Regularisierung der RR-Intervalle kommen, wobei in einigen Fällen auch junktionale Ersatzrhythmen die Kammerdepolarisation übernehmen.

Therapie: Insbesondere bei digitalispflichtiger Herzinsuffizienz Herzschrittmacherversorgung unumgänglich. Im übrigen Ausschluß einer medikamentös bedingten Bradykardie.

Seltene Formen bradykarder Kammeraktionen

Blockierte, atriale Eytrasystolen in Bigeminusform können anhaltende, symptomatische Bradykardien hervorrufen. Bezüglich der Therapie ist die differentialdiagnostische Abgrenzung von bradykarden Vorhofrhythmen praktisch wichtig, was mit Hilfe des intraatrialen und Ösophaguselektrokardiogramms gelingt.

Anterograd und retrograd blockierte Extrasystolen des AV-Knotens und *proximalen Anteilen des His-Purkinje-Systems* verändern den physiologischen Rhythmus des Herzens im Sinne einer AV-Blockierung 2. Grades. Wegen der Seltenheit ist ihre klinische Bedeutung gering.

Pathologische Tachykardien

Supraventrikuläre Tachykardien

Definition: Der Begriff „Supraventrikuläre Tachykardie" umfaßt alle tachykarden Rhythmusstörungen mit Ursprung oberhalb der Aufteilung des Hisschen Bündels. Sie können paroxysmal, transitorisch und permanent auftreten.

Sinustachykardie

Definition: Steigerungen der Spontandepolarisation des Sinusknotens über 100/min werden als Sinusknotentachykardie bezeichnet. Diese sind beim Kind, bei erhöhter Körpertemperatur sowie bei psychischer oder körperlicher Belastung durchaus physiologisch. Mögliche Ursachen pathologischer und therapiepflichtiger Sinustachykardien sind in Tab. 25 zusammengestellt.

Therapie: Behandlung des Grundleidens, Tranquillantien, β-Rezeptorenblocker.

Atriale und atrioventrikulär-junktionale Tachykardien

Definition: Die Frequenzen liegen bei diesen Formen supraventrikulärer Tachykardien zwischen 150 und 220/min. Oft ist eine Differenzierung mit der Oberflächenelektrokardiographie nicht möglich, da die P-Welle nicht abgrenzbar ist oder in der ST-Strecke verschwindet. Kommt es bei aberrierender Erregungsleitung zu einer Ermüdungsblockierung eines Tawara-Schenkels, macht der verbreiterte QRS-Komplex Probleme hinsichtlich der Abgrenzung zu einer ventrikulä-

Tabelle 25 Pathologische Sinustachykardien

vegetative Dysregulation (Sympathikotonie)
hyperkinetisches Herzsyndrom
orthostatische Fehlregulationen
Anämie, Blutung, Schock
akute und chronische Herzinsuffizienz
Hyperthyreose, Phäochromozytom
Pharmakaüberdosierungen (Sympathomimetika, Vasodilatation, Schilddrüsenhormone, Nikotin u. a.)
Reentry-Tachykardie bei Sinusknotensyndrom

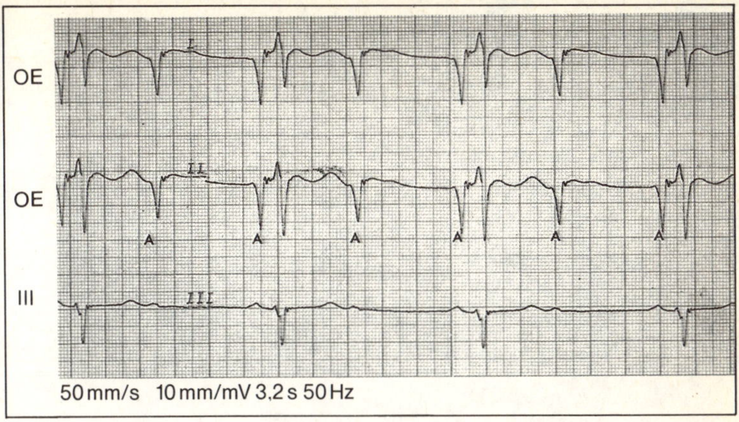

Abb. 95 Ösophaguselektrokardiogramm bei Vorhoftachykardie mit Block. A Vorhofaktionen, die bei Ableitung aus der Speiseröhre besonders groß sind

ren Tachykardie. (Differentialdiagnosekriterien s. ventrikuläre Tachykardien).

Den hier aufgeführten Tachykardien liegt eine ektope Impulsbildung oder häufiger ein Reentry-Mechanismus zugrunde. Atriale Tachykardien weisen meist einen AV-Block 2. Grades auf, wobei das PQ-Intervall der übergeleiteten Aktionen verlängert ist (Abb. 95).

Merke: Kann während der Tachykardie durch Karotisdruck, Digitalis oder β-Rezeptorenblocker ein AV-Block 2. Grades ausgelöst werden, ist der atriale Ursprung der Tachykardie bestätigt.

Therapie: Mechanisch durch Karotissinusdruck, Valsalva-Manöver, Trinken von Eiswasser, medikamentös mit Verapamil, Herzglykosiden, β-Blocker, Propafenon, elektrisch durch Kardioversion, Schrittmacherstimulation.

Merke: Ausschluß einer Glykosidintoxikation evtl. bei zusätzlicher Hypokaliämie!

Vorhofflattern und Vorhofflimmern

Definition s. S. 229. Prädisponierende Faktoren sind in Tab. 26 zusammengefaßt.

Als potentiell lebensbedrohliche Herzrhythmusstörung ist Vorhofflattern mit 1 : 1-AV-Überleitung anzusehen. Die Wahrscheinlichkeit dieser Deblockierung ist bei Vorliegen akzessorischer Leitungsbahnen gegeben.

Tabelle 26 Erkrankungen mit gehäuftem Auftreten von Vorhofflatter- und Vorhofflimmerarrhythmien

Mitralklappenfehler
koronare Herzkrankheit
arterieller Hypertonus
Hyperthyreose
Myokarditis
Kardiomyopathien
Sinusknotensyndrom
Mitralklappenprolapssyndrom
idiopathisch? (nach exzessivem Alkoholgenuß?)

Merke: Im Rahmen der medikamentösen Rhythmisierung mit Chinidin kann es zu Deblockierungen mit hohen Kammerfrequenzen kommen. Vorhofflattern bei Herzgesunden ist sehr selten.

Therapie: s. atriale Tachykardien.

Übergänge von Vorhofflattern zum Vorhofflimmern sind möglich (sog. Flimmerflattern oder unreines Flattern). Vorhofflimmern mit tachykarder Überleitung von mehr als 100 Kammeraktionen/min kann der peripheren Pulspalpation entgehen (Pulsdefizit), da bei kurzer Diastole eine adäquate Ventrikelfüllung ausbleibt. Bei vorgeschädigtem Herzen besteht die Gefahr einer akuten Herzinsuffizienz. Vorhofflimmern begünstigt die Thrombenbildung in den Vorhöfen und damit die Gefahr arterieller Embolien.

Therapie: Digitalis, Calciumantagonisten, Elektrokonversion.

Ventrikuläre Tachykardien

Definition: 3 oder mehr konsekutive Erregungen ventrikulären Ursprungs werden als ventrikuläre Tachykardie bezeichnet, wobei die meist regelmäßigen Frequenzen zwischen 150–200/min liegen. Der QRS-Komplex im EKG ist rechts- oder linksschenkelblockartig konfiguriert. Je höher das Tachykardiezentrum im Ventrikel liegt, desto geringer ist der Kammerkomplex deformiert. Im allgemeinen wird die Tachykardie durch eine ventrikuläre Extrasystole initiiert und auch nicht selten beendet. Repetitiv auftretende Kammertachykardien mit übergeleiteten Sinusknotenerregungen zwischen den Salven werden als *Typ Gallavardin* bezeichnet und gelten als benigne und therapieresistent.

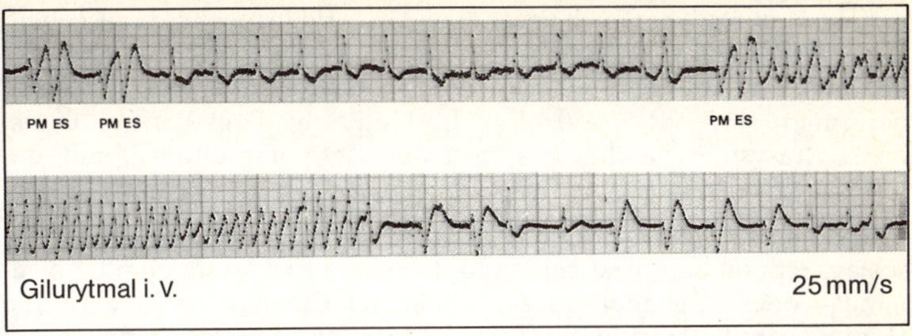

Abb. 96 Kammerflattern ausgelöst durch an Schrittmacheraktion fest gekoppelte Extrasystole (PM, ES). Unterbrechung der Tachykardie und der Extrasystolie durch Ajmalin intravenös

Ätiologisch finden sich bei Kammertachykardien Herzerkrankungen mit strukturell schwer geschädigtem Myokard. Digitalis, Antiarrhythmika, Anästhetika und Hyperkaliämie können ebenfalls für ventrikuläre Tachykardien verantwortlich sein. Kammerflattern (Frequenz 200–300/min) wie auch Kammerflimmern sind lebensbedrohliche Rhythmusstörungen und lösen nur in der kurzdauernden, paroxysmalen Form Schwindelzustände aus.

Die *Differentialdiagnose* zwischen supraventrikulären Tachykardien mit aberrierender Erregungsleitung und Kammertachykardien kann schwierig sein. Für eine Kammertachykardie sprechen

- bei erkennbaren P-Wellen fehlende Relation zu den Kammerkomplexen,
- übergeleitete P-Wellen mit normalisiertem Kammerkomplex,
- Kombinationsschläge,
- monophasische R-Potentiale oder negative QS-Komplexe in V_1–V_6,
- QRS-Breite über 0,14 s und Drehung des Hauptvektors in der Frontalebene nach links.

Therapie: Akut: Elektrokonversion, programmierte Stimulation. Lidocain 100 mg intravenös, Flecainid 50–100 mg intravenös.

Beispiel: Ajmalin 10 mg unter EKG-Kontrolle langsam intravenös (Abb. 96).

Supraventrikuläre und ventrikuläre Extrasystolen

Definition: Vorzeitig in den Grundrhythmus einfallende Herzerregungen werden als Extrasystolen bezeichnet, die je nach den elektrischen Gegebenheiten interponiert oder mit kompensatorischer Pause auftreten. Sie können von Anteilen des Erregungsbildungs- und Erregungsleitungssystems, aber auch von Zellen des Arbeitsmyokards ausgehen. Supraventrikuläre Ektopien weisen einen regelrechten QRS-Komplex im EKG auf, während ventrikuläre Extrasystolen schenkelblockartig deformiert sind (QRS > 0,12 s). Im Unterschied zur Parasystolie ist die Extrasystole durch ein konstantes Kopplungsintervall mit der vorausgehenden Erregung verknüpft.

Symptome: Häufig werden Extrasystolen als Aussetzen des Herzschlags empfunden. Erst gehäuft auftretende Extrasystolen oder bigeminus- oder trigeminusartig einfallende Ektopien verändern die Hämodynamik derart, daß Schwindel, Angina pectoris, Atemnot oder Synkopen resultieren.

Diagnostik: Zur Quantifizierung und qualitativen Analyse sind das 24-Stunden-Holter-EKG und das Belastungs-EKG heranzuziehen. Ventrikuläre Ektopien werden z. Z. nach der Lown-Klassifizierung beurteilt. Hiernach sowie den Symptomen des Patienten und der zugrundeliegenden Herzkrankheit ergibt sich die Indikation zur antiarrhythmischen Therapie.

Therapie: Natriumantagonisten, β-Rezeptorenblocker und Medikamente mit Verzögerung der Repolarisation kommen therapeutisch in Betracht.

Definierte Syndrome

Sinusknotensyndrom

Definition: Bei dem Sinusknotensyndrom (Syndrom des kranken Sinusknotens, Bradykardie-Tachykardiesyndrom) kommt es aufgrund einer organischen Knotenläsion zu Sinusbradykardien, des weiteren zu sinuatrialen Blockierungen bis zum Sinusknotenarrest. Meistens betrifft das Syndrom höhere Altersstufen zwischen 60 und 70 Jahren und hier bevorzugt Männer. Bei etwa 67% der Patienten sind Schwindelzustände als wichtigster Hinweis zu finden. Diese sind nicht nur Folge bradykarder Phasen, sondern auch Ausdruck tachykarder Ersatzrhythmen. Bei letzteren handelt es sich um atriale Tachykardien, Vorhofflimmern, Vorhofflattern, AV-Knotentachykardien und seltener um ventrikuläre Tachykardien.

Merke: In 35–50% der Fälle mit Sinusknotensyndrom werden auch AV-Überleitungsstörungen beobachtet. Gewöhnlich wird das Syndrom mit Hilfe der konventionellen oder der Langzeitelektrokardiographie diagnostiziert. Ein unzureichendes Ansprechen der Sinusknotenfrequenz nach intravenöser Gabe von Atropin oder bei Ergometerbelastung kann die Diagnose stützen. Invasive Techniken sind nur selten indiziert, ihr Aussagewert ist z. T. umstritten.

Therapie: Herzschrittmacherversorgung, evtl. zusätzlich Antiarrhythmika zur Unterdrückung tachykarder Rhythmusstörungen.

Das hypersensitive Karotissinussyndrom

Vorbemerkung: Durch Reizung des Sinus-caroticus-Gebietes werden Reflexe über Dehnungsrezeptoren ausgelöst, die unterschiedliche Kreislaufreaktionen hervorrufen. Als Normalbefund gelten bei Massage des Karotissinus eine Frequenzverlangsamung um 20/min, eine RR-Verlängerung bis 2 Sekunden und ein systolischer Blutdruckabfall von 20 mmHg.

Beim Karotissinussyndrom wird eine vasodepressorische Reaktion von einem kardioinhibitorischen Typ getrennt. Die Existenz eines zerebralen Typs ist umstritten. Die Ätiologie des Leidens ist letztlich unklar.

Vasodepressorischer Typ

Pathogenese: Bei Reizung des Karotissinus kommt es über den Grenzstrang als efferenten Reflexbogen zu einer Vasodilatation mit Blutdruckabfällen von systolisch mehr als 50 mmHg ohne wesentliche Änderung der Herzfrequenz. Dieser Typ kommt sehr selten vor.

Therapie: Sympathomimetika.

Kardioinhibitorischer Typ

Pathogenese: Über den efferenten Schenkel des N. vagus wird eine Sinusknotendepression mit Sinusbradykardie, Sinusarrest und/oder

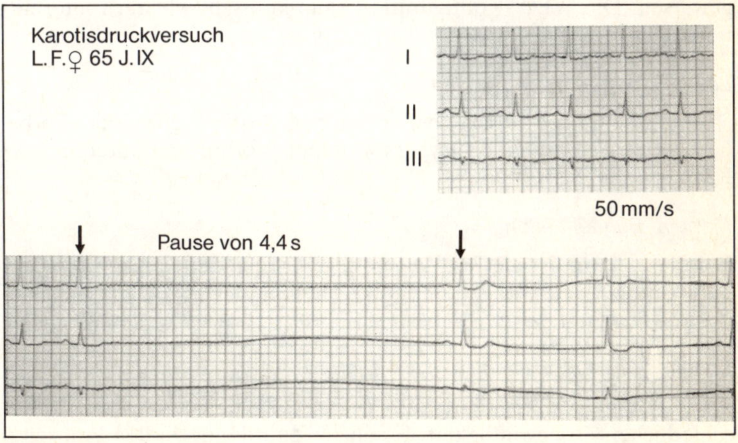

Abb. 97 Hypersensitiver Karotissinusreflex mit Pause von 4,4 Sekunden

Blockierungen des AV-Knotens hervorgerufen. Dabei kann es zu Asystolien von mehr als 3 Sekunden und Blutdruckabfällen von systolisch 50 mmHg kommen (Abb. 97).

Therapie: Akut: Atropin 0,5–1,0 mg intravenös, langfristig: Herzschrittmacher.

Symptome: 10% der Patienten mit hypersensitivem Karotissinusreflex werden im Sinne des Karotissinussyndroms symptomatisch. Mit höheren Altersstufen nimmt die Häufigkeit besonders bei Männern zu. Plötzliches Kopfdrehen oder Hyperextension der Halswirbelsäule lösen Schwindel, Benommenheit und Synkopen aus.

Präexzitationssyndrome

Definition: Folgen die Vorhoferregungen nicht den präformierten, sondern akzessorischen Leitungsbahnen mit vorzeitiger Depolarisation der Kammerleitungssysteme oder direkt des Kammermyokards, spricht man von Präexzitation. Folgende Varianten werden unterschieden:

Wolff-Parkinson-White-(WPW-)Syndrom

Im Oberflächen-EKG sind eine verkürzte PQ-Zeit (< 0,12 s) und eine Delta-Welle nachweisbar. Ein atrioventrikuläres Bündel (Kent) ist für die vorzeitige Kammerdepolarisation verantwortlich. Beim Typ A (Deltawelle in V_1/V_2 positiv) wurden linksseitige, beim Typ B (V_1/V_2 negative Deltawelle) rechtsseitige akzessorische Verbindungen nachgewiesen. Die WPW-Konfiguration kann konstant wie auch intermittierend auftreten.

Lown-Ganong-Levine-Syndrom

Verkürzte PQ-Zeit (0,12 s) bei normaler QRS-Konfiguration. Hierbei handelt es sich um einen Bypass zwischen Vorhof und unterem AV-Knoten oder His-Bündel.

Mahaim-Bündel-Leitung

Bei dieser Form ist die PQ-Zeit normal, jedoch der Kammerkomplex deltakonfiguriert. Die Kurzschlußverbindung liegt zwischen His-Bündel und Kammer.

Longitudinale Dissoziation des AV-Knotens

Zwei Leitungsbahnen innerhalb des AV-Knotens leiten mit unterschiedlicher Geschwindigkeit. Fragliche Zuordnung zu den Präexzitationssyndromen.

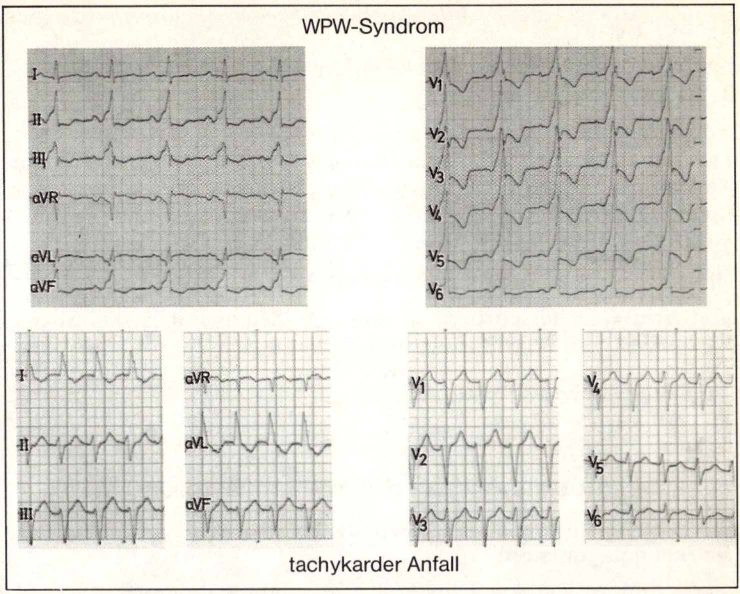

Abb. 98 WPW-Syndrom mit typischer Deltawelle (Ableitungen II, III und V_{1-6}) (oben) tachykarder Anfall (unten)

Allen genannten Formen sind paraoxysmale Tachykardien gemeinsam, die auf dem Boden von Reentry-Kreisen entstehen (Abb. 98).

Therapie: Calciumantagonisten, Antiarrhythmika vom Lidocaintyp oder Chinidintyp, β-Rezeptorenblocker während tachykarder Phasen.

Merke: Durch Calciumantagonisten kann die Leitfähigkeit der akzessorischen Bahn heraufgesetzt werden, so daß die Tachykardiefrequenz zunimmt.

Syndrom des langen QT-Intervalls

Eine Verlängerung des QT-Intervalls (frequenzkorrigiert) mit Verbreiterung der T-Welle ist Ausdruck einer verzögerten Repolarisation mit Verlängerung der vulnerablen Phase und verstärkter, elektrischer Inhomogenität in den verschiedenen Herzmuskelabschnitten. Dadurch entsteht die Gefahr von Extrasystolen, Kammertachykardien bis hin zum Kammerflimmern.

Eine besondere Form der Kammertachykardie bei QT-Verlängerung ist die „Torsade de pointes“, die eine periodische Änderung der Amplitude und Richtung der Kammerkomplexe aufweist.

Beim autosomal rezessiven *Jervell-Lange-Nielsen-Syndrom* wird neben der QT-Verlängerung häufig Taubheit vorgefunden, während das autosomal dominante *Romano-Ward-Syndrom* ohne diese zusätzliche Behinderung vorkommt.

Induzierte QT-Verlängerungen wurden bei koronarer Herzkrankheit, nach Verordnung von Antiarrhythmika (Chinidin, Disopyramid, Amiodaron) und trizyklischen Antidepressiva beschrieben. Weiterhin können Erkrankungen des ZNS sowie Hypokaliämie und Hypomagnesiämie QT-Verlängerungen hervorrufen.

Therapie: β-Rezeptorenblocker ohne ISA.

Hinweis: Bei Dauersportlern kann die QT-Zeit über 0,55–0,62 Sekunden ohne Heterotopieneigung verlängert sein.

Mitralklappenprolapssyndrom

Siehe S. 253.

Medikamentös ausgelöste Herzrhythmusstörungen

Antiarrhythmika vom membranstabilisierenden Typ (Natriumantagonisten)

Dieser Gruppe von Antiarrhythmika ist aufgrund ihres elektrophysiologischen Wirkungsmechanismus gemeinsam, daß sie bei Überdosierungen eine Suppression der Erregungsbildung bis hin zur Asystolie

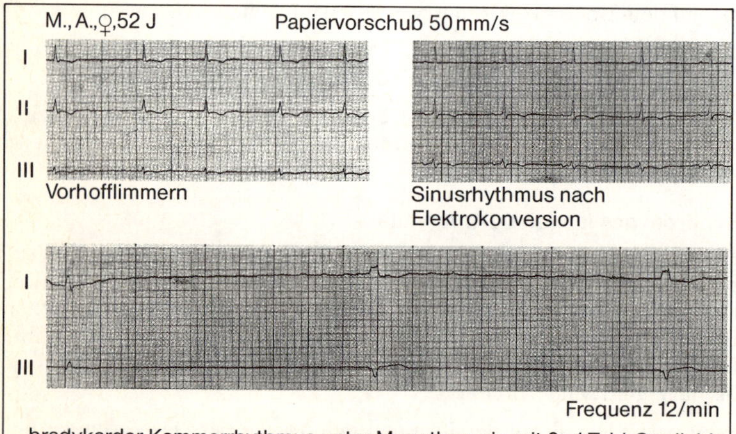

Abb. 99 Antiarrhythmikainduzierte Bradykardie

und Blockierungen der Erregungsleitung hervorrufen können (Abb. 99). Dieser Effekt ist besonders zu berücksichtigen, wenn Erkrankungen des Reizbildungs- und Reizleitungssystems bekannt sind. Umgekehrt sind als paradoxe Reaktionen antiarrhythmikainduzierte, tachykarde Rhythmusstörungen bis hin zum Kammerflimmern möglich, die durch die verzögerte Erregungsleitung und hierdurch begünstigte Entstehung von Reentry-Kreisen erklärt werden. Diese Herzrhythmusstörungen wurden schon früher als sog. Chinidin-Synkopen bezeichnet.

β-Rezeptorenblocker

Neben dem negativ inotropen Effekt dieser Stoffgruppe sind als Nebenwirkung Sinusbradykardien und die Hemmung der nodalen Überleitung zu berücksichtigen. Kontraindikationen für β-Rezeptorenblocker sind Sinusbradykardien, sinuatriale und AV-Leitungsstörungen. Der additive Effekt bei gleichzeitiger Gabe von β-Rezeptorenblockern und Calciumantagonisten ist zu berücksichtigen.

Calciumantagonisten

Infolge Hemmung des transmembranösen Calciumeinstroms kann nach Gabe von Calciumantagonisten die Sinusknotenautomatie vermindert und die AV-Knotenüberleitung verlängert werden. Auf die Provokation tachykarder Herzrhythmusstörungen durch Calciumantagonisten bei Präexzitationssyndromen wurde früher hingewiesen.

Sympathomimetika

Physiologischerweise können beim Gesunden durch Sympathomimetika Sinustachykardien und auch Extrasystolen ausgelöst werden. Bei vorgeschädigtem Herzen kann es bei Stimulation der β_1-Rezeptoren, die vornehmlich im Herzen lokalisiert sind, zu Extrasystolien bis hin zum Kammerflimmern kommen. Die Erregung der β_2-Rezeptoren führt zur Gefäßdilatation mit der Gefahr einer Hypotonie. Über die α-Rezeptoren wird eine Gefäßkonstriktion mit entsprechender Blutdrucksteigerung bewirkt. Hierbei sind reflektorisch über eine Erhöhung des Vagotonus Bradykardien möglich. Weiterhin kann eine Stimulation der α-Rezeptoren zu Unterdrückung von Slow-response-Potentialen und damit zur Hemmung der AV-Überleitung führen.

Digitalis

Bei Digitalisüberdosierungen (die individuelle Toleranzbreite ist zu berücksichtigen) kommt es am häufigsten zu Überleitungsverzögerungen bis Blockierungen und supra- und ventrikulären, teilweise polytopen Extrasystolen bis hin zum Kammerflimmern (Abb. 100). Die Glykosidtoleranz ist vermindert bei Kalium- und Magnesiummangel

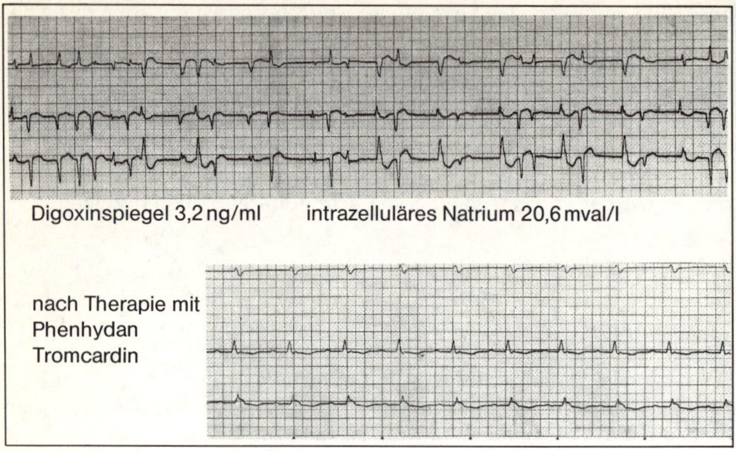

Abb. 100 Digitalisintoxikation mit polytopen Ektopien (oben). Nach Therapie konstanter Sinusrhythmus mit AV-Block 1. Grades

und bei Hyperkalzämie, ebenso bei Hypoxie des Herzmuskels. Kumulation von Digoxin ist bei Niereninsuffizienz zu berücksichtigen.

Merke: Bei Kombination von Chinidin und Digoxin kann der Serumdigoxinspiegel ansteigen.

Hinweis: Neuere Untersuchungen zeigen, daß durch Antiarrhythmika ausgelöste Herzrhythmusstörungen in 11% der behandelten Fälle zu erwarten sind.

Herzschrittmacherfunktionsstörungen

Vorbemerkung: Herzschrittmacherfunktionsstörungen (kompletter oder partieller Ausfall) sind auch bei dem heutigen hohen technischen Standard der zur Verfügung stehenden Systeme möglich, wobei nicht nur Aggregat und Elektrode betreffende Gründe, sondern auch patientenbezogene Ursachen, wie z. B. schlechte Fixierbarkeit der Elektrode oder hohe Ausgangswiderstände besonders kurz nach Implantation in Betracht kommen. Multiprogrammierbare Aggregate erlauben in einigen Fällen eine sofortige Behebung der Funktionsstörung. Gelingt dies nicht, manifestieren sich die Herzrhythmusstörungen mit entsprechenden Symptomen wie Schwindel, Synkope oder Adam-Stokes-Anfällen, die zuvor die Indikation für die Herzschrittmacherversorgung bildeten.

Am häufigsten wird nach wie vor der ventrikelgesteuerte Bedarfsschrittmacher (VVI) implantiert. Um den physiologischen Erregungsablauf zu gewährleisten, gewinnen AV-sequentielle Schrittmachersysteme (DVI, DDD) immer mehr an Bedeutung. Die Funktionsbeurteilung dieser Aggregate erfordert spezielle Kenntnisse.

Im einzelnen soll auf folgende Herzschrittmacherfunktionsstörungen eingegangen werden:

Batterieerschöpfung und Batteriedefekt

Die heute angewendeten Lithiumschrittmacher haben eine mehrjährige Laufzeit. Eine Batterieerschöpfung kündigt sich durch allmähliche Reduktion der Stimulationsfrequenz an. Ein kompletter Ausfall infolge Batteriedefekt ist äußerst selten. Hierbei werden im EKG auch nach externer Ausschaltung der Demand-Funktion mittels Magneten keine Schrittmacherimpulse aufgezeichnet. Das sog. Schrittmacherrasen kann auch heute noch als seltene Störung auftreten, wobei im allgemeinen das Herz den hochfrequenten Impulsen nicht folgt.

Elektrodenbruch- und -dislokation

An Biegestellen der Schrittmacherelektrode, z. B. in Batterienähe oder im Bereich der Trikuspidalklappen kann es durch mechanische Überbeanspruchung zu Kabelbrüchen kommen, die meist zu einem vollständigen, seltener zu einem partiellen Ausfall des Systems führen. Die Elektrodenbruchstelle und ein Flottieren der Katheterspitze läßt sich im allgemeinen nativröntgenologisch nachweisen.

Änderungen der Reiz- und Empfangsschwelle (Exit-Block und Sensing-Defekt)

Durch Myokardnarben oder Fibrosierungen an der Elektrodenspitze wird die Energieabgabe durch den Herzschrittmacher wie auch der Empfang herzeigener Aktionsströme behindert. Das Kontroll-EKG zeigt im ersteren Fall nicht beantwortete Schrittmacherimpulse, im letzteren eine fixfrequente Impulsabgabe wegen Ausfall der Demand-Funktion.

Als besondere Variante ist das sogenannte *T-Wellen-Sensing* anzusehen. Hierbei wird die T-Welle vom Schrittmacher als herzeigener Depolarisationsimpuls angesehen, so daß sich das Stimulationsintervall verlängert (Abb. 101).

Das Schrittmachersyndrom

Das Schrittmachersyndrom äußert sich in meist lageabhängigen Schwindelerscheinungen und kommt meist bei Patienten mit Sinusknotensyndrom vor, die mit einem ventrikelgesteuerten Herzschritt-

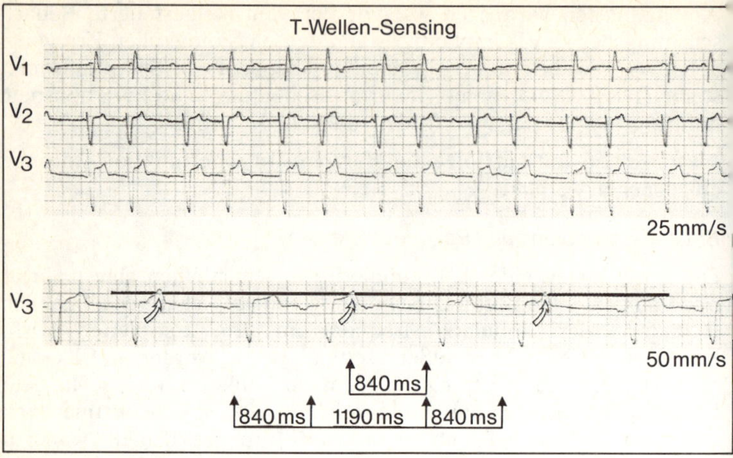

Abb. 101 Typisches Elektrokardiogramm bei T-Wellen-Sensing mit Verlängerung des Stimulationsintervalls, wenn die T-Welle vom Schrittmacher als Stimulationsimpuls angesehen wird (Pfeile)

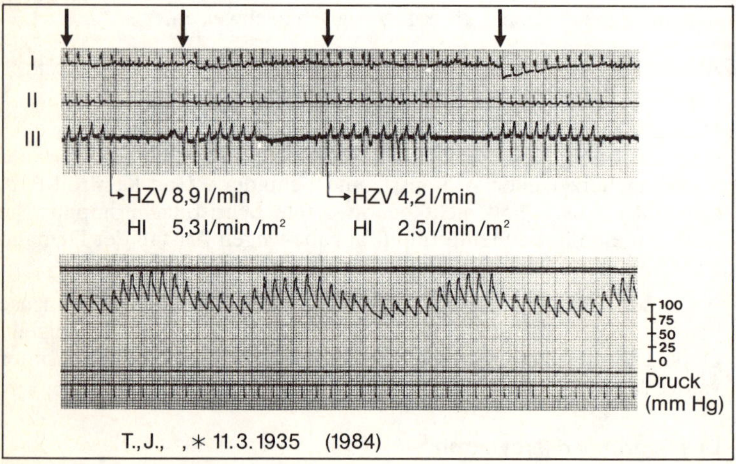

Abb. 102 Schrittmachersyndrom. Mit Einsetzen der Herzschrittmacheraktionen (Pfeile) kommt es zum Druckabfall in der Aorta und zur Reduktion des Herzzeitvolumens bzw. Herzindex (HZV bzw. HI)

macher versorgt wurden. Beim Wechsel von herzeigener Depolarisation zu schrittmacherinduzierten Depolarisationen kann es wegen Ausfalls der Vorhoffunktion oder Vorhofpfropfung infolge retrograder Leitung zu einem Abfall des Herzminutenvolumens und des Blutdrucks kommen (Abb. 102).

Herzinsuffizienz

Pathogenese und Ätiologie: Aus pathophysiologischer Sicht liegt eine Herzinsuffizienz dann vor, wenn die kardiale Leistungsfähigkeit in Ruhe oder unter Belastung derart eingeschränkt ist, daß das Herzzeitvolumen entweder nur unter Zuhilfenahme kompensatorischer Mechanismen aufrecht erhalten werden kann oder inadäquat vermindert ist. Die Insuffizienz kann das linke oder rechte Herz oder beide Kammern gleichzeitig (Globalinsuffizienz) betreffen.

Während bei der *akuten* Herzinsuffizienz vital bedrohliche Symptome bis hin zum kardiogenen Schock im Vordergrund stehen, ist die *chronische* Herzinsuffizienz mit eingeschränkter Pumpleistung durch Folgeerscheinungen einer mangelnden Organdurchblutung und Blutüberfüllung im Niederdrucksystem gekennzeichnet. Eine Graduierung des Zustandes kann nach dem Beschwerdebild des Patienten (NYHA-Einteilung) oder nach funktionellen Parametern (HZV, Druckverhalten) erfolgen.

Ätiologisch liegt der Herzinsuffizienz eine Vielzahl auslösender Faktoren zugrunde:

Schädigung der Arbeitsmuskulatur (Herzmuskelinsuffizienz):

- Myokarditis (infektiös, allergisch-hyperergisch, bei Kollagenosen, Granulomatosen u. a.),
- Kardiomyopathien,
- koronaren Zirkulationsstörungen.

Mechanische Behinderungen der Herzmuskelkontraktilität:

- Herzbeuteltamponade,
- Pericarditis constrictiva,
- herznahe und intrakardiale Tumoren,
- Herzfehler.

Herzrhythmusstörungen:

Extrakardiale Ursachen:

- Hypertonie im kleinen und großen Kreislauf,
- Stoffwechselstörungen,
- vermindertes Blutangebot,
- Chemotherapie, Bestrahlung u. a.

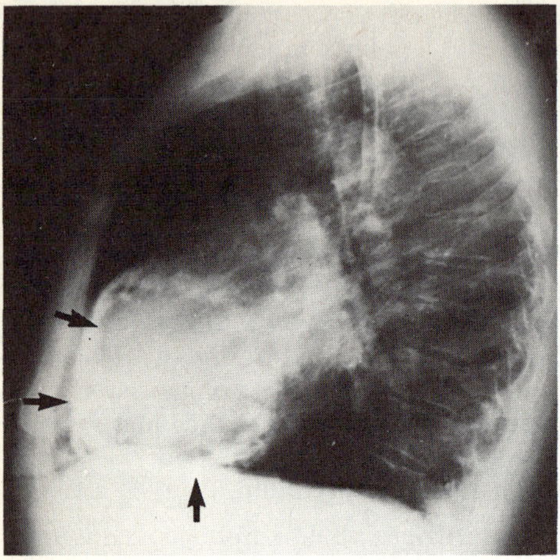

Abb. 103 Ausgeprägte Perikardverkalkungen („Panzerherz") (Pfeile)

Symptome: Bei Linksinsuffizienz verschiedene Formen der Dyspnoe, Zyanose, Lungenödem, Palpitationen, bei Rechtsinsuffizienz geringer ausgeprägte Atemnot, Halsvenenstauung, Ödeme an Beinen und im Rückenbereich (liegender Patient), Stauung der intestinalen Venen mit Leberschmerz, Appetitlosigkeit, Übelkeit.

Schwindelsymptome können neben Nykturie Frühzeichen einer Herzmuskelinsuffizienz sein. Sie erklären sich durch die Minderperfusion des Gehirns insbesondere bei Patienten mit vorbestehender Zerebralsklerose und durch infolge pulmonaler Diffusionsstörungen bedingter Hypoxie mit nachfolgender respiratorischer Alkalose.

Diagnostik: Inspektion, Auskultation (Galopprhythmus, relative Klappeninsuffizienz), Nativröntgen, EKG, Echokardiographie, invasive Diagnostik.

Therapie: Behandlung der Grundkrankheit, Digitalis, Diuretika, Vasodilatatoren, Ultrafiltration.

Merke: Schwindel findet sich gehäuft bei Virusmyokarditiden, konstriktiver Perikarditis (nativröntgenologisch auf Verkalkungen achten) (Abb. 103), Herzkontusion, primären Kardiomyopathien.

Primäre Kardiomyopathien

Vorbemerkung: Unter Kardiomyopathien werden Herzmuskelerkrankungen zusammengefaßt, die nicht Folge einer koronaren Herzkrankheit, einer Druck- und Volumenbelastung bei Herzfehlern oder eines Hypertonus sind. Die Ursache der primären Kardiomyopathien ist unbekannt.

Ätiologisch definierte Herzmuskelerkrankungen (entzündlich und nichtentzündlich) werden als sekundäre oder spezifische Kardiomyopathien bezeichnet.

Die *primären Kardiomyopathien* werden eingeteilt in:

- hypertrophe Kardiomyopathien (nichtobstruktiv und obstruktiv),
- dilatative Kardiomyopathie,
- restriktive Kardiomyopathie (Löffler-Endokarditis, Endomyokardfibrose),
- latente Kardiomyopathie (Erhöhung des diastolischen Kammerdrucks nur unter Belastung).

Über den Mechanismus der kardialen Funktionseinschränkung können bei allen Formen Schwindelsymptome auftreten. Als diagnostisch führendes Symptom findet sich Schwindel bei den hypertrophen Kardiomyopathien und hier besonders bei der obstruktiven Form, auf die hier näher eingegangen wird.

Hypertrophe Kardiomyopathien

Pathogenese: Bei diesen Erkrankungen entwickelt sich eine Herzmuskelhypertrophie im Bereich des Ventrikelseptums, aber auch anderer Herzabschnitte mit histologisch nachweisbaren Texturstörungen der Herzmuskelfasern, die teilweise wirbelartig ausgerichtet oder in ihrer Verlaufsrichtung entgegengerichtet ausgelegt sind. Die klassische obstruktive Kardiomyopathie zeigt eine muskuläre dynamische Einengung des links-, seltener des rechtsventrikulären Ausflußtraktes in Mesosystole.

Diagnostik: Die Ultraschalluntersuchung des Herzens deckt hypertrophe Wandveränderungen auch an atypischen Herzregionen auf. Bei der obstruktiven Form läßt sich die Einengung des Ausflußtraktes und die Ventrikelseptumhypertrophie im ein- und zweidimensionalen Bild zuverlässig nachweisen. Die Druckrückziehkurve bei der Herzkatheteruntersuchung ergibt den typischen intraventrikulären Druckgradienten, der bis zu 200 mmHg betragen kann (Abb. 104).

Die Karotispulskurve zeigt eine systolische Doppelgipfelbildung. Auskultatorisch ist ein vom 1. Herzton abgesetztes, hochfrequentes Systolikum linksparasternal wahrzunehmen.

Symptome: Schwindelneigung besonders bei der obstruktiven Form, Dyspnoe, pektanginöse Beschwerden, Synkopen und Herzrhythmusstörungen.

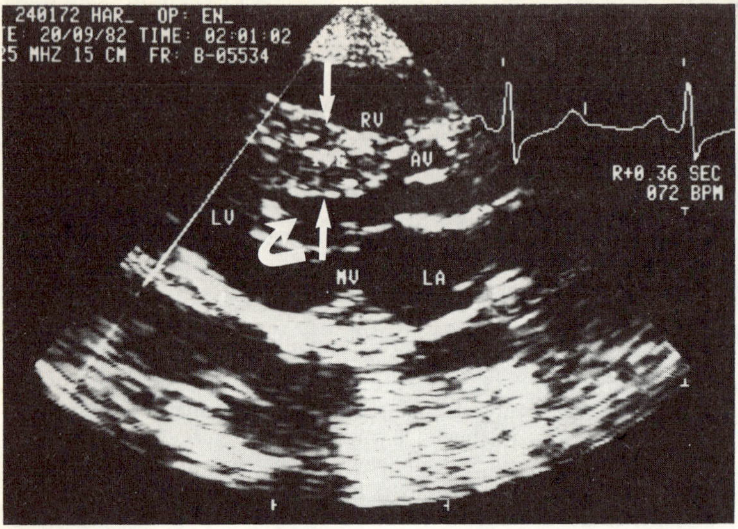
240172 HAR_ OP: EN_
TE: 20/09/82 TIME: 02:01:02
25 MHZ 15 CM FR: B-05534
RV
AV
LV
MV
LA
R+0.36 SEC
072 BPM

a

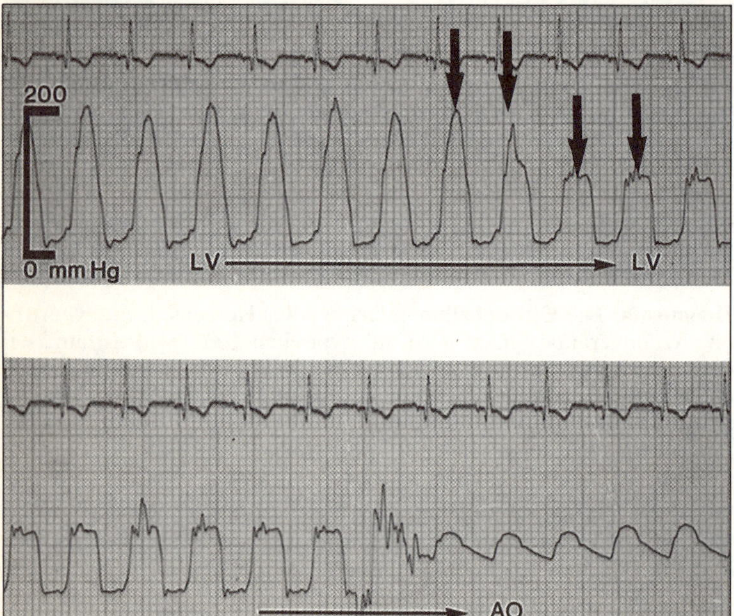
200
0 mm Hg
LV
LV
AO
HOCM

b

Therapie: Die obstruktive Form wird konservativ mit Calciumantagonisten vom Verapamiltyp und/oder β-Rezeptorenblockern behandelt. Sympathomimetika und Digitalis sind kontraindiziert. Bei ineffektiver, medikamentöser Therapie ist die Operation mit Myektomie indiziert. Die Behandlung der nichtobstruktiven Form beschränkt sich auf symptomatische Maßnahmen und die Therapie von Herzrhythmusstörungen.

Koronare Herzkrankheit

Pathogenese: Unter koronarer Herzkrankheit werden alle primären Störungen der Herzkranzgefäßdurchblutung zusammengefaßt. Hierbei handelt es sich neben seltenen, entzündlichen Vaskulitiden vornehmlich um arteriosklerotische und/oder vasospastische Gefäßeinengungen. Für die Entwicklung der Koronarsklerose kommen neben den bekannten Risikofaktoren auch genetische Einflüsse in Betracht.

Symptome: Üblicherweise stehen verschiedene Formen der Angina pectoris vera (stabil/instabil) im Vordergrund. Schwindel wird nicht selten angegeben und ist möglicherweise Folge einer myokardialen Förderinsuffizienz oder von Herzrhythmusstörungen. Bei den sog. stummen Koronarerkrankungen sind Schwindel und Kurzatmigkeit die einzigen Symptome.

Die *vasospastische Angina* (Prinzmetal) tritt bei gesunden und sklerotisch veränderten Koronararterien auf. Je nach Dauer des Spasmus kann die Herzmuskelfunktion beeinträchtigt sein, in der Reperfusionsphase werden zusätzlich zum Teil gravierende Herzrhythmusstörungen registriert (Abb. 105).

Diagnostik: Belastungselektrokardiogramm, Myokard- und Ventrikelszintigraphie, Subtraktionsangiographie, Kernspintomographie, Koronar- und Angiokardiographie.

Akuttherapie: Nitrokapseln, Nitrospray, Nifedipin-Kapseln.

◀ Abb. 104 Hypertroph-obstruktive Kardiomyopathie (HOCM). a Zweidimensionales Echokardiogramm mit erheblicher Hypertrophie des Ventrikelseptums und systolischer Einengung des linksventrikulären Ausflußtraktes (Pfeile).
b Druckrückziehkurve mit intrakavitären, systolischen Druckgradienten im linken Ventrikel (Pfeile).
LV linker Ventrikel, AO Aorta

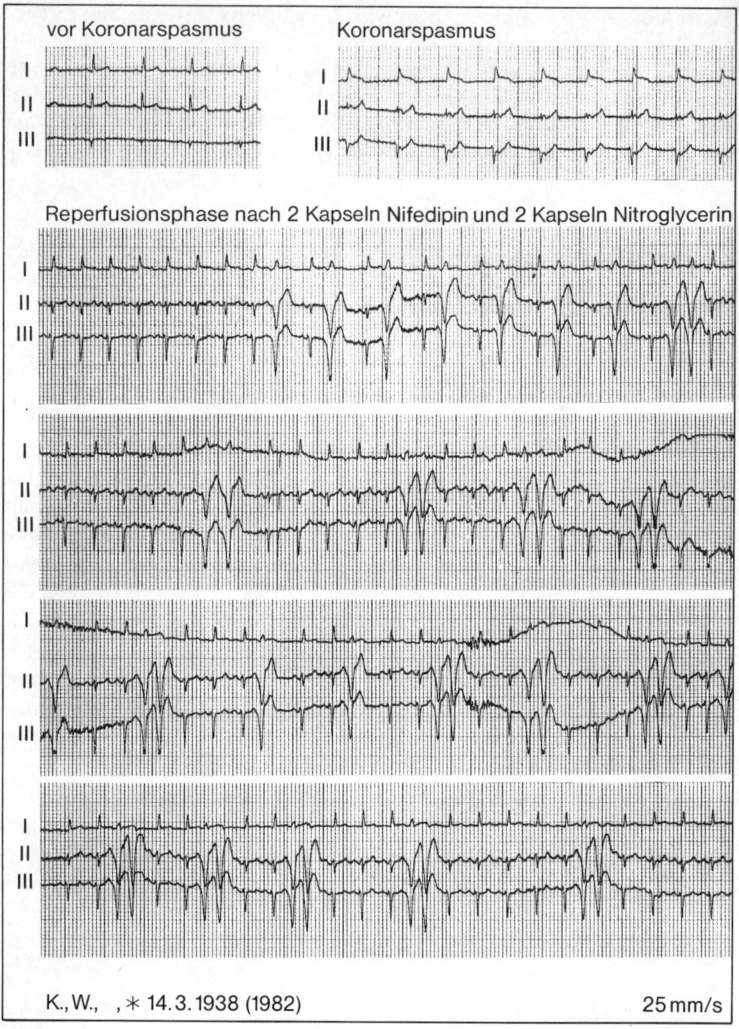

Abb. 105 Spasmus der linken Herzkranzarterie (angiographisch gesichert) mit Infarkt-EKG (oben rechts) und Reperfusionsarrhythmie nach Spasmolyse

Angeborene und erworbene Herzfehler

Pathogenese: Angeborene Herzfehler beruhen auf einer Hemmstörung oder einem Persistieren embryonaler Kreislaufverbindungen. Den meisten Herzklappenfehlern liegen entzündliche Endokardprozesse zugrunde.

Infolge der gestörten Hämodynamik können praktisch alle Herzfehler Schwindelzustände auslösen, deren Häufigkeit in fortgeschrittenen Stadien durch begleitende Herzrhythmusstörungen noch vermehrt wird.

Die wichtigsten Herzfehler sollen hier kurz aufgeführt werden.

Angeborene Herzfehler

Vorhofseptumdefekt (Primum-, Sekundumtyp, Sinus-venosus-Defekt)

Symptome: Auch größere Defekte können lange Zeit asymptomatisch verlaufen. Kommt es beim Pressen, Husten oder als Folge einer pulmonalen Hypertonie zur Shuntumkehr, sind Schwindel, Druckgefühl in der Herzgegend und Atemnot nicht ungewöhnlich.

Diagnostik: Auskultatorisch über dem 2. Interkostalraum links konstante (atemphasenunabhängige) Spaltung des 2. Herztones mit systolischem Strömungsgeräusch infolge relativer Pulmonalstenose. Peripherer Farbstofftest zur qualitativen und semiquantitativen Bewertung des Shunts. Präoperativ Herzkatheterdiagnostik mit Direktsondierung des Defektes.

Sonderform: *Lutembacher-Syndrom:* Vorhofseptumdefekt kombiniert mit Mitralklappenstenose.

Ventrikelseptumdefekt

Symptome: Nur größere Defekte mit Ausbildung eines pulmonalen Hochdruckes bedingen Schwindelerscheinungen.

Belastungsdyspnoe, Neigung zu bronchopulmonalen Infekten.

Diagnostik: Über dem 3.–4. Interkostalraum links parasternal hört man ein spindelförmiges Holosystolikum ohne Fortleitung. Farbstofftest. Herzkatheter mit Angiokardiographie.

Persistiernder Ductus arteriosus Botalli

Symptome: Aufgrund der Kurzschlußverbindung zwischen A. pulmonalis und Aorta descendens tritt arterialisiertes Blut in den kleinen Kreislauf über. In Abhängigkeit von der Größe des Links-Rechts-

Shunts kommt es infolge Verminderung des effektiven Herzzeitvolumens zu rascher Ermüdbarkeit, Schwindel und Atemnot.

Diagnostik: In Höhe des 2. Interkostalraumes links sog. systolisch-diastolisches Maschinengeräusch. Farbstofftest. Herzkatheter mit Direktsondierung des Kurzschlusses.

Aortenisthmusstenose

F., R., * 25. 3. 1938, ♂, (1982)

Ultraschall-Doppler-Befund		
A. radialis	240	285
A. ulnaris	235	285
A. tibialis posterior	110	115
A. dorsalis pedis	110	110

akrales Oszillogramm (50 mm/s)

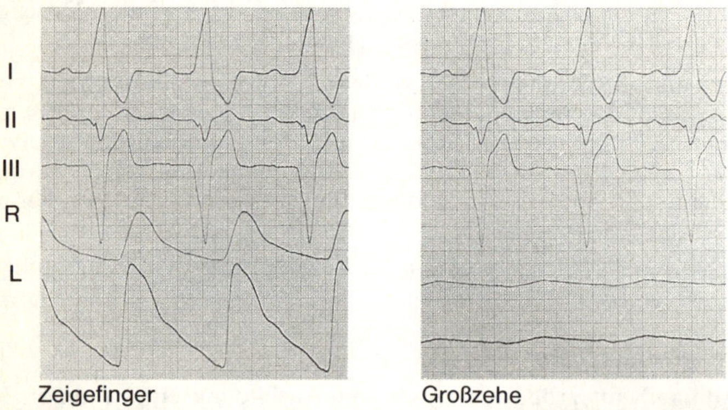

blutige Druckmessung

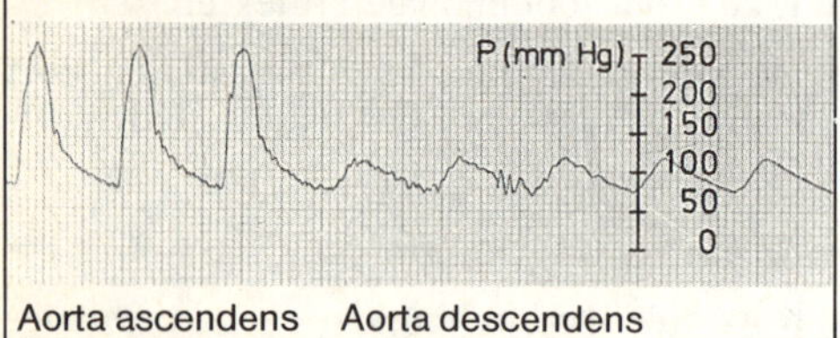

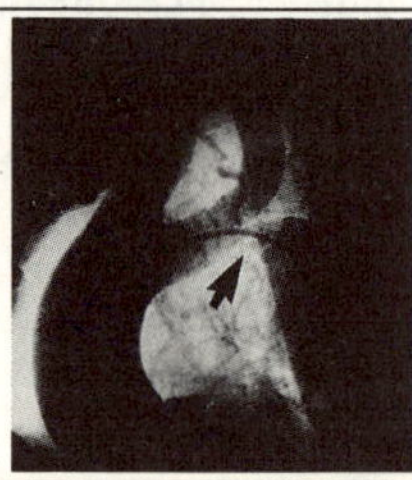

Abb. 106 Angiologische und invasive Befunde bei Aortenisthmusstenose

Aortenisthmusstenose

Symptome: Infolge der Einengung der Aorta unterhalb des meist verschlossenen Ductus Botalli (Erwachsenenform) liegt ein Hypertonus der oberen Körperhälfte vor. Kopfschmerzen, Schwindel, Ohrensausen, Nasenbluten sind typisch.

Diagnostik: Vom 1. Herzton abgesetztes Systolikum über Präkordium und Rücken. Blutdruckdifferenz zwischen Armen und Beinen. Röntgenologisch Rippenursuren. Herzkatheter mit angiographischer Darstellung der Einengung und Messung des Druckgradienten (Abb. 106).

Primär-zyanotische Herzfehler

Symptome: Hier dominiert infolge Zumischung von venösem zu arteriellem Blut die Blausucht häufig verbunden mit Trommelschlegelfingern. Zerebrale Symptome wie Schwindel, Ohnmacht bis zu Krämpfen sind nicht selten.

Als wichtigste Fehler kommen in Betracht

- kompletter Truncus arteriosus communis,
- Fallotsche Trilogie (Pulmonalstenose, Rechtsherzhypertrophie, Vorhofseptumdefekt),
- Fallotsche Tetralogie (reitende Aorta über hochsitzendem Ventrikelseptumdefekt, Rechtsherzhypertrophie, infundibuläre und/oder valvuläre Pulmonalstenose) (s. S. 253),
- Transposition der großen Gefäße.

Merke: Eine Zyanose bildet sich über die sog. Eisenmenger-Reaktion aus, bei der es in fortgeschrittenen Stadien eines Links-Rechts-Shunts infolge pulmonaler Hypertonie zu einer Shuntumkehr kommt.

Erworbene Herzklappenfehler

Mitralklappenstenose

Symptome: Bei dem meist rheumatisch bedingten Klappenfehler ist in Abhängigkeit von dem Grad der Einengung die Förderleistung des Herzens in Ruhe und vor allem unter körperlicher Belastung eingeschränkt. Neben Kurzatmigkeit ist Schwindelneigung ein häufiges Symptom, die durch Tachy- oder Bradyarrhythmien noch verstärkt wird.

Diagnostik: Über der Herzspitze lauter 1. Herzton, Mitralöffnungston, Früh- bis Mesodiastolikum, Präsystolikum (nur bei Sinusrhythmus). Facies mitralis (Teleangiektasien). Echokardiographie (Abb. 107). Präoperativ Herzkatheterdiagnostik mit Messung des Druckgradienten über der Mitralklappe.

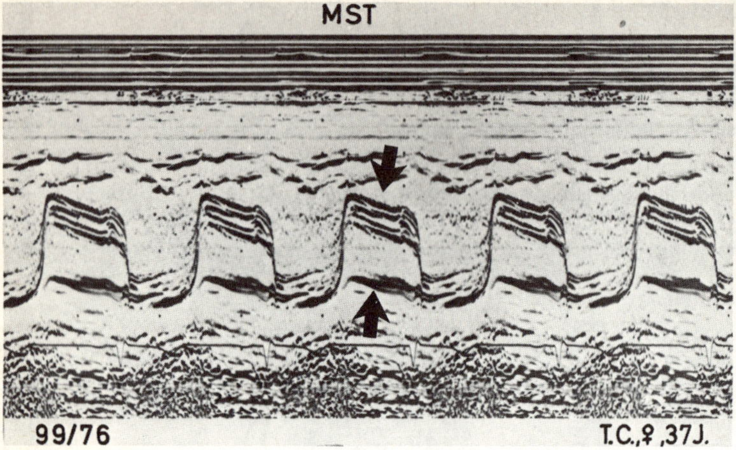

Abb. 107 Typisches eindimensionales Echokardiogramm einer Mitralklappenstenose mit kastenförmiger Öffnung der Mitralklappe und Parallelbewegung des hinteren und vorderen Mitralsegels (Pfeile)

Aortenklappenstenose

Symptome: Infolge des behinderten Blutauswurfs in die Aorta treten Kurzatmigkeit, pektanginöse Beschwerden und Schwindelanfälle bis Synkopen (besonders bei körperlicher Belastung) auf.

Diagnostik: Über dem Erbschen Punkt und dem 2. Interkostalraum rechts hört man ein spindelförmiges, rauhes Systolikum mit Fortleitung in die Karotiden. Hahnenkammphänomen in der Karotispulskurve. Echokardiographie. Herzkatheter.

Differentialdiagnose: Mit ähnlicher, klinische Symptomatik: supravalvuläre und subvalvuläre (membranöse) Aortenstenose.

Aortenklappeninsuffizienz

Symptome: Durch bakterielle Endokarditis, Lues und Bindegewebserkrankungen (z. B. Marfan-Syndrom) wird der Klappenapparat schlußunfähig, so daß eine Volumenbelastung des linken Ventrikels resultiert. Palpitationen beim Hinlegen. Schwindelneigung besonders bei plötzlichem Lagewechsel!

Diagnostik: Auskultatorisch hochfrequentes, diastolisches Decrecendo über Erb und 2. Interkostalraum rechts, frühsystolisches Volumenaustreibungsgeräusch. Hochamplitudiger Blutdruck, Wasserhammerpuls. Karotispulskurve mit verstrichener Klappenschlußinzisur.

Echokardiographie. Herzkatheter mit angiographischer Quantifizierung der Regurgitation.

Pulmonalklappenstenose

Symptome: Schwindel und Synkopen wegen des fixierten, kleinen Schlagvolumens besonders bei körperlicher Belastung.

Diagnostik: Konstante Spaltung des 2. Herztones und spindelförmiges Systolikum über dem 2. Interkostalraum links. Hier auch Schwirren tastbar. Herzkatheterdiagnostik.

Allgemeine, therapeutische Hinweise für angeborene und erworbene Herzfehler: In Abhängigkeit von der Schwere des Vitiums, des Alters des Patienten und weiterer Begleiterkrankungen sollte eine operative Korrektur angestrebt werden. Ansonsten konservative Einstellung der Herzinsuffizienz und Herzrhythmusstörungen.

Besondere, den Herzklappenapparat betreffende Fehler

Mitralklappenprolapssyndrom (Barlow-Syndrom)

Pathogenese: Infolge myxomatöser Veränderungen am Mitralklappenapparat, die isoliert oder im Verlauf verschiedener Erkrankungen (z. B. Marfan-Syndrom, Lupus erythematodes, Endomyokarditis, koronare Herzkrankheit) auftreten, kommt es zu einem systolischen Vorfall eines oder beider Mitralsegel in den linken Vorhof. Analoge Befunde können isoliert oder kombiniert auch an der Trikuspidalklappe erhoben werden. Neben asymptomatischen Formen können zum Teil gravierende supra- und ventrikuläre Extrasystolen und Tachykardien ausgelöst werden. Weiterhin kann bei diesem Syndrom eine hämodynamisch wirksame Mitralklappeninsuffizienz vorkommen.

Symptome: Rhythmusstörungsbedingte Schwindelattacken bis hin zu synkopalen Anfällen, pektanginöse Beschwerden, bei Mitralinsuffizienz Dyspnoe und Leistungsschwäche.

Diagnostik: Auskultatorisch mesosystolischer Klick bzw. Spätsystolikum über der Herzspitze. Direkter Mitralprolapsnachweis mit der ein- und zweidimensionalen Echokardiographie (Abb. 108). Nur bei höhergradiger Mitralklappeninsuffizienz Herzkatheteruntersuchung notwendig.

Therapie: Antiarrhythmische Behandlung mit β-Rezeptorenblocker. Natriumantagonisten. Bei hämodynamisch wirksamer Mitralklappeninsuffizienz Klappenersatz oder Valvuloplastik.

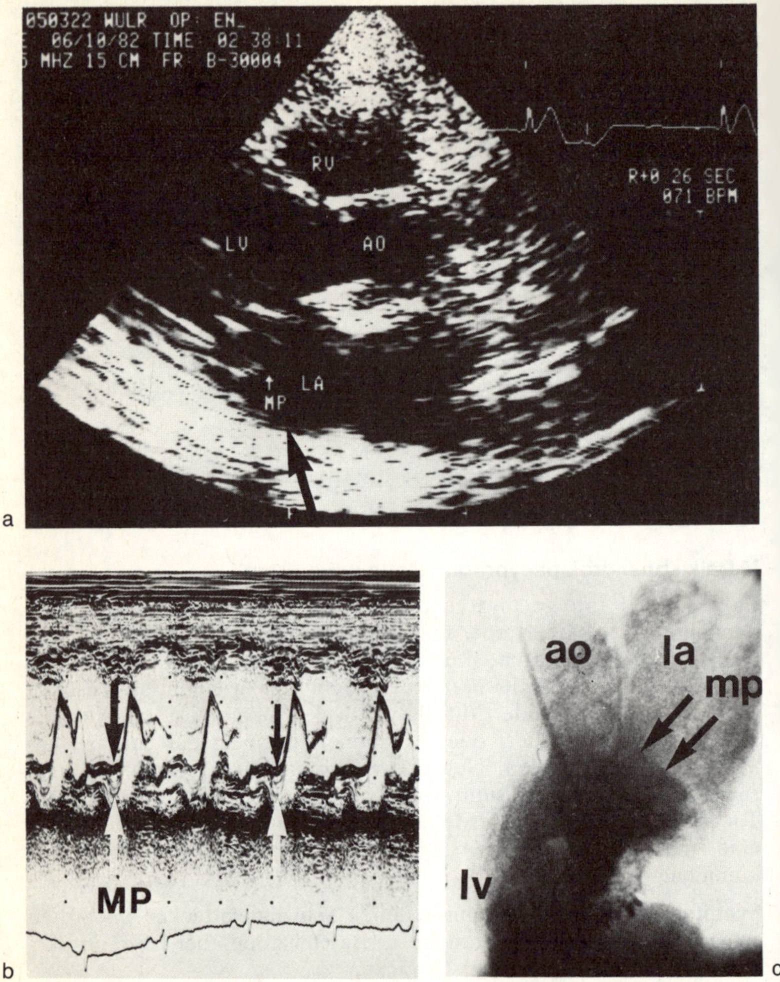

Abb. 108 Mitralklappenprolaps. Zweidimensionale (a), eindimensionale Darstellung (Pfeil) (b) und angiographische Darstellung (c). ao Aorta, LA/la linker Vorhof, LV/lv linker Ventrikel, RV rechter Ventrikel, MP/mp Mitralprolaps

Gestieltes Vorhofmyxom

Pathogenese: Myxome sind gutartige, primäre Herztumoren und vornehmlich im linken oder auch rechten Vorhof lokalisiert. Gestielte Myxome prolabieren in das AV-Klappenostium und führen somit zu einer diastolischen Einflußbehinderung des Blutes in die Ventrikel.

Symptome: Besonders bei aufgerichtetem Oberkörper Schwindel, Atemnot bis hin zu Synkopen.

Diagnostik: Lageabhängiger, betonter 1. Herzton und sog. frühdiastolischer Tumorplop über der Herzspitze zu auskultieren. Direktnachweis des Tumors mit der ein- und zweidimensionalen Echokardiographie (Abb. 109). Angiokardiographie.

Therapie: Akut: Kopftieflage des Patienten, ansonsten operative Entfernung.

Merke: Intramyokardial gelegene Tumoren (auch Metastasen!) können durch Einbeziehung des Erregungsbildungs- und Erregungsleitungssystems bradykarde und tachykarde Herzrhythmusstörungen mit entsprechender Schwindelsymptomatik hervorrufen.

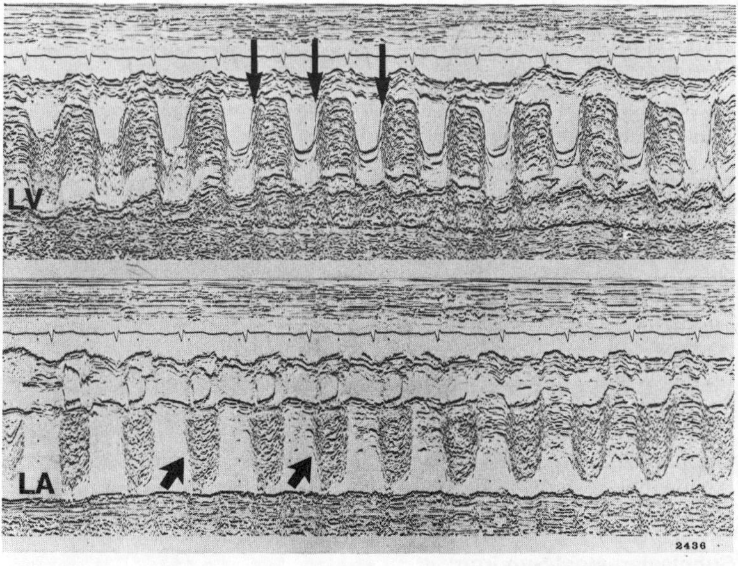

Abb. 109 Eindimensionales Echokardiogramm eines prolabierenden Vorhofmyxoms. Unten Tumorreflexe im linken Vorhof (LA). Oben Prolaps in die Mitralklappe (Pfeile). LV linker Ventrikel

Durchblutungsstörungen im Bereich des Aortenbogens und der supraaortalen Äste

Pathogenese: Hämodynamisch effektive Einengungen (mehr als 50% des Gefäßlumens) der zwischen Aortenbogen und Hirnbasis gelegenen Arterien führen insbesondere bei Abfall des Systemblutdrucks zu Hypoxien der nachgeordneten Gehirnabschnitte. Pathogenetisch kommt der Arteriosklerose die größte Bedeutung zu, seltener sind die Thrombangiitis obliterans, die Periarteriitis nodosa, Lupus erythematodes und die nekrotische Arteriitis wie auch luetische Prozesse als ursächliche Faktoren zu finden.

Die Gefäßsklerose manifestiert sich an Prädilektionsstellen, zu denen die Karotisgabel, der Anfangsteil der A. carotis interna sowie die Abgänge der Vertebralarterien und Aortenbogenäste gehören.

Symptome: Auch kritische Einengungen der extrakraniellen Gefäße können klinisch stumm bleiben, wenn Kollateralen für eine kompensierte Hirndurchblutung sorgen. Andererseits sind extrakranielle Stenosen in diesem Bereich für etwa 25% der Schlaganfälle verantwortlich, denen häufig transitorisch-ischämische Attacken vorausgehen.

Hochgradige Einengungen im *Karotis-interna-Gebiet* rufen kaum Schwindelsymptome hervor, hier stehen homolaterale Visusherabsetzung, kontralaterale Hemiparese und psychische Veränderungen im Vordergrund.

Dagegen führen *Stenosen der Vertebralis,* die den Hirnstamm und Teile des Kleinhirns versorgen, zu Drehschwindel, Gleichgewichtsstörungen, Hinterkopfschmerz, Schweißausbrüchen, Tachykardien und Sturzattacken ohne Bewußtseinsverlust.

Besondere Krankheitsbilder

Aortenbogensyndrom

Hierbei handelt es sich um Obliterationen des Aortenbogens und der Anfangsteile der supraaortalen Äste. Ätiologisch liegen arteriosklerotische Wandveränderungen und auch eine Panangiitis (klassiches Takayasu-Syndrom) der Erkrankung zugrunde. Mangeldurchblutung der oberen Körperhälfte bedingen zerebrale Symptome und Pulslosigkeit an den Armarterien. Schwindel und Schwarzwerden vor den Augen bei schnellem Lagewechsel oder Überstrecken des Kopfes, Synkopen und flüchtige, zerebrale Herdsymptome sind typisch.

Subclavian-steal-Syndrom

Hochgradige Stenosen oder Verschlüsse des abgangsnahen Teils der linken A. subclavia oder des Truncus brachiocephalicus bedingen eine

Strömungsumkehr in der Vertebralarterie, die somit der Versorgung der Subklavia dient. Neben arteriosklerotischen Prozessen ist ätiologisch an eine Endangitis obliterans und auch an Kompressionen durch einen Tumor oder ein Aortenbogenaneurysma (Dissektion!) zu denken. Die Mangeldurchblutung des betroffenen Armes zeigt sich besonders bei manueller Tätigkeit in Blässe, Absinken des systolischen Blutdruckes (Seitendifferenzen) und Schmerzen. Gleichzeitig resultiert eine Vertebralis-Basilaris-Insuffizienz mit Schwindel, Nystagmus und Sehstörungen.

Diagnostik: Gefäßpalpitation, -auskultation, doppelseitige Blutdruckmessung an den Armen, direktionale Ultraschall-Doppler-Sonographie, Subtraktionsangiographie und Arteriographie.

Therapie: In Abhängigkeit von der Lokalisation der Strömungshindernisse und dem Schweregrad der Hirnschädigung sind operative Rekonstruktionen anzustreben.

Stoffwechselerkrankungen und hämatopoetische Erkrankungen

Endokrine Erkrankungen

Hypophysenvorderlappeninsuffizienz (Hypopituitarismus)

Pathogenese: Bei Ausfall von mehr als 75% des Hypophysenvorderlappengewebes werden Insuffizienzerscheinungen dieses Organs klinisch manifest. Ursächlich sind zunächst Tumoren (HVL-Adenom, Metastasen, Kraniopharyngeom usw.) und die postpartale Nekrose (Sheehan-Syndrom) zu nennen, seltener kommen entzündliche Veränderungen (Meningoenzephalitis), Granulome, Tuberkulose oder Traumen in Betracht. Folgeerscheinungen sind im wesentlichen eine sekundäre Hypothyreose und Nebenniereninsuffizienz.

Symptome: Frühsymptome sind Oligo- bzw. Amenorrhoe, Libido- und Potenzstörungen. Später stehen Schwindel- und Kollapsneigung, Hypoglykämien, Müdigkeit, Adynamie, Obstipation und die typische Alabasterhaut im Vordergrund.

Diagnostik: Hormonanalysen (Basalwerte, Stimulation mit Hypothalamushormonen), Sellazielaufnahme.

Therapie: Substitution von Hormonen der sekundär betroffenen Drüsen.

Merke: Auch bei weiteren Hypophysenerkrankungen sind Schwindelerscheinungen möglich. Bei der Akromegalie (STH-Überproduktion meist infolge eines Adenoms) wird in 20–30% ein arterieller Hypertonus beobachtet. Ebenfalls kann die hypotone Dehydration bei Diabetes insipidus (Adiuretinausfall) zu Schwindel führen.

Primäre Nebennierenrindeninsuffizienz (Morbus Addison)

Pathogenese: Als ursächliche Faktoren für eine Nebennierenrindeninsuffizienz sind neben einer idiopathischen Rindenatrophie Tuberkulose, Amyloidose, Tumoren (auch Metastasen) und hämorrhagische Nekrosen zu nennen. Folge ist ein Ausfall der Sekretion von Cortison und Aldosteron.

Symptome: Ermüdbarkeit, Schwäche und arterielle Hypotension (Verminderung des Herzzeitvolumens, Hypovolämie) mit Schwindelneigung. Weitere Zeichen sind intensive Hautpigmentierung, besonders an lichtexponierten Stellen, psychotische Zustände, Anorexie, schließlich Addison-Krise.

Diagnostik: erniedrigte Plasmacortisolkonzentrationen vor und nach ACTH-Gabe, Hyponatriämie, Hyperkaliämie.

Therapie: Glucocorticoid- und Mineralocorticoidsubstitution.

Cushing-Syndrom

Pathogenese: Das Syndrom ist charakterisiert durch den Hyperkortilismus. Dieser wird in den meisten Fällen durch eine hypothalamisch-hypophysäre Störung mit vermehrter ACTH-Abgabe hervorgerufen. Weitere Möglichkeiten einer Cortisolüberproduktion sind eine ektope ACTH-Sekretion bei Bronchialkarzinom, Thymomen, Pankreastumore usw. und das primär-adrenale Adenom bzw. Karzinom und medikamentöse Überdosierungen.

Symptome: Vollmondgesicht, Stammfettsucht, Striae distensae, Hypokaliämie mit Muskelschwäche, arterielle Hypertonie und Störung des Glucosestoffwechsels verbunden mit Schwindelerscheinungen.

Diagnostik: Steroidbestimmung im Plasma und Urin, Dexamethasontest, Computertomographie, Szintigraphie.

Therapie: Chirurgische Maßnahmen.

Primärer Aldosteronismus

Pathogenese: Infolge meist eines Adenoms wird vermehrt das in der Nebennierenrinde produzierte Mineralocorticoid Aldosteron abgegeben, das im distalen Nierentubulus Kalium gegen Natrium austauscht. Bei Überproduktion resultiert eine hypokaliämische Alkalose bei Retention von Natrium und Wasser.

Symptome: Arterielle Hypertonie, Muskelschwäche, Müdigkeit und Schwindel.

Diagnostik: Erhöhte Plasmaaldosteronkonzentration bei erniedrigtem Plasmarenin.

Therapie: Operation.

Phäochromozytom

Pathogenese: Hierbei handelt es sich um einen Tumor aus chromaffinen Zellen des sympathikoadrenalen Systems in dem Nebennierenmark oder Nervensystem im Bauch- und Beckenbereich (10% maligne, 90% gutartig). In den meisten Fällen wird Adrenalin und Noradrenalin sezerniert.

Symptome: Arterieller, z. T. paroxysmal auftretender Hypertonus, Kopfschmerzen, Schweißausbruch, Herzklopfen. Hinweis auf ein Phäochromozytom und im besonderen Maße schwindelauslösend sind hypotensive Episoden besonders im Stehen (orthostatische Hypotonie) bei ansonsten hypertoner Ausgangslage.

Diagnostik: Erhöhte Plasma- und Urinkatecholamine, Nebennierenphlebographie, Computertomographie, Ultraschall, Szintigraphie.

Therapie: Operation.

Hyperthyreose

Pathogenese: Bei hyperthyreotischer Hormonlage sind L-Thyroxin (T_4) und/oder Trijodthyreonin (T_3) im peripheren Blut vermehrt. Neben der Basedowschen Erkrankung (Autoimmunprozeß) können Schilddrüsenadenome, Thyreoiditis und TSH-produzierende Hypophysentumoren für die Hormonsteigerung verantwortlich sein.

Symptome: Die Symptome ergeben sich aus der Hormonwirkung: Schwitzen, Wärmeintoleranz, Gewichtsabnahme, Muskelschwäche. Insbesondere Sinustachykardien sowie Vorhofarrhythmien lösen Schwindel aus.

Diagnostik: T_4-, TBG-, T_3-Bestimmung im Serum.

Therapie: Antithyreoidale Medikamente, subtotale Resektion der Schilddrüse, Radio-Jod-Therapie.

Hypothyreose

Pathogenese: Die ungenügende Produktion von Schilddrüsenhormon kann angeboren und erworben sein. Bei den erworbenen Formen kann es sich um eine Schilddrüsenatrophie, Thyreoiditis, Zustand nach Therapie einer Schilddrüsenüberfunktion, Schilddrüsenkarzinom, Jodmangel und Störungen der Hypophysen- und Hypothalamusregion handeln.

Symptome: Beim Vollbild der Hypothyreose finden sich Apathie, Gesichtsödem, kühle trockene Haut, verlangsamte Reflexe. Schwindelsymptome erklären sich aus der Verminderung des Herzschlagvolumens, Links- und Rechtsherzdilatation mit Herzinsuffizienz und einem Perikarderguß.

Diagnostik: T_4-, TBG-, Cholesterin-, TSH-Bestimmung im Serum.

Therapie: T_4-Substitution.

Pubertät und Klimakterium

Pubertät wird definiert als die Entwicklungsphase, in der sich die sekundären Geschlechtsmerkmale ausbilden und die Gonaden ihre inkretorische und sekretorische Reifung erreichen. In dieser Zeit kommt es auch zu dem sog. Pubertätswachstumsschub. Während dieser instabilen Hormonphase sind hypotone Zustände mit orthostatischem Schwindel nicht selten.

Auch während des *normalen, biphasischen Zyklus* der Frau können vegetative Tonusänderungen Schwindelneigung bewirken. Hierbei üben Östrogene eine mehr parasympathikotone und Progesteron eine sympathikotone Wirkung aus.

Während des *Klimakteriums* und auch in der Postmenopause kommen psychovegetative Störungen vor. Wahrscheinlich durch den Östrogenausfall kommt es zu einem Überwiegen des Sympathikotonus mit Hitzewallungen, Schweißausbrüchen, Herzjagen und Schwindelneigung (Menopausesyndrom). Therapeutisch können diese Symptome durch Östrogenzufuhr gemildert werden. Beim Mann können während der Phase der Altersinvolution der Keimdrüsen ähnliche vegetative Symptome auftreten.

Merke: Die Anorexia nervosa stellt eine psychovegetative Kachexie in der Adoleszentenphase dar mit hypotonen Zuständen und daraus resultierendem Schwindel. Gonadotropine und Östrogene sind häufig vermindert.

Seltene Syndrome

Karzinoidsyndrom

Pathogenese: Hierbei handelt es sich um einen Tumor mit Metastasierungstendenz aus chromaffinen Zellen des Verdauungstraktes, der sich im Ileum, Jejunum und der Appendix entwickelt, aber auch im Magen, der Gallenblase und Bronchialschleimhaut vorkommt. Die Tumoren produzieren Serotonin, Kinine und Histamin, seltener ACTH, Prostaglandine, Gastrin und Katecholamine.

Symptome: Anfallsweise Flushs, Herzklopfen, Blutdruckschwankungen, Schwindel, Kopfschmerzen, Durchfälle, Darmkoliken. Asthmoide Dyspnoe, rechtsseitige Endokardfibrose, Pulmonalstenose, Trikuspidalinsuffizienz.

Diagnostik: 5-Hydroxyindolessigsäure im Urin, eventuell auch Serotonin- und Histaminausscheidung.

Therapie: Operation, symptomatische medikamentöse Therapie.

Mastozytosesyndrom

Pathogenese: Bei dieser chronischen Systemkrankheit werden Gewebsmastzellen in Haut, Knochen und viszeralen Organen abnorm proliferiert. Neben der Heparinproduktion bestimmt die Histaminausschüttung das klinische Bild.

Symptome: Anfallsweise Tachykardie, Blutdruckabfall, Schwindel, Flush, Durchfall, Erbrechen. Urticaria pigmentosa, Hepatosplenomegalie, Anämie.

Diagnostik: Klinik, Nachweis von Mastzellen in Haut und Knochenmark.

Therapie: Röntgenbestrahlung, Histaminrezeptorenblocker, Steroide.

Hypoglykämie

Pathogenese: Die Blutglucose stellt für den Gehirnstoffwechsel die wesentliche Energiequelle dar. Hypoglykämien unterschiedlicher Genese werden deshalb rasch durch vegetative und zerebrale Sym-

Tabelle 27 Hypoglykämien nach pathogenetischen Gesichtspunkten

Reaktive postprandiale Hypoglykämien
- vegetative Spontanhypoglykämie
- Frühstadium des Diabetes mellitus
- Fructose-, Galactoseintoleranz, Leucinsensitivität
- Dumping-Spätsyndrom

Nüchternhypoglykämie
- insulinproduzierende Pankreastumoren
- extrapankreatische Tumoren mit Sekretion eines Insulinäquivalentes oder gesteigerter Glucoseutilisation (Hepatome, retroperitoneale Sarkome, Fibrome usw.)
- schwere Leberinsuffizienz
- schwere Niereninsufizienz
- Hypophysen-Nebennierenrindeninsuffizienz
- angeborene Enzymdefekte
- Schwangerschaft

Exogen induzierte Hypoglykämien
- inadäquate Glucoseaufnahme (Hunger, sportliche Akutbelastung, Fieber)
- Insulin
- Sulfonylharnstoff
- Alkohol

ptome beantwortet. Diese äußern sich bei reaktiven und postalimentären Hypoglykämien meist durch sympathikotone Zeichen, während organische und exogen induzierte Unterzuckerungen Bewußtseinsstörungen bis hin zum Koma hervorrufen.

Die wichtigsten differentialdiagnostisch in Betracht kommenden Hypoglykämieformen sind in Tab. 27 zusammengestellt.

Symptome: Symptome treten gewöhnlich erst bei Glucosekonzentrationen im Blut unter 40 mg/dl (2,2 mmol/l) auf, bei Diabetikern können hypoglykämische Reaktionen schon bei Spiegeln über 50 mg/dl vorkommen. *Adrenerge* Symptome äußern sich in Tachykardie, Schwindel, Schwitzen, Parästhesien, Hunger, während *neuroglukopenische* Zeichen in Gedächtnisstörungen, Kopfschmerzen, Schwindel, Verwirrung, Krämpfen bis hin zum Koma bestehen.

Diagnostik: Bestimmung von Blut- und Uringlucose (Teststreifen sind ausreichend). Eine differenzierte Diagnostik mit Feststellung der Ursache kann nach Behebung des akuten hypoglykämischen Zustandes erfolgen.

Therapie: Orale oder intravenöse Zuckerzufuhr (40% Glucose initial, Infusion mit 10–20% Glucose).

Diabetische Neuropathie

Vorbemerkung: Der Diabetes mellitus ist eine Erkrankung des gesamten Stoffwechsels infolge ungenügender Insulinbildung bzw. Insulinwirkung. Beim Typ-I-Diabetiker produzieren die B-Zellen der Langerhansschen Inseln inadäquat Insulin, während beim Typ II eine Insulinresistenz an den Rezeptoren der Zelloberfläche oder Rezeptorenmangel angenommen wird. Hieraus ergeben sich Hyperglykämie, Ketose, Dyslipoproteinämie, gesteigerter Eiweißumsatz und zellulärer Kaliumverlust. Wichtigstes Diagnostikum ist die pathologische Glucosetoleranz. Führende Symptome sind Durst, Polyurie, Hauttrockenheit und Adynamie.

Pathogenese: Neben vaskulären Komplikationen gehört die Neuropathie zu den wichtigsten Folgeerscheinungen des Diabetes mellitus. Durch intrazelluläre Hyperosmolarität (Sorbitol?) werden Endothel- und Gliazellen teilweise irreversibel geschädigt. Neben sensomotorischen Ausfällen kommt es bei der autonomen diabetischen Neuropathie zu Funktionsbeeinträchtigungen des parasympathischen wie auch sympathischen Systems.

Schwindelsymptome können durch kardiovaskuläre Fehlregulation bedingt sein. Hierzu gehören Ruhetachykardie, Verlust der Herzfrequenzvarianz, koronare Ischämie, orthostatische Hypotonie, anfallsweise Hypertonie.

Merke: Die fehlende hormonale Gegenregulation bei Hypoglykämie (insbesondere bei insulinspritzenden Diabetikern) stellt wegen des Ausfalls der meist katecholamininduzierten Frühwarnsymptome für den Patienten ein großes Risiko dar.

Therapie: Die diabetische Neuropathie ist therapeutisch wenig beeinflußbar. Wesentlich ist die Optimierung der Stoffwechsellage. Versuch mit Thioctsäure, Vitaminen B_1 und B_6.

Hämatopoetische Erkrankungen

Anämien

Pathogenese und Einteilung: Eine Anämie liegt dann vor, wenn die Erythrozytenzahl, und/oder die Hämoglobinkonzentration vermindert ist oder ein vermehrter Blutzellzerfall vorliegt.

Anämien können nach folgenden Gesichtspunkten eingeteilt werden:

- *Blutungsanämien:* Akute Blutungen nach Unfall, bei gynäkologischen Krankheiten, Magen-Darmtrakt-Erkrankungen und hämorrhagischen Diathesen (Thrombozytopenie, plasmatische Gerinnungsstörungen). Chronische Blutungen führen zum Bild der Eisenmangelanämie.
- *Eisenmangelanämien* entstehen durch ungenügende Eisenzufuhr, bei Eisenresorptionsstörungen, Eisenverlusten, erhöhtem Eisenbedarf sowie Eisenverteilungs-, Eisentransport- und Eisenverwertungsstörungen. Folge ist eine mikrozytäre hypochrome Anämie.
- *Sideroblastische Anämien:* Hier handelt es sich um angeborene oder erworbene Defekte in der Porphyrin- und der Globinsynthese oder um einen Mangel an Hämsynthetase. Auslösende Faktoren können Medikamente (INH, Pyrazinamid, Cycloserin, Chloramphenicol), Alkoholabusus, Blei, chronische Entzündungen und Tumoren sein. Die hypochrome Anämie zeigt im Knochenmark Ringsideroblasten.
- *Megaloblastäre Anämien:* In den meisten Fällen entstehen diese Anämien durch Vitamin-B_{12}- oder Folsäuremangel. Für den B_{12}-Mangel kommen Resorptionsstörungen bei Atrophie der Magenschleimhaut, bei Magenkarzinom oder Malabsorptionssyndromen in Betracht. Weiterhin findet sich diese Anämieform bei Darmdivertikulose, Gravidität, malignen Erkrankungen und Hyperthyreose.
- *Hämolytische Anämien* zeichnen sich durch eine Membranschädigung und damit verbundene, verkürzte Lebensdauer der Erythrozyten aus. Unterschieden werden hierbei angeborene oder erworbene, korpuskuläre und nichtkorpuskuläre Formen. Zur ersten

Gruppe gehören die hereditäre Sphärozytose, Hämoglobinopathien (Kugelzellikterus), Elliptozytose, Anämien infolge Enzymdefekten (Favismus, Pyruvatkinasemangel), die paroxysmale nächtliche Hämoglobinurie (Marchiafava) und Thalassämien. Die zweite Gruppe umfaßt Hämolysen durch inkomplette Wärmeautoantikörper, Kälteagglutinine, Hämolysine, Trauma (Herzklappen!), im Verlauf schwerer Infektionen und durch Einwirkung von chemischen Noxen wie Arsen, Kupfer, Anilin, Resorcin, Perchloraten usw.

Hämolytische Anämien sind meist normochrom. Der gesteigerte Erythrozytenabbau führt zu Ikterus und Splenomegalie.

- *Anämien im Verlauf chronischer Erkrankungen:* Karzinome aller Art, maligne Lymphome, Leukämien, Nierenerkrankungen und chronische Infekte rufen durch eine Hemmung der Blutbildung und einen gesteigerten Blutabbau eine Anämie hervor. Hierher gehören auch Anämien bei chronischer Niereninsuffizienz (Erythropoetinmechanismus), chronischen Lebererkrankungen und endokrinen Störungen.
- *Aplastische Anämien* sind durch eine Knochenmarkinsuffizienz gekennzeichnet, die auch die Granulopoese und Thrombozytopoese betreffen kann. Idiopathische Formen und sekundäre Aplasien (Medikamente, ionisierende Strahlen, Neoplasien usw.) werden unterschieden. Die Erythropoese kann hypo- und hyperplastisch sein.

Symptome: Während ein akuter Blutverlust schnell zum Schock führt, ist bei chronischen Anämien Schwindel ein fast obligates Zeichen. Müdigkeit, Blässe, Ohrensausen, Atemnot, besonders unter Belastung, pektanginöse Beschwerden und Ohnmacht sind weitere wichtige Symptome. Über dem Herzen auskultiert man nicht selten systolische Strömungsgeräusche.

Diagnostik: Die orientierende Differenzierung der Anämien erfolgt durch Bestimmung der Erythrozytenzahl, Hämoglobinkonzentration und des Hämatokrits. Hieraus lassen sich die Erythrozytenindizes (mittleres korpuskuläres Volumen, mittleres korpuskuläres Hämoglobin und mittlere korpuskuläre Hämoglobinkonzentration) berechnen. Retikulozytenzählung, Knochenmarksmorphologie, Serumeisenbestimmungen, Bilirubin im Serum, LDH-Bestimmung sind weiterführende Schritte. Schilling-Test und Bestimmung der Erythrozytenlebensdauer sowie spezielle Enzymtests sind Speziallaboratorien vorbehalten.

Therapie: Soweit wie möglich sind entsprechend der Anämiegenese kausale bzw. substituierende Maßnahmen erforderlich. Bei der Sphärozytose kommt eine Splenektomie in Betracht. Für viele Anämien ist keine Therapie bekannt.

Polycythaemia vera und Polyglobulie

Pathogenese: Bei der *Polycythaemia vera* handelt es sich um eine erworbene klonale Erkrankung der Blutstammzellen. Deshalb sind bei diesem Krankheitsbild neben den Erythrozyten auch die Granulozyten und Thrombozyten im peripheren Blutbild vermehrt. Neben einer gesteigerten Empfindlichkeit der Stammzellen gegenüber Erythropoetin scheinen auch myelostimulierende Faktoren eine Rolle zu spielen.

Dagegen ist bei der *Polyglobulie* als Folge unterschiedlicher Grundleiden fast nur die rote Reihe vermehrt. Ursache der gesteigerten Erythropoese dürfte vornehmlich die vermehrte Erythropoetinausschüttung sein. Ätiologisch kommen in Betracht:

- *Hypoxämien* bei Herzfehlern und Fisteln mit Rechts-Links-Shunt, chronischen Lungenerkrankungen, Hämoglobinopathien, Höhenaufenthalt, Pickwick-Syndrom,
- renale Erkrankungen: Zystennieren, Hydronephrose, Bartter-Syndrom, Nierentransplantation,
- paraneoplastische Syndrome: Hypernephrom, Ovarialkarzinom, Hämangioblastom, Nebennierenadenom, Uterusfibromyom.

Komplikationen beider Erkrankungen bestehen in thromboembolischen Ereignissen sowie Blutungsneigung.

Symptome: Schwindel, Kopfschmerzen, Ohrensausen, hochrote Zyanose, Angina pectoris, Uhrglasnägel, Trommelschlegelfinger, Splenomegalie und Bluthochdruck.

Diagnostik: Vermehrung der Erythrozyten verbunden mit entsprechend gesteigerter Bildung von Thrombozyten und Granulozyten, Hämoglobin- und Hämatokritanstieg, erniedrigte BSG und Serumeisen. Erhöhte Leukozytenphosphatase bei Polyzythämie, erhöhte Erythropoetinspiegel bei Polyglobulie.

Therapie: Behandlung des Grundleidens bei Polyglobulie. Aderlässe. Myelosuppressive Behandlung mit Phosphor 32. Chemotherapie. Allopurinol und Aggregationshemmer.

Störungen des Wasser-, Elektrolyt- und Säure-Basen-Haushalts

Vorbemerkung: Der Wassergehalt des menschlichen Körpers beträgt etwa 60% des Körpergewichts, wobei 20% auf den Extra- und 40% auf den Intrazellulärraum entfallen. Beide Kompartimente sind durch Membranen getrennt, die im wesentlichen frei permeabel für Wasser sind. Die Elektrolytverteilung differiert zwischen intra- und extrazellulärem Raum und unterliegt der passiven Diffusion wie auch aktiven

Transportvorgängen. Für den Extrazellulärraum sind Natrium das entscheidende Kation, Chlorid und Bicarbonat die wichtigsten Anionen, während intrazellulär Kalium bzw. Phosphate dominieren.

Die extrazelluläre Isoionie, Osmolalität und Volumina werden im wesentlichen durch die Nieren reguliert, die der hormonalen Steuerung von Aldosteron und Adiuretin unterliegen. Die Konstanz des pH-Wertes wird von verschiedenen Puffersystemen erhalten, wobei Bicarbonat die wichtigste Rolle spielt.

Störungen des Wasser- und Natriumhaushalts

Definition: Serumnatrium und Körperwasser stehen in enger Beziehung. Dehydration (extrazelluläre Volumenverminderung) wie Hyperhydration (extrazellulär Volumen erhöht) können isoton (Serumnatrium und Serumosmolalität normal), hypoton (Serumnatrium und Serumosmolalität erniedrigt) oder hyperton (Serumnatrium und Serumosmolalität erhöht) sein.

Isotone Dehydration

Pathogenese: Erbrechen, Durchfall, Polyurie bei akuten und chronischen Nephropathien, Diuretikatherapie, Morbus Addison, Blutungen, Pankreatitis, Peritonitis, Ileus.

Symptome: Die volumenbedingten Mangelsymptome reichen von Tachykardie und orthostatischer Hypotonie mit Schwindel bis hin zum Kollaps.

Therapie: Substitution mit isotonen Elektrolytlösungen.

Hypotone Dehydration (Salzmangelsyndrom)

Pathogenese: Lang anhaltendes Erbrechen, Durchfall, Fisteldrainagen, isosthenurische Polyurie bei chronischer Nephritis, Salzverlustniere, Diuretikatherapie usw.

Symptome: Volumenmangelsymptome, zusätzlich Hirnödem mit Verwirrtheit, Krämpfen bis hin zum Koma.

Therapie: Zufuhr von Kochsalz.

Hypertone Dehydration (Wassermangel)

Pathogenese: Mangel an Zufuhr oder Verlust von freiem Wasser über Haut und Lunge, insbesondere bei Fieber, Hyperglykämie bei Diabetes mellitus, Diabetes insipidus, Herzinsuffizienz und Leberzirrhose mit sekundärem Aldosteronismus.

Symptome: Volumenmangelsymptome, zusätzlich zerebrale Symptome durch Exsikkose der Hirnzellen mit deliriösen Zuständen bis hin zum hyperosmoralen Koma.

Therapie:5%ige Glucose oder Lävulose.

Hypotone Hyperhydration (Wasservergiftung)

Pathogenese: Zufuhr großer Mengen von salzarmer oder salzfreier Lösung, erhöhte Adiuretinausschüttung (Schwarz-Bartter-Syndrom).

Symptome: Schwindel, Kopfschmerzen, Bradykardie, Muskelschwäche, Ödeme.

Therapie: Furosemid, Mannitlösung.

Hypertone Hyperhydration (Natriumüberschuß)

Pathogenese: Salz- und Natriumbicarbonatübersättigung, Niereninsuffizienz, Conn-Syndrom, Morbus Cushing, Steroidmedikation.

Symptome: Durst, Ödeme, Hypotonie mit Schwindel.

Therapie: Infusion hypotoner Lösungen (Glucose, Lävulose).

Elektrolytstörungen (Dysionämie)

Vorbemerkung: Störungen des extrazellulären Elektrolythaushalts entwickeln sich bei unterschiedlichen Grundkrankheiten, können aber auch iatrogen bedingt sein. Klinisch dominiert in den meisten Fällen die Symptomatologie der Primärerkrankung. Schwindelerscheinungen sind beim Auftreten von Herzrhythmusstörungen zu erwarten, auf die im folgenden vornehmlich eingegangen werden soll.

Hyperkaliämie

Pathogenese: Bei einer Hyperkaliämie (über 6,5 mval/l) ist der intra-extrazelluläre Kaliumionengradient vermindert, woraus sich eine Reduktion des Ruhemembranpotentials, ein verzögerter Anstieg des Aktionspotentials und eine verkürzte Repolarisation (Kaliumpermeabilität der Zellmembran gesteigert) ergibt.

Hyperkaliämien kommen bei fortgeschrittener Niereninsuffizienz, Hämolyse, Nebenniereninsuffizienz, Pankreasnekrose, Leberzellzerfall, azidotischen Zuständen (diabetische Azidose + Anurie!), nach Gabe kaliumsparender Diuretika und häufigen Bluttransfusionen vor.

Symptome: Klinisch dominieren Schwäche, Müdigkeit, Parästhesien, neuromuskuläre Lähmungen und Verwirrtheit. Da die Erregbarkeit und Bereitschaft zur spontanen Automatie besonders in den Herzkammern vermindert ist, kann es zu Erregungsblockierungen im AV-

Knoten und in den Tawara-Schenkeln kommen. Bei extremer Hyperkaliämie tritt über Kammerbradykardien letztlich ein Herzstillstand ein.

Merke: Digitalis kann eine Hyperkaliämie verstärken.

Therapeutische Maßnahmen: Lasix intravenös, Glucoseinfusion mit 50 Einheiten Insulin, Calciumserdolit, Hämodialyse.

Hypokaliämie

Pathogenese: Der extrazelluläre Kaliummangel (< 2–3 mval/l) bedingt eine Erhöhung des Ruhemembranpotentials und eine Verlängerung des Aktionspotentials im Elektrokardiogramm. Im EKG sieht man zunächst einen hochamplituden QRS-Komplex bei gesenkter und verkürzter ST-Strecke sowie eine flache T-Welle mit nachfolgender auffällig großer U-Welle. Die QT-Dauer ist verlängert. Nur bei schwersten Hypokaliämien, bei denen sich infolge intrazellulärer Kaliumverarmung eine Natriumanreicherung in der Zelle entwickelt, wird die Depolarisation verzögert und damit der QRS-Komplex verbreitert.

Hypokaliämien können Folge von anhaltenden Diarrhoen, Polyurien unterschiedlicher Genese, Laxantienabusus, Saluretikagabe, unkontrollierter Corticoideinnahme, aldosteronproduzierenden Nebennierentumoren, sekundärem Aldosteronismus bei chronischen Lebererkrankungen und Herzinsuffizienz sowie hohen Infusionsmengen ohne Kaliumzusatz sein.

Symptome: Adynamie bis zur schlaffen Lähmung der Skelettmuskulatur, Atonie des Magen-Darm-Traktes, Apathie und Somnolenz bis Koma. Hypertone Regulationsstörungen sind nicht selten. Aufgrund der Steigerung der Erregbarkeit und Neigung zu spontaner Automatie der Herzmuskelzellen finden sich festgekoppelte Kammerextrasystolen, ektope supraventrikuläre Rhythmen und schließlich sogar Kammerflimmern.

Merke: Bei Behandlung einer diabetischen Azidose mit Insulin und Glucose kann es zu einem raschen Umschlag von einer Hyper- zu einer Hypokaliämie kommen.

Therapie: Orale und intravenöse Kaliumsubstitution, wobei nicht mehr als 80 mval/h infundiert werden dürfen, maximal 400 mval in 24 Stunden.

Hyperkalzämie

Pathogenese: Eine erhöhte extrazelluläre Konzentration des ionisierten Calciums (> 6 mval/l) führt zu einer Verkürzung der Plateauphase des Aktionspotentials, während der Ablauf der schnellen Repolarisation unverändert bleibt. Im EKG ist deshalb die ST-Strecke und damit die QT-Dauer verkürzt.

Eine Hyperkalzämie kann sich bei primärem Hyperparathyreoidismus, osteolytischen Knochenmetastasen, Myelom, Morbus Cushing und Akromegalie entwickeln.

Symptome: Es bestehen Appetitlosigkeit, Erbrechen, Leibschmerzen, Polyurie, Apathie, Depressionen bis hin zu einem Koma. Bradykarde Herzrhythmusstörungen, supraventrikuläre Arrhythmien, AV-Blöcke und ventrikuläre Extrasystolen können Schwindelsymptome hervorrufen.

Therapeutische Maßnahmen: Lasix, Mithramycin, Dialyse.

Hypokalzämie

Pathogenese: Infolge Abnahme des ionisierten Calciums (< 4,5 mval/l) wird die Plateauphase des Aktionspotentials verlängert, entsprechend ist das ST- und QT-Intervall verzögert.

Zu einer Hypokalzämie können Niereninsuffizienzen, Unterfunktion der Nebenschilddrüse und Durchfallerkrankungen führen.

Symptome: Klinisch steht die Steigerung der neuromuskulären Erregbarkeit bis hin zur Tetanie im Vordergrund. Schwindelerscheinungen aufgrund von Rhythmusstörungen sind sehr selten.

Therapeutische Maßnahmen: Im akuten tetanischen Anfall 20 ml einer 10%igen Calciumgluconatlösung intravenös.

Säure-Basen-Haushalt

Vorbemerkung: Azidosen und Alkalosen können respiratorisch oder metabolisch bedingt sein. Puffersysteme, Niere und Lunge sorgen im allgemeinen für eine breite Kompensation des extrazellulären pH. Schwindel kommt bei Alkalosen vor und hier vor allem bei der respiratorisch ausgelösten Alkalose.

Respiratorische Alkalose

Pathogenese: Infolge alveolärer Hyperventilation wird vermehrt CO_2 abgeatmet, die blutgasanalytisch zu einem Abfall des pCO_2 und Zunahme des pH-Wertes führt. Kompensatorisch wird über die Niere Bicarbonat abgegeben.

Ursächlich kommen in Betracht

- vegetative Übererregbarkeit, psychogene Faktoren (Hyperventilationssyndrom),
- hormonelle Faktoren (prämenstruell, Gravidität, Progesteroneffekte, Phäochromozytom)

- medikamentös-toxisch (Salycilate, Sulfonamide, Amylnitrit, Nitrate, toxische Metaboliten bei Leberzirrhose, Toxine bei gramnegativer Sepsis),
- Hypoxie (Höhenaufenthalt, Fieber, Anämie, alveoläre Diffusionsstörungen, Rechts-Links-Shunt, Herzinsuffizienz),
- Stimulation des Atemzentrums (Tumoren, Meningoenzephalitis, Traumen).

Symptome: Schwindel, Benommenheit, Atemnot, Steigerung der neuromuskulären Erregbarkeit (vermindertes ionisiertes Calcium) mit Karpopedalspasmen, perioralen Spasmen bis hin zur Tetanie.

Diagnostik: Blutgasanalyse (pCO_2 unter 35 mmHg, pH über 7,45), Ionen im Serum meist normal.

Therapie: CO_2-Rückatmung, Tranquilizer, β-Rezeptorenblocker.

Chronische Hypoxämie

Hypoxämische Zustände können akut und chronisch verlaufen. Während bei der akuten Hypoxämie die Schocksymptomatik im Vordergrund steht, sind für chronische Zustände neben Symptomen der Grundkrankheit die anfallsweise in Ruhe oder unter Belastung eintretenden Folgeerscheinungen der zerebralen Hypoxie typisch.

Fallot-Tetralogie

Pathogenese: Von FALLOT wurde die angeborene Kombination einer Pulmonalstenose bzw. rechtsventrikulären Ausflußbahneinengung mit Rechtsherzhypertrophie und ein Ventrikelseptumdefekt mit überreitender Aorta als Tetralogie beschrieben. Vom Schweregrad der pulmonalen Einengung hängt im wesentlichen das Ausmaß der Hypoxämie ab, da einerseits durch Verminderung der Lungenperfusion die Blutoxigenierung abnimmt, andererseits bei höhergradiger Stenose der Rechts-Links-Shunt zunimmt.

Symptome: Während hypoxämischer Anfälle zunehmende Zyanose, Schwindel, Tachy- oder Bradypnoe, Bewußtseinsverlust, Krämpfe. Hockstellung bei Kindern als Anfallsprophylaxe (Erhöhung des systemischen Gefäßwiderstandes mit Verbesserung der Lungenperfusion).

Diagnostik: Auskultatorisch spindelförmiges, systolisches Austreibungsgeräusch über dem 3.–4. Interkostalraum linksparasternal. Rechtstypisches EKG. Fehlende Kontinuität zwischen vorderer Aortenwand und Ventrikelseptum im Echokardiogramm.

Angiokardiographie (Abb. 110): Nach Kontrastmittelinjektion in den grobtrabekulierten, rechten Ventrikel (RV) strömt das Kontrastmittel

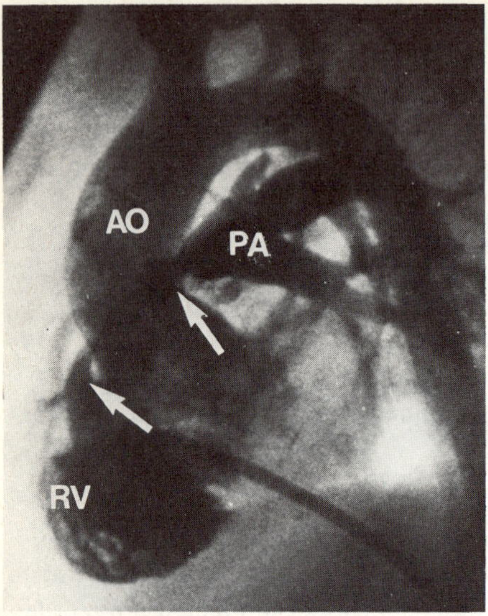

Abb. 110 Fallot-Tetralogie. Angiokardiogramm im frontalen Strahlengang (Erklärungen s. Text)

über das hochgradig eingeengte Infundibulum und die Pulmonalklappenstenose (Pfeile) in die Pulmonalarterie (PA) sowie über den Ventrikelseptumdefekt in die Aorta (AO). O_2-Sättigung im linken Vorhof 95%, in der Aorta 70%.

Therapie: O_2-Gabe im Anfall, Sedierung. Operativ-palliative und operativ-korrigierende Verfahren.

Arteriovenöse Lungenfistel

Pathogenese: Die arteriovenöse Fistel der Lunge stellt eine unterschiedlich große, häufig sackförmig gestaltete Anastomose zwischen Lungenarterie und Lungenvene dar. In den meisten Fällen finden sich die Fisteln in den Lungenunterlappen, können aber auch hilusnah lokalisiert sein. Die angeborenen Fisteln sind in 65% der Fälle eine Teilmanifestation der Teleangiectasia hereditaria hämorrhagica (Morbus Osler). Als Folge der Fistelbildung besteht ein Rechts-Links-Shunt, der umso größer ist, je weiter zentral die Kommunikation gelegen ist. Unter Umgehung des Lungenkapillarsystems resultiert eine unterschiedlich stark ausgeprägte, chronische Hypoxämie mit dem Symptomentrias Polyzythämie, Zyanose und Trommelschlegelfingern, wenn der Shunt mindestens 25% beträgt. Die Thrombosebildung im Bereich der Fistel birgt die Gefahr embolischer Komplikationen in sich.

Symptome: Die Patienten klagen über Belastungsdyspnoe, Schwindel, Kopfschmerzen und Herzklopfen.

Diagnostik: Nativröntgenologisch finden sich solitäre oder mehrfache Rundherde in der Lunge, die unter Durchleuchtung pulsieren können. Kontrastechokardiographisch läßt sich nach periphervenöser Injektion von Kochsalz zunächst die Anfärbung der rechten Herzkammer und wenige Zyklen später die Kontrastierung der linken Kammer nachweisen, die bei normaler Passage durch das Kapillarsystem der Lunge

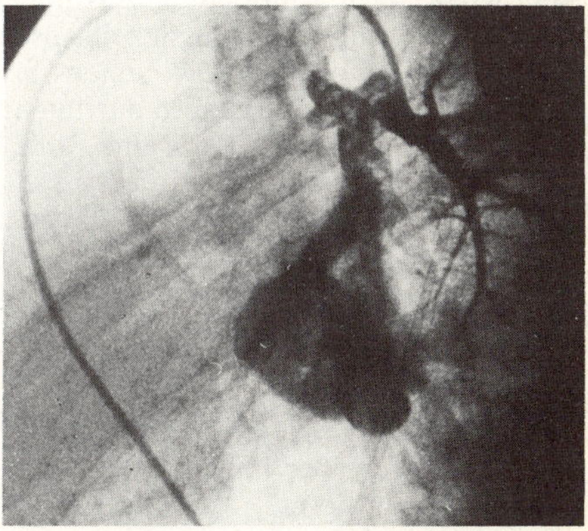

a

Abb. 111 Arteriovenöse Fistel der Lunge. a Angiographie. b Kontrastechokardiogramm. Nach Kontrastierung des rechten Ventrikels (RV) kommt es zur Kontrastierung des linken Ventrikels (LV) über die Lungenfistel. Normalerweise ist bei Passage des Lungenkapillargebietes der Kontrasteffekt im LV nicht nachweisbar

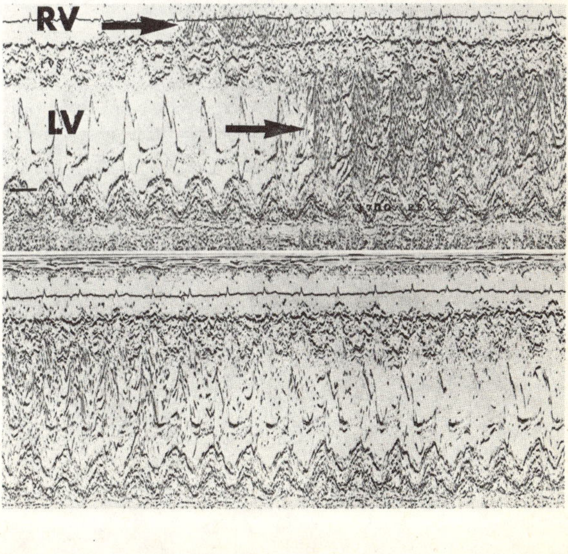

b

ausbleibt (Abb. 111). Die sicherste, für die präoperative Diagnostik relevante Methode ist die selektive Pulmangiographie (s. Abb. 110).

Therapie: operative Entfernung der Fistel.

Dumping-Syndrom

Pathogenese: Das Dumping-Syndrom bei Magenoperierten ist Folge des Verlustes der Pylorusfunktion. Die rasche Entleerung des Restmagens löst über eine Distorsion der abführenden Schlinge neurogene Reflexe aus. Weiterhin bedingt das ungehinderte Einfließen hyperosmolarer Nahrung eine Flüssigkeitsansammlung im Jejunum, die zu einer Abnahme des Plasmavolumens bis zu 30% und damit zu einer Hypovolämie führt. Zusätzlich dürften humorale Faktoren wie Serotonin, Histamin und Bradykinin eine Rolle spielen. Die Störungen direkt nach Nahrungsaufnahme werden als Früh-Dumping, eine nach 2–3 Stunden einsetzende reaktive Hypoglykämie als Spät-Dumping bezeichnet. Letztere erklärt sich durch eine vermehrte Insulinfreisetzung während der hyperglykämischen Frühphase.

Symptome: Schwäche, Schwindel, Blässe, Palpitationen, krampfartige Bauchschmerzen, Diarrhoe.

Therapie: Häufige kleine kohlenhydratarme Mahlzeiten, Vermeidung eiskalter oder heißer Flüssigkeiten. Anticholinergika, Sedativa. Umwandlungsoperation.

Tabelle 28 Internistische Stufendiagnostik beim Syndrom Schwindel

- (Orthostatische) Hypotonie
- Hypertonie (ISTA!)
- Herzrhythmusstörungen
  (auch Schrittmacherfunktionsstörungen, Medikamentennebenwirkungen)
- Störungen der Herzmuskelfunktion infolge
  - Herzmuskelinsuffizienz
  - koronarer Herzkrankheit
  - Kardiomyopathie
- Hypoglykämie
- Anämische oder polyzythämische Krankheitsbilder
- Spezielle Endokrinopathien
- Aortenbogenerkrankungen

Okulärer Schwindel

Doppelbilder

Augenmuskellähmungen

Wegen des häufig in der Initialphase von Augenmuskellähmungen beschriebenen Doppelsehens, welches subjektiv oft als Schwindel empfunden wird, kommt der Einordnung von Augenmuskelstörungen auch bei Patienten mit Schwindel eine nicht unerhebliche differentialdiagnostische topische Bedeutung zu.

Bei Prüfung der Okulomotorik ist vor allem darauf zu achten, daß Doppelbilder als nebeneinanderstehend angegeben werden (N.-abducens-Parese) oder ob sie schräg versetzt sind (N.-oculomotorius-Parese).

Eine komplette Okulomotoriuslähmung beinhaltet neben einer Ptose (M. rectus superior) auch eine homolaterale Parese der entsprechenden äußeren Augenmuskeln (M. rectus internus, superior und inferior sowie M. obliquus inferior).

Das klinische Bild entspricht einer *Ophthalmoplegia externa.* Eine weite, weder auf Licht noch auf Konvergenz reagierende Pupille charakterisiert eine *Ophthalmoplegia interna.* Eine vollständige Okulomotoriusparese besteht aus einer Ophthalmoplegia externa und interna und kommt nur bei Läsionen des peripheren Nerven vor. Eine progrediente Läsion des N. oculomotorius nach seinem Durchtritt durch die Dura führt in der Regel zu einer Ptose und erst später zu einer Augenmotilitätsstörung.

Merke: Nukleäre Läsionen äußern sich durch die umgekehrte Reihenfolge, d. h. „zuletzt fällt der Vorhang“.

Zentrale supranukleäre Augenmotilitätsstörungen sind an einer gleichsinnigen Einschränkung der Augenmotilität beidseits zu erkennen *(konjugierte Blickparese)*, wobei der Blick auf die Seite der Läsion hin gerichtet ist. Der Betroffene „schaut sich die Bescherung an“.

Eine konjugierte Lähmung für den Blick nach oben, zusammen mit einer Konvergenzschwäche und oft aufgehobener Lichtreaktion liegt beim Perinaud-Syndrom als Ausdruck einer Störung im Bereich der Vierhügelplatte vor.

Eine Störung des N. trochlearis führt durch den Ausfall des M. obliquus superior zu einer Behinderung der Blickwendung nach innen und unten, wobei eine kompensatorische Kopfhaltung (kleinster Schielwinkel) zur gesunden Seite vorliegt. Eine derartige isolierte Trochlearisparese ist sehr selten, kann gelegentlich jedoch bei lokalisierter Entmarkung im Rahmen einer multiplen Sklerose auch zu Sehstörungen führen, die subjektiv als Schwindel empfunden werden.

Als *optische Ataxie* bezeichnet man eine hochgradige Ungeschicklichkeit beim Ergreifen und Handhaben von Gegenständen. Ursache kann eine beidseitige Läsion mit Unterbrechung der Verbindung der Sehrinde vor der motorischen Bahn sein (s. S. 183f.).

Orbitabedingte Störungen

Doppelbilder entstehen auch bei Traumatisierung des Orbitabodens (Blow-out-Fraktur usw.) mit Inkarzeration von Orbitaweichteilen. Bei entsprechender Indikation sollte posttraumatisch der Versuch unternommen werden, den Orbitaboden operativ zu rekonstruieren. Restbeschwerden sind in der Sehschule nachzubehandeln.

Neben Traumen können tumorbedingter oder entzündlicher Exophthalmus bzw. maligner endokriner Exophthalmus zu Doppelbildern mit Schwindelbeschwerden führen.

Refraktionsbedingte Beschwerden

Falsch zentrierte oder schiefsitzende Brillen führen zu Doppelbildern und Schwindel. Dies betrifft insbesondere starke Starbrillen und ist auch zu beobachten, wenn der Unterschied zwischen beiden Gläsern mehr als 4 Dioptrien beträgt, fehlerhaft bestimmte Refraktion, z. B. bei Astigmatismus und zu hoher Myopisierung.

Augenflimmern

Augenflimmern wird eindrucksvoll bei einer Migräne beschrieben und kann auch auf Schlafmangel, Arteriosklerose usw. zurückgeführt werden. Bei organischen Augenerkrankungen wird dieses Symptom, was ebenfalls unter Umständen als Schwindel hervorgehoben wird, bei Netzhautablösung, Chorioretinitis, akuter Glaskörperabhebung, Irisschlottern, Traumen, Pterygium, Symblepharon nach Verätzung oder Verbrennung usw. beobachtet.

Glaukomanfall

Der Glaukomanfall wird von Brechreiz und evtl. auch Schwindelerscheinungen begleitet. Er beginnt mit plötzlichem ziehenden Schmerz im Auge und der Augenhöhle sowie Stirn- und Hinterkopfschmerzen (Trigeminusbeteiligung). Am Auge besteht ein hoher Innendruck, die Hornhaut erscheint unterschiedlich grau getrübt, die Vorderkammer ist abgeflacht und die Pupille mittelweit.

Höhenschwindel

Symptome: Schwindelgefühl begleitet von Angst, Schweißausbruch, Hypersalivation, Übelkeit; parapympathische Einflüsse verlangsamen die Atem- und Herzfreqeunz, senken die Körpertemperatur, regen die Magen-Darm-Aktivität an.

Physiologische Grundlage: Höhenschwindel ist ein *physiologisches Warnsignal* und kein *angstneurotisches Syndrom.* Die Empfindung ist Ausdruck einer visuell ausgelösten Destabilisierung des Gleichgewichtes.

Externe visuelle und propriozeptive Informationen sowie interne vestibuläre Informationen tragen unter normalen alltäglichen Bedingungen zu einer stabilen Körperhaltung bei.

Beim Stehen auf einem Hochhaus oder am Rande einer Schlucht fehlt die visuelle Bezugsebene, vorwiegend die Horizontalebene, bzw. „fällt senkrecht ab". Dadurch vermißt das Steuersystem die visuelle Orientierungshilfe als Gegengewicht zur vestibulären Information. Dies äußert sich in einem Datenkonflikt mit dem Gefühl, in die Tiefe gezogen bzw. von hinten gestoßen zu werden. Der multifaktorielle Aufbau des Gleichgewichtssystem erklärt, daß Patienten mit vestibulären Störungen – auch wenn sie unter normalen Bedingungen kompensiert sind – ausgesprochen anfällig gegen Höhenschwindel sind.

Höhenschwindel ist im Stehen wesentlich ausgeprägter als im Sitzen oder in Bauchlage. Das körperliche Unbehagen nimmt bei zusätzlichen raschen Kopfbewegungen vor einem Abgrund zu. In ca. 20 Meter Höhe erreicht das Schwindelgefühl sein Maximum. In größeren Höhen ist nur eine unbedeutende Steigerung der Beschwerden zu beobachten (Brand u. Mitarb. 1980).

Beeinflussung: Natürliche Kopfhaltung einnehmen, Kopf ruhig halten, feststehende, optische Kontraste suchen und fixieren, nicht vorbeiziehende Wolken beobachten.

Höhenschwindel ist abhängig von der Distanz zwischen Auge und Objekt, d. h. wenn das nächste zur Fixierung freistehende Objekt in ca. 25 Meter Entfernung steht, kann sich die Symptomatik voll ausbreiten, bei geringerer Entfernung ist der Höhenschwindel vermindert. Blickrichtung nach oben oder nach unten beeinflußt die Empfindung kaum.

Training fördert den Aufbau neuer Feed-back-Mechanismen und die Einstellung veränderter Ist-Soll-Werte, was die individuelle Empfindlichkeit verringert.

Bergsteigen oder Arbeiten in großen Höhen sind grundsätzlich ohne medikamentöses Eingreifen in das Regelsystem auszuüben, da evtl. Nebenwirkungen nicht vorhersehbar sind.

Kinetosen

Symptome: Initial körperliches Unbehagen, Gähnen, Müdigkeit, Blässe, Schwindel mit Umwelt- und Eigenbewegungen, bei fortbestehender Reizeinwirkung kalter Schweiß, Hypersalivation, Hyperosmie, Kopfschmerzen, Oberbauchdruck, schließlich Würgereiz und schwallartiges Erbrechen mit motorischen Koordinationsstörungen, Angst, Vernichtungsgefühl.

Individuelle Empfindlichkeit: Mit einem ausreichend starken Reiz läßt sich praktisch bei jeder Person eine sog. Bewegungskrankheit provozieren, da es sich nicht um eine Krankheit im engeren Sinne, sondern um eine *physiologische Reaktion auf extreme Beanspruchung* handelt.

Die Kinetose kann als Warnsignal angesehen werden, um dem Körper anzuzeigen, sich aus einer bedrohlichen Situation rechtzeitig zu entfernen.

Physiologische Grundlage: Auslösender Faktor für die Symptomatik ist ein Datenkonflikt aus Meldungen verschiedener Sinnessysteme. Wesentlichen Einfluß nehmen die Informationen aus Bogengangsstyem und Otolithenapparat. Optische, akustische und propriozeptive Einflüsse verstärken den Effekt, sind aber schwer meßbar. Phänomenologisch besteht bei See-, Luft-, Zug- und Autokrankheit, ebenso wie bei Kamelritten, Gleichartigkeit. Der Unterschied besteht lediglich in der Quantität und Qualität der einwirkenden Reize.

- Kinetosen sind abhängig von Geschwindigkeit, Beschleunigung und Häufigkeit des auf den Körper einwirkenden Reizes.
- Kinetosen lassen sich rein vestibulär (Coriolis-Effekte), optisch-vestibulär (Pseudo-Coriolis-Effekte) und rein optisch auslösen. Wahrscheinlich besteht eine Konvergenz der optischen und vestibulären Information mit gleichen neuronalen Vorgängen.

Das *Kinetose-Erbrechen* ist ein zentrales Erbrechen, das durch Aktivierung der Vaguskerne und Brechreiz über die Formatio reticularis und Vestibulariskerne kaum zu beeinflussen ist. Insbesondere tritt es unabhängig von einem leeren oder gefüllten Magen auf.

Beispiele

Unphysiologischer Drehreiz

Karussellfahren, Walzertanzen, Eislaufpirouetten, Ballett usw. sind mit einem extremen Reiz des lateralen Bogenganges verbunden. Je nach Alter und Empfindlichkeit können Schwindel, Eigen- und Umweltscheinbewegungen mit verschiedenen emotionalen Eindrükken verbunden sein. Was bei dem einen Überschwenglichkeit und Lustgefühl auslöst, kann bei anderen körperliches Unwohlsein und Angst verursachen.

Unphysiologische lineare Beschleunigung

Die spezifische Stimulation der Otolithenorgane durch z. B. schnelle Aufzüge oder durch eine rasante Abfahrt in den Bergwerksschacht verlaufen in der Regel symptomarm und führen allenfalls zu leichten Schwindelbeschwerden mit geringem Unwohlsein.

Seekrankheit

Diese Form der Kinetose entsteht vorzugsweise, wenn ein Schiff in schwerer See „rollt", d. h. Bewegungen um die Quer- und Längsachse ausübt. Bei Kopfhaltung in Fahrtrichtung werden Sakkulus und vertikale Bogengänge vorwiegend beansprucht. Zusätzliche Kopf- und Körperdrehbewegungen verstärken die Reaktionen.

Unter Deck besteht zusätzlich durch unverhoffte propriozeptive Reize, die visuell nicht ausgeglichen werden, da sich die Räumlichkeiten mitbewegen, eine Fehlinformation.

Erfahrungsgemäß ist die Krankheitsrate bei geringem Seegang während der ersten Tage auf kleineren Segeljachten größer als auf Touristendampfern. Frauen erkranken häufiger als Männer, Kinder unter zwei Jahren und ältere Menschen sind weniger anfällig. Im Liegen reduziert sich die Empfindlichkeit deutlich.

Bei Jollenseglern (Finn-Dingi, Flying Dutchman usw.) oder Windsurfern ist Seekrankheit kaum bekannt. Einerseits finden diese Sportarten nur zeitlich begrenzt ohne Übernachtung statt, andererseits verarbeiten diese Segler jede ankommende Welle visuell und propriozeptiv (Wellenreiten), so daß diesbezüglich Informationskoordination vorliegt.

Reisekrankheit

Eine extreme vestibuläre Beanspruchung wird beim raschen Kurvenfahren – vor allem bergab mit nach vorn geneigtem Kopf – erreicht. Die Beanspruchung des Bogengang- und Otolithensystems kann bei entsprechender Empfindlichkeit die gesamte Symptomatik auslösen. Der Effekt wird durch die Irritation zusätzlicher Systeme verstärkt. Bei Lesen im Auto bei hohen Geschwindigkeiten signalisieren die Windgeräusche akustisch eine schnelle Fahrt, während dem Auge beim Lesen ein stationärer Zustand vermittelt wird. Dies trägt zur Konfliktsituation bei.

Fördernd wirken auch rasche Kopfbewegungen, wie sie z. B. von einem Beifahrer bei Unterhaltung mit Personen auf dem Rücksitz eines Fahrzeuges ausgeübt werden. Erfahrungsgemäß sind Beifahrer und Fahrgäste sehr viel anfälliger als der Fahrer selbst, der durch das Steuern des Fahrzeuges, z. B. beim Abbremsen oder Beschleunigen, seine visuellen und propriozeptiven Einflüsse genau kontrollieren kann. See- und Reisekrankheit sind an das Vorhandensein der Labyrinthe gebunden. Labyrinthlose Patienten sind kinetoseresistent.

Space-sickness

Unter den Bedingungen der Schwerelosigkeit sind bei Astronauten Symptome zutage getreten, die denen einer Kinetose gleichen. Dafür soll vor allem der fehlende Stimulus für den Otolithenapparat verantwortlich sein, während ja die Bogengänge weiterhin ähnlichen Einflüssen unterliegen wie auf der Erde. Ferner sind gestörte Raumwahrnehmungen mit verantwortlich.

Die Symptomatik ist von Eigenbewegungen der Astronauten, die sich an der Größe des Raumschiffes orientieren, und von Eigenbewegungen des Raumschiffes selbst abhängig. Einige Astronauten konnten durch Kopfbewegung Schwindel, Übelkeit und Erbrechen demonstrieren.

Langzeitflüge bestätigten eine gewisse Adaptation des Gleichgewichtssystems an die veränderten Umweltbedingungen. Trotz spezifischem Raumfahrttraining erscheint eine Prävention nur bedingt möglich (Graybiel 1970).

Physikalische Prävention

Die individuelle Anfälligkeit läßt sich durch bestimmte Eignungsprüfungen in etwa vorhersagen. Dazu sind aufwendige Techniken erforderlich. Die vestibuläre Beanspruchbarkeit kann auf exzentrischen Drehstühlen, Zentrifugen oder durch Parabelflüge mit wechselnden Gravitationseinflüssen getestet werden. Irritierende optische Effekte sind durch drehbare Räume oder durch extreme Stimulation durch Streifentrommeln möglich. Durch diese Verfahren läßt sich auch bei täglichem Training eine gewisse Habituation feststellen, d. h. die Empfindlichkeit läßt nach.

Für die *See- und Reisekrankheit* wird empfohlen, vor allem eine ruhige Kopfstellung in Fahrtrichtung einzubehalten und dabei das Blickfeld zu stabilisieren. Dies gelingt durch Fixierung in der Ferne gelegener Objekte. *Die Fahrgeschwindigkeit ist unbedingt zu drosseln.*

Anfällige Personen sollten im Auto nicht lesen und sich nicht mit hinten sitzenden Personen in verdrehter Körperhaltung unterhalten.

Kinder sollten auf dem Rücksitz das Spielen und Herumtollen unterlassen. Zur Reduzierung zusätzlicher audiovisueller Konflikte ist das Radio abzuschalten.

Medikamentöse Prävention

Die Pharmaindustrie bietet eine Reihe von Präparaten zur Prophylaxe von Kinetosen an. Die meisten Medikamente haben den Nachteil, daß sie zentral sedieren sowie Müdigkeit, Benommenheit und ein vermindertes Reaktionsvermögen verursachen. Diese Nebenwirkungen sind bei der Tabletteneinnahme unbedingt zu beachten.

Nachfolgende Präparate sind nicht als Dauermedikation gedacht. Sie lindern akute Störungen und dienen der Prophylaxe:

- Vomex A (Dimenhydrinat),
- Bonamine (Meclizin),
- Peremesin (Meclizin + Coffein),
- Belladenal, Bellergal (Bellakonaalkaloide),
- Stutgeron (Cinnarizin),
- Sibelium (Flunarizin),
- Dogmatil (Benzamid Sulpirid),
- Reisegold,
- Vertigoheel (Cocculus, Conium, Ambra, Petroleum) usw.

Optische Bewegungsempfindung

Rein optisch ausgelöste Bewegungsempfindungen werden als Zirkularvektion und Longitudinalvektion bezeichnet, z. B.:

- Wer aus einem haltenden Zug auf den in Gegenrichtung abfahrenden Zug blickt, hat das Gefühl, der eigene Zug fahre und der auf dem Nebengleis bleibe stehen.
- Starren von einer Brücke in einem darunter hindurchfließenden Fluß vermittelt das Gefühl, selbst mitzuströmen.
- Werden Filmszenen eines Autorennens auf einer geschwungenen, überdimensionalen Leinwand, z. B. Hälfte einer Halbkugel, projiziert und steht der Betrachter in der Mitte dieser Halbkugel, so daß sein peripheres und zentrales Blickfeld stimuliert wird, so setzt er das Gesehene in eigene Körperbewegungen um. Er lehnt sich synchron zu den optischen Einflüssen in jede Kurve und fällt beim scharfen Bremsen nach vorne. Dieser Effekt wird von Schaustellern auf dem Jahrmarkt als Attraktion angeboten.

Merke: Die rein optische subjektive Empfindung läßt sich durch zusätzliche vestibuläre (z. B. Kopfschütteln, Kopfnicken) oder akustische Reize (Schallquelle von allen Seiten) verstärken, so daß das Vollbild der Kinetose mit der gesamten Symptomatik erreicht werden kann.

Die optische vestibuläre Diskrepanz wurde früher manchem Piloten zum Verhängnis. Zirkulärvektion trat auf beim Anflug auf rotierende Landelichter. Die Raumorientierung des Piloten wurde irritiert, wenn sich das Flugzeug in Schräglage befand oder der Pilot den Kopf zur Seite bewegte. Die nachfolgende Desorientierung führte häufig zum Flugzeugabsturz.

Psychogener Schwindel

Klagen über Schwindel werden nicht selten als Reaktion auf ein Erlebnis oder einen Konflikt ohne faßbar organisches Korrelat geäußert. Dies ist insbesondere bei entsprechend abnormer Persönlichkeit ausgeprägt.

Hierbei finden psychische Faktoren u. U. über das Vegetativum ihren somatischen Niederschlag. Selten kann Schwindel als eigentliches sog. hysterisches Konversionssymptom vorkommen. Häufiger ist Schwindel Ausdruck von Angst- und Spannungszuständen im Rahmen neurotischer Störungen. Gelegentlich wird Schwindel bei beginnender Depression erwähnt.

Von der großen Zahl der subjektiv mit Schwindel bezeichneten Empfindungsstörungen lassen sich bei weiterer Befragung genauere Schilderungen eruieren:

Subjektiv mit Schwindel umschriebene Beschwerden

- Benommenheit,
- Leere im Kopf,
- ängstlich registrierte Unsicherheit auf den Beinen,
- Levitation (z. B. das Gefühl, als wenn der Körper frei schwebe),
- Agoraphobie (z. B. Unsicherheitsgefühl bei Platzangst),
- Klaustrophobie (z. B. Gefühl der Gleichgewichtsstörung bei Angst vor dem Alleinsein),
- Fallneigung bei Untragbarkeit der belastenden Situation.

Vom psychogenen Schwindel ist der psychoreaktive Erwartungsschwindel abzugrenzen, der z. B. beim Hinabblicken aus großer Höhe oder beim Besteigen eines Turmes auftritt. Dann kann z. B. anstatt von Höhenschwindel von Höhenangst gesprochen werden.

Therapie: Kombinierte Entspannungs- und Psychotherapie.

Begutachtung

Fragestellung

Bei der Begutachtung von Schwindelbeschwerden stehen für den Auftraggeber folgende Fragen im Vordergrund:

- Sind die angegebenen Beschwerden auf einen Schaden des gleichgewichtserhaltenden Systems zurückzuführen?
- Inwieweit ist der Versicherte imstande, Tätigkeiten auszuüben, die ihm unter Berücksichtigung seiner Ausbildung und seines Berufes zugemutet werden können?
- Wie hoch ist die Minderung der Erwerbsfähigkeit einzuschätzen?

Sofern sich die Beschwerden nicht von einer bestimmten Fachrichtung her ausreichend erklären lassen, ist in jedem Fall ein interdisziplinäres Vorgehen angezeigt.

Sorgfaltspflicht des Gutachters

Jeder Arzt muß bei der Erstellung von Zeugnissen, Attesten und Gutachten größte Objektivität walten lassen. Gerade bei Symptomen wie Schwindel sind voreilige Rückschlüsse nicht zu vertreten.

Die Interpretation der Befunde muß sich auf eindeutig pathologische und reproduzierbare Befunde aufbauen, wobei der individuellen Streubreite der verschiedenen Testverfahren Rechnung getragen werden muß.

So darf z. B. einem jungen Menschen der Weg in das Berufsleben nicht versperrt werden, wenn er bei einigen Koordinationsprüfungen, die ihm ungewohnt sind, Unsicherheiten aufweist, die er jedoch bei Wiederholung der Prüfung ohne Schwierigkeiten ablegt.

Es ist stets darauf zu achten, daß Medikamente, Alkohol oder Übermüdung die Testergebnisse verfälschen können. Im Zweifelsfall sind Wiederholungsuntersuchungen und Verlaufskontrollen vorzuschlagen.

Gefälligkeitsgutachten schaden nicht nur dem ärztlichen Ansehen, sondern können auch strafrechtliche Konsequenzen für den Arzt haben.

§ 278 StGB: „Ärzte und andere approbierte Medizinalpersonen, welche ein unrichtiges Zeugnis über den Gesundheitszustand eines Menschen zum Gebrauch bei einer Behörde oder Versicherungsgesellschaft wider besseren Wissens ausstellen, werden mit Freiheitsstrafe bis zu zwei Jahren oder mit Geldstrafe bestraft.“

Grundbegriffe

Arbeitsunfähigkeit

Arbeitsunfähig ist ein Versicherter, der nicht oder nur mit Gefahr einer unmittelbaren Verschlimmerung seiner Krankheit imstande ist, seine bisherige Tätigkeit auszuüben.

Berufsunfähigkeit, Erwerbsunfähigkeit

Die Aufgaben der Rentenversicherung sind nach § 1226 RVO u. a. Erhaltung, Besserung und Wiederherstellung der Erwerbsfähigkeit des Versicherten, die Gewährung von Renten wegen Berufsunfähigkeit oder Erwerbsunfähigkeit und die Gewährung eines Altersruhegeldes.

§ 1246 Abs. 2 RVO (= § 23 Abs. 2 AVG):
Berufsunfähig ist ein Versicherter, dessen Erwerbsfähigkeit infolge von Krankheit oder anderen Gebrechen oder Schwäche seiner körperlichen oder geistigen Kräfte auf weniger als die Hälfte derjenigen eines körperlich und geistig gesunden Versicherten mit ähnlicher Ausbildung und gleichwertigen Kenntnissen und Fähigkeiten herabgesunken ist. Der Kreis der Tätigkeiten, nach denen die Erwerbsfähigkeit eines Versicherten zu beurteilen ist, umfaßt alle Tätigkeiten, die seinen Kräften und Fähigkeiten entsprechen und ihm unter Berücksichtigung der Dauer und des Umfangs seiner Ausbildung sowie seines bisherigen Berufs und der besonderen Anforderungen seiner bisherigen Berufstätigkeit zugemutet werden können. Zumutbar ist stets eine Tätigkeit, für die der Versicherte durch Maßnahmen zur Erhaltung, Besserung oder Wiederherstellung der Erwerbsfähigkeit mit Erfolg ausgebildet oder umgeschult worden ist.

§1247 Abs. 2 RVO (= § 24 Abs. 2 AVG):
Erwerbsunfähig ist der Versicherte, der infolge von Krankheit oder anderen Gebrechen oder von Schwäche seiner körperlichen oder geistigen Kräfte auf nicht absehbare Zeit eine Erwerbstätigkeit in gewisser Regelmäßigkeit nicht mehr ausüben oder nicht mehr als nur geringfügige Einkünfte durch Erwerbstätigkeit erzielen kann. Nicht erwerbsunfähig ist, wer eine selbständige Erwerbstätigkeit ausübt.

Berufsunfähigkeit und Erwerbsunfähigkeit werden nicht prozentual ausgedrückt, sondern unterliegen einer *Alles-oder-Nichts-Entscheidung* und gelten für Arbeiter und Angestellte. Im Beamtengesetz ist der Begriff Dienstunfähigkeit vergleichbar mit der Berufsunfähigkeit. Dienstunfähig ist ein Beamter, wenn er infolge eines körperlichen Gebrechens oder wegen Schwäche seiner körperlichen oder geistigen Kräfte zur Erfüllung seiner Dienstpflicht dauernd unfähig ist.

In der Beurteilung der Berufs- oder Erwerbsunfähigkeit muß die Leistungsfähigkeit des Versicherten konkret und individuell eingeschätzt werden. In diesem Fall sind verallgemeinernde MdE-Sätze für die Rentenversicherung ohne Sinn.

Schwindelbeschwerden, die unverhofft anfallsartig oder als Dauerzustand bestehen und nachweisbar sind, bedingen für alle Berufe mit besonderen Anforderungen an das gleichgewichtserhaltende System Berufsunfähigkeit, sofern die Grunderkrankung und der Heilungsverlauf keine Besserung der Beschwerden erkennen lassen, was nur durch Verlaufskontrollen ersichtlich wird.

Dies gilt z. B. für Berufe wie Flugzeugführer, Artist, Schornsteinfeger, Dachdecker, Gerüstbauer, Zimmermann, Stahlbaumonteur, Kranführer, Bergmann, Fahrer von Landmaschinen, Kraftfahrer, Arbeiter an einer laufenden Maschine usw.

Berufsunfähigkeit für diese Berufe bedeutet noch nicht Erwerbsunfähigkeit. Unter Berücksichtigung der Leistungsfähigkeit ist genau festzulegen, unter welchen äußeren Bedingungen und wieviele Stunden vielleicht ein Patient mit Schwindelbeschwerden noch einer Tätigkeit nachgehen kann, ohne sich und andere zu gefährden.

Der Begriff der Erwerbsunfähigkeit ist streng von dem Begriff der Minderung der Erwerbsfähigkeit (MdE) zu trennen.

Minderung der Erwerbsfähigkeit (MdE)

Der Begriff der MdE wird vom Bundessozialgericht (und vom Bundesverfassungsgericht) für die Rechtsgebiete Unfallversicherung, Rentenversicherung, soziales Entschädigungsentgelt (vor allem Kriegsopferversorgung) und Schwerbehindertenrecht sehr unterschiedlich ausgelegt. Das hängt damit zusammen, daß die Bemessung einer MdE letztlich eine *Rechtsfrage* ist, die nach Sinn und Zweck der unterschiedlichen Gesetze zu beantworten ist. Allerdings beruht die *rechtliche MdE-Bewertung* in aller Regel auf einer ärztlichen Beurteilung.

Die nachfolgenden Ausführungen beschränken sich auf die MdE-Bewertung aus ärztlicher Sicht.

In diesem Sinne kann die MdE als Ausmaß eines körperlichen, geistigen oder seelischen Mangels verstanden werden (andere gebräuchliche Bezeichnungen: „Grad der Versehrtheit", „Maß für die Auswirkung eines Mangels an funktioneller Intaktheit", „Grad der Behinderung", „Umfang der Beeinträchtigung des körperlichen und geistigen Leistungsvermögens").

Die Erwerbsfähigkeit ist demnach als ein *abstraktes Maß für die Gesundheit*, die Minderung der Erwerbsfähigkeit als abstraktes Maß für die Einbuße an Gesundheit zu verstehen.

Die MdE beschreibt eine Einschränkung der potentiellen Entfaltungsmöglichkeiten des Individuums durch die Schädigungsfolgen oder Behinderungen. Dabei spielt es keine Rolle, ob der Beschädigte oder

Behinderte jemals von dieser Entfaltungsmöglichkeit Gebrauch macht oder nicht.

Tarifrechtlich kann der Lohn oder das Gehalt wegen einer MdE nicht herabgesetzt werden.

Die MdE in der Unfallversicherung orientiert sich mehr an dem „allgemeinen Arbeitsmarkt", wobei sich der Bezugswert 100 auf die Erwerbsfähigkeit des Verletzten zum Zeitpunkt des Arbeitsunfalles bezieht, während in der Kriegsopferversorgung der Bezugswert 100 eher der Erwerbsfähigkeit eines „normalen" Menschen entspricht.

Ein *besonderes berufliches Betroffensein* ist in der Unfallversicherung und im sozialen Entschädigungsrecht zu berücksichtigen und führt zu einer höher zu bewertenden MdE.

Ab einer bestimmten Höhe wird eine Rente ausgezahlt. In der Kriegsopferversorgung (Soldatenversorgung) liegt der Schwellenwert bei einer MdE von 25%, in der Unfallversicherung bei einer MdE von 20%.

Liegt bereits aus einem anderen Arbeitsunfall oder einer Berufskrankheit oder einem Entschädigungsfall aus dem Gebiet des sozialen Entschädigungsrechts eine MdE von 10% vor, sog. Stütz-MdE, so kommt in der gesetzlichen Unfallversicherung auch eine MdE von 10% oder 15% durch Addition mit der Stütz-MdE zum Tragen.

Grundsätzlich ist bei mehreren Unfällen hintereinander für jeden Arbeitsunfall eine eigene Rente festzusetzen, die nicht zu einer Gesamtrente zusammenaddiert werden darf. Bestehen aus einem Arbeitsunfall Schäden an mehreren Körperteilen, so wird eine Gesamt-MdE ermittelt.

Beispiel:

Zustand nach Politrauma:

– Oberschenkelfraktur (chirurgisches Gutachten):	MdE 20%
– Zustand nach Commotio mit Kopfschmerzen und Schwindel (neurologisches Gutachten):	MdE 30%
– Zustand nach Felsenbeinfraktur mit Taubheit und Schwindel (HNO-Gutachten):	MdE 30%
	Gesamt-MdE 50%

Vorschaden

Als *Vorschaden* sind Gesundheitsstörungen zu bezeichnen, die bereits vor dem schädigenden Ereignis bestanden haben und die verschiedene Ursachen haben können.

Wenn ein gleichgewichtsbeeinträchtigender Vorschaden schon vor Einwirken des Ereignisses bestand, so muß er, sofern er beträchtlich war (MdE über 20%) von dem neu hinzugetretenen Körperschaden abgezogen werden. Hierbei hat der Gutachter einen Ermessensspielraum, da eine rein numerische Subtraktion nicht zu vertreten ist.

Beispiel:

Vorschaden „x/y"	:	MdE 30%
jetziger Gesamtschaden	:	MdE 60%
schädigungsbedingte MdE	:	40%

Ein geringer unfallfremder Vorschaden, der noch keine MdE bedingte, kann jedoch durch einen ebenfalls geringen unfallbedingten Körperschaden eine Situation herbeiführen, die mit einer MdE mit 20% oder mehr zu bewerten ist. Dann muß der Versicherungsträger den gesamten Zustand entschädigen.

Es empfiehlt sich für den Gutachter, die MdE für die einzelnen Schäden stets getrennt anzugeben:

- Gesamt MdE,
- MdE durch den Vorschaden,
- MdE durch die Unfallfolgen.

Behinderung

Als **Behinderung** ist jeder regelwidrige körperliche, geistige und seelische Zustand anzusehen, der nicht nur vorübergehend zu einer Funktionsbeeinträchtigung führt und eine MdE um wenigstens 10% bedingt.

Regelwidrig ist der Zustand, der von dem für das Lebensalter typischen abweicht.

Als *nicht nur vorübergehend* gilt ein Zeitraum von mehr als sechs Monaten.

Der im *EStG* verwendete Begriff „Körperbehinderung" umfaßt auch innere Leiden und psychische Behinderungen und ist folglich mit dem Begriff „Behinderung" inhaltsgleich.

Gesetz zur Sicherung der Eingliederung Schwerbehinderter in Arbeit, Beruf und Gesellschaft (Schwerbehindertengesetz – SchwbG)

§ 1 definiert den Begriff des *Schwerbehinderten:*
„Schwerbehinderte im Sinne dieses Gesetzes sind Personen, die körperlich, geistig oder seelisch behindert und infolge ihrer Behinderung in ihrer Erwerbsfähigkeit nicht nur vorübergehend um wenigstens 50 vom Hundert gemindert

sind, sofern sie rechtmäßig im Geltungsbereich dieses Gesetzes wohnen, sich gewöhnlich aufhalten oder eine Beschäftigung als Arbeitnehmer ausüben."

Bei der Gesamtwürdigung der verschiedenen Behinderungen sind Vergleiche mit Gesundheitsschäden anzustellen, zu denen in den MdE-Tabellen feste MdE-Grade angegeben sind (s. S. 298, 300ff).

Ein Gesamt-MdE-Grad um 50% kann beispielsweise nur angenommen werden, wenn die Gesamtauswirkung der verschiedenen Behinderungen so erheblich ist wie etwa beim Verlust einer Hand oder eines Beines im Unterschenkel, bei einer vollständigen Versteifung großer Abschnitte der Wirbelsäule, bei Herz-Kreislaufschäden oder Einschränkungen der Lungenfunktion mit nachgewiesener Leistungsbeeinträchtigung bereits bei leichter Belastung, bei Hirnschäden mit mittelschwerer Leistungsbeeinträchtigung usw.

Bei der Beurteilung der Gesamt-MdE ist in der Regel von der Behinderung auszugehen, die den höchsten Einzel-MdE-Grad bedingt, und dann im Hinblick auf alle weiteren Behinderungen zu prüfen, ob und inwieweit hierdurch das Ausmaß der Behinderung größer wird, ob also wegen der weiteren Behinderungen dem ersten MdE-Grad 10 oder 20 oder mehr Vomhundertpunkte hinzuzufügen sind, um der Gesamtbehinderung gerecht zu werden.

In der Regel führen zusätzliche leichte Gesundheitsstörungen, die nur einen MdE-Grad um 10% bedingen, nicht zu einer wesentlichen Zunahme des Ausmaßes der Gesamtbeeinträchtigung, die bei der Gesamt-MdE berücksichtigt werden könnte, auch dann nicht, wenn mehrere derartige leichte Gesundheitsstörungen nebeneinander bestehen. Auch bei leichten Behinderungen mit einem MdE-Grad um 20% ist es vielfach nicht gerechtfertigt, auf eine wesentliche Zunahme des Ausmaßes der Behinderung zu schließen.

Liegen mehrere Behinderungen vor – bei Schädigungsfolgen gilt Entsprechendes –, so sind zwar Einzel-MdE-Grade anzugeben, bei der Ermittlung der *Gesamt-MdE* durch alle Behinderungen dürfen jedoch die einzelnen MdE-Werte nicht addiert werden. Auch andere Rechenmethoden sind für die Bildung einer Gesamt-MdE ungeeignet. Maßgebend sind die *Auswirkungen der einzelnen Behinderungen in ihrer Gesamtheit* unter Berücksichtigung ihrer wechselseitigen Beziehungen zueinander.

Dabei ist zu beachten,

- wieweit die Auswirkungen der einzelnen Behinderungen voneinander unabhängig sind und damit ganz verschiedene Bereiche im Ablauf des täglichen Lebens betreffen,
- ob sich eine Behinderung auf eine andere besonders nachhaltig auswirkt (z. B. bei paarigen Organen),

- wieweit sich die Auswirkungen der Behinderungen überschneiden
- und daß das Ausmaß einer Behinderung durch hinzutretende Gesundheitsstörungen oft gar nicht verstärkt wird.

Invalidität

Private Unfallversicherungen gebrauchen für bestimmte Körperschäden feste Invaliditätsgrade, sog. Gliedertaxen. Der Verlust eines Auges mit 30% oder der einseitige Hörverlust mit 15% sind dabei listenmäßig erfaßt.

Dagegen bestehen für Schwindel- und Gleichgewichtsstörungen keine tabellarischen Aufstellungen.

Die Bemessung bei diesen Symptomen richtet sich danach, inwieweit der Versicherte imstande ist, eine Tätigkeit auszuüben, die seinen Kräften und Fähigkeiten entspricht, und die ihm unter billiger Berücksichtigung seiner Ausbildung und seines Berufes zugemutet werden kann.

Diese Bewertung ist prozentual anzugeben, wobei die MdE-Sätze aus dem Versorgungswesen und der gesetzlichen Unfallversicherung einen brauchbaren Vergleichsmaßstab bieten.

Schädigungsfolge

Als **Schädigungsfolge** wird im sozialen Entschädigungsrecht jede Gesundheitsstörung bezeichnet, die mit einer nach dem entsprechenden Gesetz zu berücksichtigenden *Schädigung* in ursächlichem Zusammenhang steht.

Hierzu gehören auch Abweichungen vom Gesundheitszustand, die keine MdE bedingen und keine Behinderung darstellen (z. B. funktionell bedeutungslose Narben, Verlust von Zähnen).

Mittelbare Schädigungsfolgen

Mittelbare Schädigungsfolgen sind Gesundheitsstörungen, die durch ein äußeres Ereignis, das seine Ursache in einem schädigungsbedingten Leiden hat, herbeigeführt worden sind.

Beispiel: Ein Beschädigter mit einer als Schädigungsfolge anerkannten hochgradigen Schwerhörigkeit erleidet nachweislich *wegen* seiner Schwerhörigkeit einen Verkehrsunfall mit bleibenden Gesundheitsstörungen.

Die mittelbaren Schädigungsfolgen werden versorgungsrechtlich wie unmittelbare Schädigungsfolgen behandelt.

Ein in der Eigenart eines Leidens liegender Folgeschaden ist keine mittelbare, sondern eine unmittelbare Schädigungsfolge.

Absichtlich herbeigeführte Schädigungen

Eine vom Beschädigten absichtlich herbeigeführte Schädigung gilt *nicht* als Schädigung im Sinne der Versorgungsgesetze. Absichtlich herbeigeführt ist sie dann, wenn sie vom Beschädigten erstrebt war, z. B. Selbstverstümmelung, Suizidversuche usw.

Wahrscheinlichkeit des ursächlichen Zusammenhangs

Für die Annahme, daß eine Gesundheitsstörung Folge einer Schädigung ist, genügt versorgungsrechtlich die **Wahrscheinlichkeit des ursächlichen Zusammenhangs.** Sie ist gegeben, wenn nach der geltenden medizinisch-wissenschaftlichen Lehrmeinung *mehr für als gegen* einen ursächlichen Zusammenhang spricht.

Mit besonderer Sorgfalt ist das Für und Wider abzuwägen. Auch bei schwierigen Zusammenhangsfragen soll sich der Gutachter bemühen, zu einer verwertbaren Beurteilung zu kommen. Um den Kausalzusammenhang herstellen zu können, sind Informationen über den Unfallhergang (Unfallmeldung, D-Arzt-Bericht usw.) oder die Arbeitsplatzbeschaffenheit notwendig. Ferner müssen Ätiologie und Pathogenese der Körperschäden nach der herrschenden Lehrmeinung zu dem angeschuldigten Ereignis passen.

Schließlich gehört eine angemessene zeitliche Beziehung oder Brükkensymptomatik zwischen Ereignis und den aufgetretenen Symptomen zur Bestätigung des ursächlichen Zusammenhangs.

Dabei ist zu beachten, daß z. B. die Akutphase eines Labyrinthausfalles mit heftigem Schwindel durch Bewußtlosigkeit bei einem Schädel-Hirn-Trauma überdeckt werden kann. Unter Umständen wird in solchen Fällen erst Wochen oder Monate nach dem Ereignis der Nachweis des Labyrinthausfalles erbracht.

Abweichend von den erläuterten Grundsätzen kann nach § 1 Abs. 3 Satz 2 BVG eine Gesundheitsstörung als Schädigungsfolge anerkannt werden, wenn die zur Anerkennung einer Gesundheitsstörung als Folge einer Schädigung erforderliche Wahrscheinlichkeit nur deshalb nicht gegeben ist, weil *über die Ursache des festgestellten Leidens in der medizinischen Wissenschaft Ungewißheit* besteht („Kannversorgung“). Eine gleichlautende Bestimmung enthalten das SVG in § 81 Abs. 5 Satz 2, das ZDG in § 47 Abs. 6 Satz 2, das HHG in § 4 Abs. 3 Satz 2 und das BSeuchG in § 52 Abs. 2 Satz 2.

Mehrere *medizinische Voraussetzungen* müssen erfüllt sein, so darf z. B. über die Ätiologie und Pathogenese des Leidens keine durch

Forschung und Erfahrung genügend gesicherte medizinisch-wissenschaftliche Auffassung herrschen. Eine „Kannversorgung" wäre z. B. für einen Morbus Ménière in Erwägung zu ziehen.

Bemessung der MdE

Neben der Sicherung des Kausalzusammenhanges besteht die Hauptaufgabe des Gutachters darin, den Schweregrad der Störung festzulegen.

Bei der Beurteilung muß zum Ausdruck gebracht werden, was der Körper noch leisten kann, wenn ein oder mehrere Mosaiksteine aus dem Gesamtgefüge des gleichgewichtserhaltenden Systems herausgebrochen sind.

Die Problematik ist bekannt, denn Schwindel läßt sich quantitativ nicht so eindeutig bestimmen wie etwa das Ausmaß einer Hör- oder einer Sehstörung.

Der Auftraggeber will jedoch genau wissen, um wieviel Prozent die Leistungsfähigkeit des Betroffenen eingeschränkt ist.

Die MdE bei Schwindel und Gleichgewichtsstörungen soll mit der Belastbarkeit im täglichen Leben korrelieren. Der Gutachter muß also durch eine gezielte Befragung in Erfahrung bringen, welcher Belastung in Form von alltäglichen Verrichtungen das Gleichgewichtssystem noch störungsfrei standhält.

Aus der Beziehung zwischen der Belastung durch bestimmte Tätigkeiten und der Intensität der Störungen ergibt sich die Belastbarkeit des Gleichgewichtssystems und daraus wiederum die *MdE als Maß der Minderung der Belastbarkeit* (Abb. 112). Ein einseitiger Labyrinthausfall bedingt für sich alleine z. B. noch keine meßbare MdE. Erst die Auswirkung auf die allgemeine Gleichgewichtslage ist entscheidend.

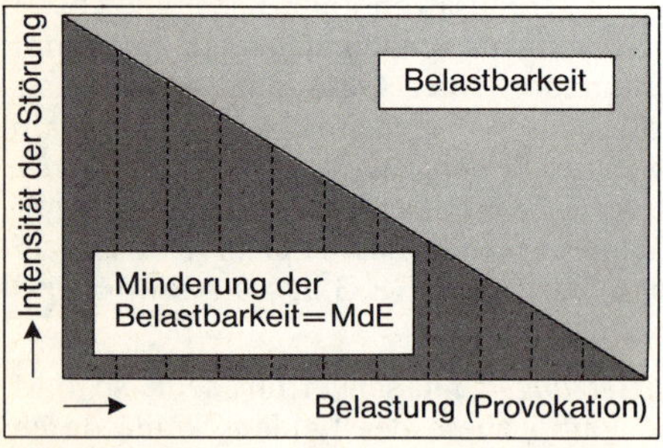

Abb. 112 Beziehung zwischen Intensität einer Gleichgewichtstörung, Belastung im täglichen Leben, Belastbarkeit und Minderung der Belastbarkeit (MdE)

Eine nahezu vollständige Kompensation führt zu einer niedrigen MdE oder nicht meßbaren MdE, da unter starker Belastung nur geringe oder keine Beschwerden auftreten. Die MdE ist hoch zu bemessen, wenn unter niedriger Belastung bei unvollständiger Kompensation bereits starke Beschwerden auftreten.

Um zu einer tabellarischen Einstufung kommen zu können, müssen für diese Orientierungshilfe die Begriffe „Belastung" und „Intensität" näher klassifiziert werden.

Belastungsstufen

Alltägliche Situationen und Verrichtungen geordnet nach dem Ausmaß, in dem sie die Gleichgewichtsregulation beanspruchen, lassen sich folgendermaßen einteilen (Tab. 29):

Stufe 0:
Sie entspricht der absoluten Ruhelage.

Tabelle 29 Belastungsstufen im täglichen Leben

	Belastungsstufen	Attribute	Beispiele aus dem Alltag
0	Keine Belastung		Ruhelage
1	Niedrige Belastung	alltäglich ständig kaum vermeidbar	Langsame Kopf- und Körperbewegungen, Drehen im Bett, Aufrichten aus sitzender od. liegender Haltung, leichte Arbeiten im Sitzen (Schreiben)
2	Mittlere Belastung	alltäglich häufig schwer vermeidbar	Waschen u. Anziehen, Bücken u. Aufrichten, Gehen, Treppensteigen, leichte Arbeiten im Stehen
3	Hohe Belastung	nicht alltäglich selten vermeidbar*	Heben von Lasten, Gehen im Dunkeln, Autofahren (nachts, im Nebel oder auf unebener Straße), Fahren auf vibrierenden Maschinen (Baggerfahren)
4	Sehr hohe Belastung	ungewöhnlich sehr selten absolut vermeidbar*	Rasche Körperbewegungen, Stehen und Gehen auf Gerüsten, Kranführen usw., Karussellfahren, sportliche Übungen wie Radfahren, Tanzen, Reiten, Skifahren, Schwimmen usw.

* Sofern eine derartige Belastung nicht mit der Ausübung des Berufes verbunden ist.

Stufe 1:
Sie beschreibt eine niedrige Belastung, z. B. durch langsame Kopf- und Körperbewegungen, Drehen im Bett, Aufrichten aus liegender Haltung, Schreiben usw. Jeder, der nicht gerade ruhig im Bett liegt, ist einer derartigen Belastung alltäglich und ständig ausgesetzt und kann sie nur durch Einnahme der Ruhelage vermeiden.

Stufe 2:
Eine mittlere Belastung, im normalen Tagesablauf häufig gegeben und schwer vermeidbar, läßt sich durch Tätigkeiten wie Waschen, Anziehen, Bücken, Aufrichten, Schuhebinden, Treppensteigen, leichte Arbeiten im Stehen usw. ausdrücken.

Stufe 3:
Hohen Belastungen ist man normalerweise nur selten ausgesetzt. Mit entsprechenden Verhaltensmaßregeln kann man Anforderungen, die z. B. durch Gehen im Dunkeln, durch Autofahren auf unebener Straße oder durch Fahren auf vibrierenden Maschinen entstehen, aus dem Wege gehen.

Stufe 4:
Unter einer sehr hohen Belastung sind Tätigkeiten zu verstehen, die das Gleichgewichtssystem extrem beanspruchen.

Eine derartige Belastung ist normalerweise vermeidbar, sofern kein besonderes berufliches Betroffensein vorliegt. Selbst Gesunde werden in untrainiertem Zustand oder im höheren Alter beim Ausüben gewisser Sportarten Schwierigkeiten haben und beim Stehen oder Gehen auf Gerüsten und Leitern mitunter ein Schwindelgefühl verspüren.

Intensität von Gleichgewichtsstörungen

Zur Graduierung der Intensität, die sich aus den subjektiven Angaben und den objektivierbaren Befunden ableitet, empfiehlt sich ebenfalls eine Unterteilung in 5 Stufen (Tab. 30):

Stufe 0:

Weitgehende Beschwerdefreiheit, auch wenn Befunde eine vorausgegangene Erkrankung belegen, wie z. B. Unerregbarkeit eines Labyrinthes. Beschwerdefreiheit bedeutet, daß in diesem Fall eine vollständige Kompensation eines Labyrinthausfalles eingetreten ist. Das schließt nicht aus, daß unter extremen Anforderungen kurzfristig Beschwerden auftreten können.

Stufe 1:
Leichte Unsicherheit mit geringen Schwindelbeschwerden. Geringe Abweichreaktionen, wie z. B. Schwanken und Stolpern, werden meist durch Ausgleichsbewegungen abgefangen.

Tabelle 30 Intensität von Geleichgewichtsstörungen. Die Bezeichnung der Schwindelbeschwerden mit „gering, stark, sehr stark“ muß mit den Belastungsstufen in Beziehung gebracht werden. Daraus gewinnt man einen Anhalt über die Häufigkeit der Beschwerden im täglichen Leben

	Intensitätsstufen	Subjektive Angaben
0	Weitgehend beschwerdefrei	Gefühl der Unsicherheit
1	Leichte Unsicherheit, geringe Schwindelbeschwerden	Schwanken, Stolpern
2	Deutliche Unsicherheit, starke Schwindelbeschwerden	Fallneigung, Ziehen nach einer Seite
3	Erhebliche Unsicherheit, sehr starke Schwindelbeschwerden	fremder Hilfe bedürftig; unfähig, Tätigkeiten allein auszuüben
4	Heftiger Schwindel, vegetative Erscheinungen	Übelkeit, Erbrechen, Orientierungsverlust

Stufe 2:
Deutliche Unsicherheit mit starken Schwindelbeschwerden. In diesem Stadium werden nicht nur anamnestisch, sondern auch klinisch objektivierbare und reproduzierbare Abweichreaktionen gefunden (z. B. Fallneigung, Lateropulsion, gestörte Zeige- und Zeichenfähigkeit usw.). Die Beschwerden beeinträchtigen deutlich das Leistungsvermögen.

Stufe 3:
Erhebliche Unsicherheiten, die sich leicht objektivieren lassen, mit sehr starken Schwindelbeschwerden. Der Betroffene ist weitgehend auf fremde Hilfe angewiesen (Gehstock, Begleitperson usw.) und unfähig, sich alleine zu versorgen.

Stufe 4:
Heftiger Schwindel mit vegetativen Erscheinungen. Dieses schwere Krankheitsbild tritt als Dauerzustand und als Anfall, d. h. zeitlich begrenzt, auf. Die Einbuße der Leistungsfähigkeit hängt entscheidend von der Dauer und Häufigkeit derartiger Zustände ab. Meist ist eine stationäre Betreuung erforderlich, was versicherungsrechtlich Arbeitsunfähigkeit bedeutet.

Anwendung der MdE-Tabelle

Die MdE-Tabelle (Abb. 113) war ursprünglich nur für die Beurteilung von peripheren vestibulären Störungen gedacht. Sie ist jedoch so

Intensitätsstufen	heftiger Schwindel, vegetative Erscheinungen	4	100	80	60	40	30
	sehr starker Schwindel, erhebliche Unsicherheit	3	80	60	40	30	20
	starke Schwindelbeschwerden, deutliche Unsicherheit	2	60	40	30	20	10
	geringe Schwindelbeschwerden, leichte Unsicherheit	1	40	30	20	10	≤10
	weitgehend beschwerdefrei, mit und ohne objektivierbare Symptome	0		≤10	≤10	≤10	≤10
			0	1	2	3	4
			Ruhelage	niedrige Belastung	mittlere Belastung	hohe Belastung	sehr hohe Belastung
			Belastungsstufen				

Abb. 113 MdE-Tabelle

allgemein gehalten, daß sie interdisziplinär angewendet werden kann. Sie soll dazu beitragen, den Ermessensspielraum des Gutachters verständlicher zu machen. Der Gutachter legt fest, unter welcher Belastungsstufe von der Ruhelage ausgehend regelmäßig Beschwerden auftreten und welcher Grad der Regulationsstörung dabei erreicht wird. Im Schnittfeld der entsprechenden Belastungsstufe mit der Intensitätsstufe ist die MdE ablesbar.

Unter der nächst höheren Belastung nimmt die Intensität der Störung zu und unter der nächst niedrigeren nimmt sie ab. Die Reaktionsweise eines Individuums wird somit durch eine ganze Reihe von Feldern dargestellt, die auf einer Diagonalen von links unten nach rechts oben liegen und gleiche MdE-Sätze enthalten.

Bei weitgehender Beschwerdefreiheit liegt die MdE in jeder Belastungsstufe unter 10%, auch wenn objektive vestibuläre Störungen wie z. B. ein Provokationsnystagmus vorhanden sind.

Treten geringe Schwindelbeschwerden und leichte Unsicherheiten ausschließlich unter sehr hoher Belastung auf, so beträgt die MdE ebenfalls weniger als 10%.

Die Bezeichnung der Beschwerden mit „gering, stark, sehr stark“ ist auch als Maßstab für die Häufigkeit von Schwindelbeschwerden gedacht und muß ebenfalls mit den Belastungsstufen in Beziehung gebracht werden, sofern überhaupt eine Abhängigkeit der Beschwerden von alltäglichen Anstrengungen besteht. Bei Anfallsleiden wie dem Morbus Ménière ist die Häufigkeit der Anfälle bei der Gesamtbeurteilung von wesentlicher Bedeutung.

Die maximale Intensität einer Störung ist erreicht, wenn bereits in Ruhelage vestibulookuläre und vestibulovagale Reflexbahnen irritiert sind und heftigen Schwindel auslösen (MdE = 100%), was in der Regel keinen Dauerzustand darstellt.

Die MdE-Sätze 50%, 70% und 90% sind in der Tabelle nicht aufgeführt. Sollte eine entsprechende Feineinstufung notwendig sein, so sind diese Prozentangaben durch Interpolieren zwischen den in der Tafel aufgeführten Werten zu finden.

Die subjektiven Beschwerden sollten möglichst durch reproduzierbare Befunde objektiviert werden. Fehlen nachweisbare Veränderungen trotz starker Beschwerden, so schließt dies die Anwendung der Tabelle nicht aus. Eine derartige Situation ist z. B. in einem symptomarmen Intervall eines Morbus Ménière denkbar. In einer solchen Situation sind weitere Untersuchungen und Verlaufskontrollen erforderlich, um irgendwann Befunde zu erhalten, die das Krankheitsbild bestätigen.

Die Werte dieser Tabelle stellen nur eine Orientierungshilfe dar. Besondere Umstände des Einzelfalles sind zu berücksichtigen.

Bestimmte Berufe bewegen sich immer im Bereich der höchsten Belastungsstufe, wie z. B. Maurer, Maler, Dachdecker, Schornsteinfeger, Kranführer, Lkw-Fahrer usw. In diesen Berufsgruppen zählt eine Belastung, die für andere selten und vermeidbar ist, zu der täglichen Beanspruchung.

In solchen Fällen kann wegen „besonderem Betroffensein im Beruf“ der MdE-Satz wegen labyrinthärer Regulationsstörungen höher eingestuft werden, als sich aus der Tabelle für den „allgemeinen Arbeitsmarkt“ ergibt.

MdE-Anhaltspunkte im sozialen Entschädigungsrecht und nach dem Schwerbehindertengesetz

Bezüglich der gutachtlichen Einschätzung von Schwindel und Gleichgewichtsstörungen leisten die „Anhaltspunkte für die ärztliche Gutachtentätigkeit im sozialen Entschädigungsrecht und nach dem Schwerbehindertengesetz“, herausgegeben vom Bundesminister für Arbeit und Sozialordnung in der Fassung von 1983, einen wichtigen Beitrag.

Dabei beziehen sich die Angaben der „objektivierbaren Störungen des Gleichgewichtorgans“ auf die 1979 angegebeneMdE-Tabelle (STOLL 1979, s. S. 298). Allerdings wurde die MdE von 100% ausgeklammert, da dieser Wert praktisch nur für kurzfristige, vorübergehende Situationen gilt.

Versorgungsrechtlich setzt eine MdE jedoch nicht nur vorübergehende Störungen voraus, sondern die Gesundheitsstörung muß sich über einen Zeitraum von mehr als 6 Monaten erstrecken. Dementsprechend ist bei abklingenden Gesundheitsstörungen die MdE festzustellen, die dem über 6 Monate hinaus verbliebenen Schaden entspricht.

Schwankungen im Gesundheitszustand bei längerem Leidensverlauf ist mit einer Durchschnitts-MdE Rechnung zu tragen. Dies ist insbesondere bei Anfallsleiden zu berücksichtigen.

Gleichgewichtsorgan

	MdE
Objektivierbare Störungen des Gleichgewichtsorgans	
ohne wesentliche Folgen	
– beschwerdefrei, allenfalls Gefühl der Unsicherheit bei *alltäglichen Belastungen* z. B. Gehen, Bücken, Aufrichten, Kopfdrehungen),	
– leichte Unsicherheit, geringe Schwindelerscheinungen (Schwanken) *bei höheren Belastungen* (z. B. Heben von Lasten, Gehen im Dunkeln)	0–10%
– stärkere Unsicherheit und Schwindelerscheinungen (Fallneigung, Ziehen nach einer Seite) erst *bei außergewöhnlichen Belastungen* (z. B. Stehen und Gehen auf Gerüsten, sportliche Übungen mit raschem Körperbewegungen)	0–10%
mit leichten Folgen	
– leichte Unsicherheit, geringe Schwindelerscheinungen *bei alltäglichen Belastungen,*	
– stärkere Unsicherheit und Schwindelerscheinungen *bei höheren Belastungen*	20%
mit mittelgradigen Folgen	
– stärkere Unsicherheit und Schwindelerscheinungen bereits *bei alltäglichen Belastungen*	

	MdE
– heftiger Schwindel (mit vegetativen Erscheinungen, gelegentlich Übelkeit, Erbrechen) *bei höheren und außergewöhnlichen Belastungen*	30–40%
mit schweren Folgen	
– heftiger Schwindel, erhebliche Unsicherheit und Schwierigkeiten bereits *bei* Gehen und Stehen im Hellen und anderen *alltäglichen Belastungen*	50–70%
– bei Unfähigkeit, ohne Unterstützung zu gehen oder zu stehen	80%
Ménière-Syndrom	
ein bis zwei Anfälle im Jahr	0–10%
häufigere Anfälle, je nach Schweregrad	20–40%
mehrmals monatlich schwere Anfälle	50%
Bleibende Hörstörungen und Ohrensausen sind zusätzlich zu bewerten.	

Nervensystem und Psyche

	MdE
Koordinations- und Gleichgewichtsstörungen zerebellarer Ursache je nach Gebrauchsfähigkeit der Gliedmaßen	40–100%
Hirnpathologische herdbedingte Ausfälle (z. B. Aphasie, Apraxie, Agnosie)	
leicht (z. B. Restaphasie)	30–50%
mittelgradig (z. B. mittelgradige, kombinierte Aphasie)	60–80%
schwer (z. B. fast totale bis totale kombinierte Aphasie)	100%
Zerebral bedingte Teillähmungen und Lähmungen (pyramidaler und extrapyramidaler Art)	
leichte Restlähmungen der Gliedmaßen	30%

Bei ausgeprägteren Teillähmungen und vollständigen Lähmungen ist die MdE aus Vergleichen mit den nachfolgend aufgeführten Gliedmaßenverlusten, peripheren Lähmungen und anderen Funktionseinbußen der Gliedmaßen abzuleiten.

	MdE
Epileptische Anfälle	
je nach Art, Schwere, Häufigkeit und tageszeitlicher Verteilung	
sehr selten	
(große Anfälle mit Pausen von mehr als einem Jahr; kleine Anfälle mit Pausen von Monaten)	40%
selten	
(große Anfälle mit Pausen von Monaten; kleine Anfälle mit Pausen von Wochen)	50–60%
mittlere Häufigkeit	
(große Anfälle mit Pausen von Wochen; kleine Anfälle mit Pausen von Tagen)	60–80%
häufig	
(große Anfälle wöchentlich oder Serien von generalisierten Krampfanfällen, von fokal betonten oder von multifokalen Anfällen; kleine Anfälle täglich) .	90–100%
nach drei Jahren Anfallsfreiheit bei weiterer Notwendigkeit antikonvulsiver Behandlung (wegen fortbestehender Anfallsbereitschaft)	30%

Ein Anfallsleiden gilt als abgeklungen, wenn ohne Medikation drei Jahre Anfallsfreiheit besteht. Ohne nachgewiesenen Hirnschaden ist dann keine MdE mehr anzunehmen.

Allgemeine Grundsätze zur Bildung der Gesamt-MdE bei Hirnschädigungen:

1. Hirnbeschädigung mit geringer Leistungsbeeinträchtigung	30–40%
2. Hirnbeschädigung mit mittelschwerer Leistungsbeeinträchtigung	50–60%
3. Hirnbeschädigung mit schwerer Leistungsbeeinträchtigung	70–100%
Psychische Störungen (je nach Art)	
leicht	40–50%
mittelgradig	50–70%
schwer	70–100%

	MdE
Zentrale vegetative Störungen als Ausdruck eines Hirndauerschadens (z. B. ausgeprägt Kopfschmerzen, Schwindel, Schlafstörungen, vasomotorische Störungen)	
leicht	30%
mittelgradig, auch mit vereinzelten synkopalen Anfällen	40%
mit häufigen Anfällen oder schweren Auswirkungen auf den Allgemeinzustand	50–60%
Gehirnerschütterung (reversible und morphologisch nicht nachweisbare Funktionsstörung des Gesamthirns)	
wenn Folgen wenigstens ein halbes Jahr andauern	
im ersten Jahr nach dem Unfall	10–20%
im zweiten Jahr nach dem Unfall	0–10%

Zur *Hirnleistungsschwäche* werden vor allem Beeinträchtigungen der Merkfähigkeit und der Konzentration, vorzeitige Ermüdbarkeit, Einbuße an Überschau- und Umstellungsvermögen und psychovegetative Labilität (z. B. Kopfschmerzen, vasomotorische Störungen, Schlafstörungen, affektive Labilität) gerechnet.

Herz und Kreislauf

Für die Bemessung der MdE ist weniger die Art einer Herz- oder Kreislaufkrankheit maßgeblich als die je nach dem vorliegenden Stadium des Leidens unterschiedliche Leistungseinbuße. Elektrokardiografische Abweichungen allein gestatten in der Regel keinen Rückschluß auf die Leistungseinbuße.

Auswirkungen des Leidens auf andere Organe (z. B. Lungen, Leber, Gehirn, Nieren) sind zu beachten.

Herzschäden

	MdE
(Herzklappenfehler, koronare Herzkrankheit, Kardiomyopathien u. a.)	
– *ohne* wesentliche Leistungsbeeinträchtigung (keine Insuffizienzerscheinungen wie Atemnot, angiöse Schmerzen) selbst bei gewohnter stärkerer körperlicher Belastung (z. B. sehr schnelles Gehen, [7–8 km/h],	

	MdE
schwere köperliche Arbeit), keine Einschränkung der Solleistung bei Ergometerbelastung	0–10%
– *mit* Leistungsbeeinträchtigung bei mittelschwerer Belastung (z. B. forsches Gehen [5–6 km/h], mittelschwere körperliche Arbeit), Beschwerden und Auftreten pathologischer Meßdaten bei Ergometerbelastung mit 75 Watt (wenigstens 3 Minuten)	20–40%
– mit Leistungsbeeinträchtigung bereits bei alltäglicher leichter Belastung (z. B. Spazierengehen [3–4 km/h], Treppensteigen bis zu einem Stockwerk, leichte köperliche Arbeit), Beschwerden und Auftreten pathologischer Meßdaten bei Ergometerbelastung mit 50 Watt (wenigstens 3 Minuten)	50–70%
mit zeitweiligen schweren Dekompensationserscheinungen	80%
– mit Leistungsbeeinträchtigung bereits in Ruhe (manifeste Ruheinsuffizienz), lang dauernde schwere Dekompensationserscheinungen	90–100%

(die angegebenen Wattzahlen sind auf mittleres Lebensalter bezogen)

Rhythmusstörungen

– ohne hämodynamische Auswirkungen, auch bei geringen subjektiven Erscheinungen	0–10%
– mit leichteren hämodynamischen Auswirkungen (geringe Belastungsinsuffizienz) bei Vorhofflimmern, gehäuften supraventrikulären oder ventrikulären Extrasystolen, gelegentlichen paroxysmalen Tachykardien	20–40%
– sog. maligne Rhythmusstörungen: Adams-Stokes-Anfälle und deren Äquivalente (z. B. bei totalem Block oder anfallsweisem Kammerflimmern, Kammerflattern), ungünstige Formen der ventrikulären Arrhythmien (z. B. salvenförmig auftretende oder vorzeitig während der T-Welle einfallende Extrasystolen), ungünstige Formen der faszikulären Blockierungen	50–80%

Eine darüber hinausgehende Leistungsbeeinträchtigung durch das Grundleiden ist gegebenenfalls zusätzlich zu berücksichtigen.

MdE

Nach Schrittmacherversorgung s. oben.

Funktionelle kardiovaskuläre Syndrome, orthostatische Hypotonie

mit leichten Beschwerden 0–10%

mit häufigen Schwindelerscheinungen und Kollapsneigung 20%

Höhere MdE-Werte kommen nur in seltenen Fällen in Betracht.

Objektivierung von Schwindelbeschwerden

Bezüglich der Objektivierung von Schwindelbeschwerden unterscheidet sich die gutachtliche Untersuchung nicht von der klinischen Untersuchung, die bereits im allgemeinen Teil des Buches eingehend dargelegt und im speziellen Teil anhand von Krankheitsbildern vertieft worden ist. Der Nachweis von Schwindel- und Gleichgewichtsstörungen wird am sichersten mit Hilfe von Befundkombinationen geführt, die u. U. über die fachbezogenen Grenzen hinausgehen. Manchmal sind charakteristische Einzelbefunde ausreichend, um den Kausalzusammenhang herzustellen und den Schwindel mit der erforderlichen Wahrscheinlichkeit zu belegen (z. B. paroxysmaler Lageschwindel, Belastungs-EKG usw.).

Der Verlauf einer peripheren vestibulären Störung korreliert in der Regel mit der Intensität des Spontannystagmus. In der Akutphase schlägt der horizontale Nystagmus intensiv (Reiznystagmus, Ausfallnystagmus), mit zunehmender Kompensation läßt er nach und ist ausschließlich oder nur noch durch Provokation (z. B. Kopfschütteln) oder überhaupt nicht mehr nachweisbar.

Eine thermische Erregbarkeitsstörung ist dagegen quantitativ nicht zu interpretieren. Die thermische Unerregbarkeit nach Labyrinthausfall bleibt auch nach vollständiger Kompensation bestehen.

Anhand der Drehprüfungen (Langzeitdrehung, Pendelprüfung) läßt sich das Kompensationsverhalten des Systems gut verfolgen. Mit zunehmender Kompensation verschwindet die Seitendifferenz der vestibulären Reaktion (vgl. Abb. 62). ENG-Verlaufskontrollen bestätigen dies.

Die wichtigste quantitative Aussage bei vestibulärer und nicht-vestibulärer Störung liefern die Koordinationsprüfungen, insbesondere die

Geh- und Stehteste (Abb. 114). Auch unter Laborbedingungen lassen sich verschiedene Schwierigkeitsgrade aufbauen. Diese Schwierigkeitsgrade sind nicht identisch mit den Belastungsstufen im alltäglichen Leben (vgl. MdE-Tabelle). Es besteht jedoch eine Annährung, die zur richtigen Einschätzung der Störung beiträgt.

Mit steigender Anforderung an das Gleichgewichtssystem werden bei fehlender oder unvollständiger Kompensation zunehmend deutlichere Abweichreaktionen und Unsicherheit erwartet.

Wer die schwersten Tests sicher absolviert, hat in der Regel keine ausgeprägte Gleichgewichtsstörung (MdE unter 10%). Wer schon beim Stehen mit geöffneten Augen erhebliche Schwierigkeiten hat und ggf. Bettruhe vorzieht, ist deutlich behindert (MdE 60–80%).

Nach dem gleichen Prinzip sind auch Kreislaufbelastungstests einzusetzen, wobei Belastungs-EKG, Ergometrie und Spirometrie wichtige Informationen liefern.

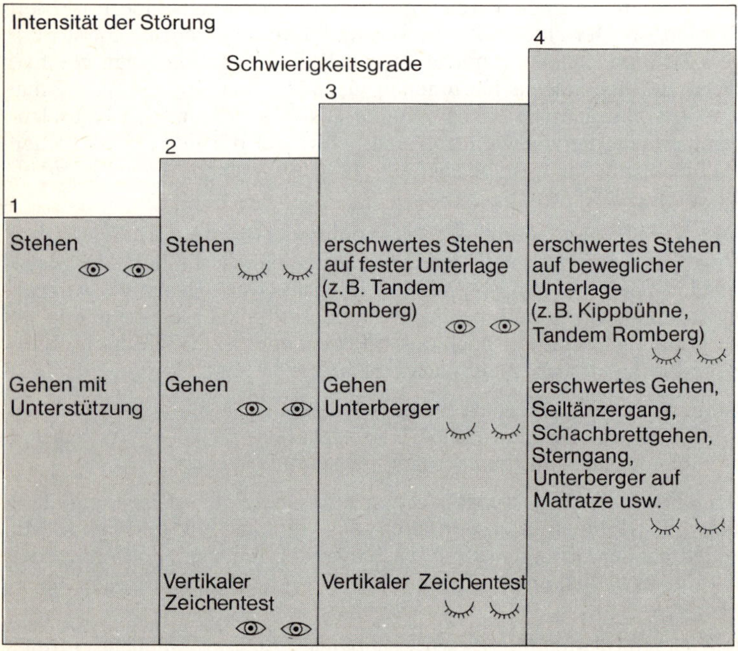

Abb. 114 Anforderung an das Koordinationsvermögen in 4 Stufen

Kardiale und pulmonale Insuffizienzen, die sich nicht medikamentös beherrschen lassen, führen zu einer MdE von 80–100%.

Eine MdE von 30% ist anzunehmen, wenn die Intensität der Störung bei Stufe 1 „gering“ ist, unter den folgenden Stufen aber erheblich zunimmt. Sind bei Stufe 1 bereits deutliche oder aber keine Störungen zu erkennen, liegt die MdE über 30% bzw. unter 30% (Abb. 114).

Bleibt ein entschädigungspflichtiger Dauerschaden zurück (MdE über 20%), so geht der Vorschaden mit in die Bewertung ein, wobei der Gutachter einen Ermessensspielraum hat, da eine rein numerische Subtraktion nicht angemessen ist.

Verschlimmerung

Der ursächliche Zusammenhang ist besonders zu prüfen, wenn eine anlagebedingte oder schicksalhafte Erkrankung nach einem Unfall erstmals in Erscheinung tritt oder sich eindeutig verschlimmert.

Wird nur eine *vorübergehende Verschlimmerung* angenommen, so ist bei der Zubilligung einer unfallbedingten Erwerbsminderung auch der Zeitraum anzugeben, nach dem die Verschlimmerung abgeklungen sein dürfte oder nach der sich das schicksalhafte Leiden ohne Einfluß äußerer Einwirkungen bis zur gleichen Stufe entwickelt hätte.

Bei einer *dauernden Verschlimmerung* wird im allgemeinen ein bleibender Einfluß des Unfallereignisses bei der Bemessung der Entschädigung zu unterstellen sein.

Liegt eine *richtungsgebende Verschlimmerung* vor, so muß auch die weitere Entwicklung des Leidens in vollem Umfang so anerkannt werden, als sei sie durch den Unfall selbst entstanden.

Schwindelbeschwerden nach Schädeltraumen

Unter Berücksichtigung der physiologischen Grundlagen der Gleichgewichtserhaltung sind nach Abschluß der klinischen Untersuchung drei Pausalurteile möglich.

- Der Schwindel ist auf eine Labyrinthstörung zurückzuführen (z. B. Felsenbeinquerbruch).
- Der Schwindel hat eine labyrinthäre und nicht-labyrinthäre Ursache (z. B. Felsenbeinquerfraktur und Commotio cerebri).
- Der Schwindel hat ausschließlich nicht-labyrinthäre Ursachen (z. B. Contusio cerebri, HWS-Schleudertrauma, Doppelbilder, Herzrhythmusstörung, Hypotonie usw.).

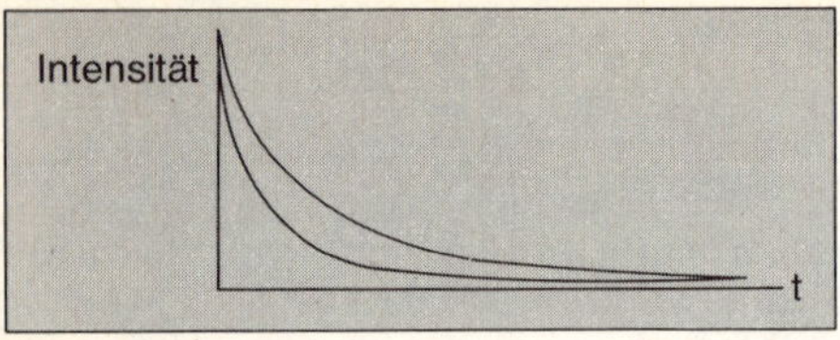

Abb. 115 Kompensation

Die Schilderung des posttraumatischen Verlaufes kann hierbei wichtige Anhaltspunkte für die richtige Beurteilung liefern und ist für die quantitative Aussage (MdE) entscheidend. Als posttraumatischer Dauerzustand sind je nach Schwere und Lokalisation des Traumas Kompensation, Teilkompensation oder Dekompensation mit ihren Untergruppen zu erwarten.

Kompensation

Nach einem traumatischen Labyrinthausfall ohne wesentliche zentrale Beteiligung ist bei jüngeren Menschen mit nahezu vollständiger Kompensation der Schwindelbeschwerden zu rechnen. Die MdE wegen der Schwindelbeschwerden liegt dann unter 10%. Die MdE wegen einseitiger Taubheit bei Normalhörigkeit der Gegenseite beträgt 15%.

Die Kompensationsphase dauert ca. 6–24 Monate. Postkommotionelle Schwindelbeschwerden sollten nach ca. einem Jahr vollständig abgeklungen sein (Abb. 115).

Empirische MdE-Einschätzung bei Schwindel nach Commotio cerebri:

MdE 100% während des Krankenhausaufenthaltes,
MdE 40–60% nach 4 Wochen,
MdE 10–20% nach 6–8 Monaten,
MdE 0% nach einem Jahr.

Teilkompensation

Teilkompensation wird entweder ausschließlich unter Belastung oder als Dauerzustand beobachtet.

Teilkompensation unter Belastung

Entsprechend den Belastungsstufen im täglichen Leben (s. S. 295) besteht eine Abhängigkeit der Teilkompensation von der Belastbarkeit, was sich letztlich in der Höhe der MdE niederschlägt. Erfahrungsgemäß sind Belastungen der Stufe 3 und 4 für diese Verlaufsform kennzeichnend (Abb. 116).

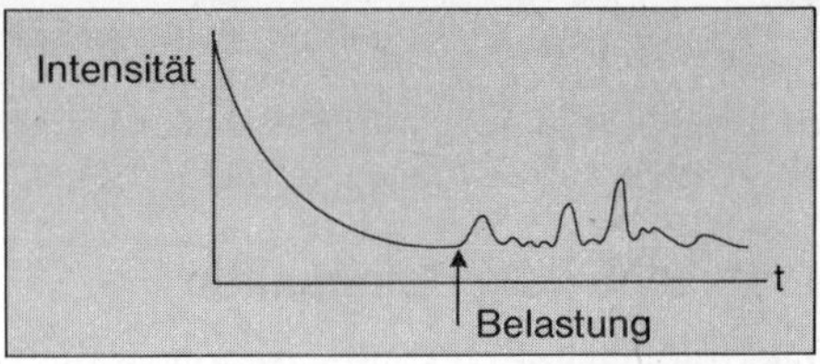

Abb. 116 Teilkompensation unter Belastung

Eine Analyse eines Gutachtenkollektivs (n = 72) aus der Universitäts-Hals-Nasen-Ohrenklinik Münster zeigte in dieser Gruppe einen hohen Anteil laterobasaler Frakturen (56%) beim Durchschnittsalter von 44 Jahren und zusätzlichen zentralen Störungen in einer Häufigkeit von 20%. Die MdE lag im Durchschnitt bei 20%.

Teilkompensation als Dauerzustand

Ein nicht beschwerdefreier Dauerzustand liegt vor, wenn unter niedriger Belastung, d. h. alltäglichen unvermeidbaren Tätigkeiten der Belastungsstufe 2 und 3 (s. S. 295) regelmäßig Beschwerden auftreten.

Ist eine Teilkompensation vorhanden, so muß der Gutachter daran denken, daß durch das Trauma mehrere Mosaiksteine im Gleichgewichtssystem verletzt worden sind. Andererseits kann natürlich auch schon ein erheblicher Vorschaden vorgelegen haben, so daß durch das Ereignis der Kompensationsmechanismus überfordert wird.

Bei zunehmender Belastung nehmen die Beschwerden in der Regel noch zu (Abb. 117).

Merke: Eine Aggravation muß ausgeschlossen werden.

Beispiele:

- Labyrinthausfall im hohen Alter,
- Schädel-Hirn-Trauma mit peripherer und zentraler Beteiligung,
- vestibuläre Läsion bei Hirngefäßsklerose, Muskeldystrophie, multipler Sklerose usw.,
- Labyrinthausfall bei Sehschwäche.

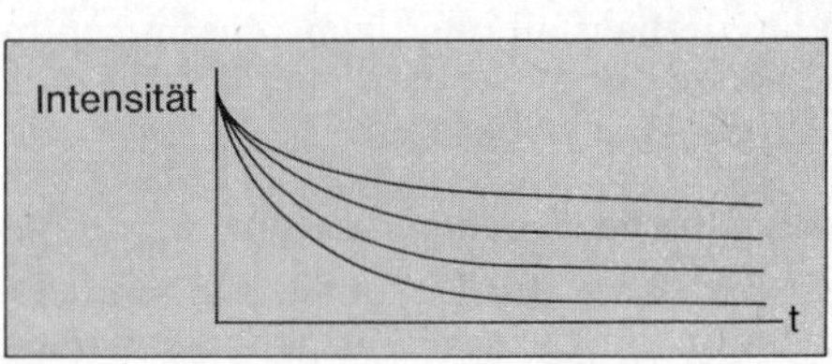

Abb. 117 Teilkompensation als Dauerzustand

Zusätzliche gleichgewichtsstörende Krankheiten wie multiple Sklerose, Defektheilung nach Meningitis, Alkoholismus, Medikamentenabusus, Herz-Kreislauflabilität, Arteriosklerose usw. sind als Mitursachen oder Vorschäden zu berücksichtigen.

Plötzliche Dekompensation

Die plötzliche Dekompensation während eines posttraumatischen Verlaufes kann durch Ereignisse mit zentraler oder peripherer Beteiligung wie HWS-Schleudertrauma, Herzinfarkt, Schlaganfall usw. eingeleitet werden (Abb. 118).

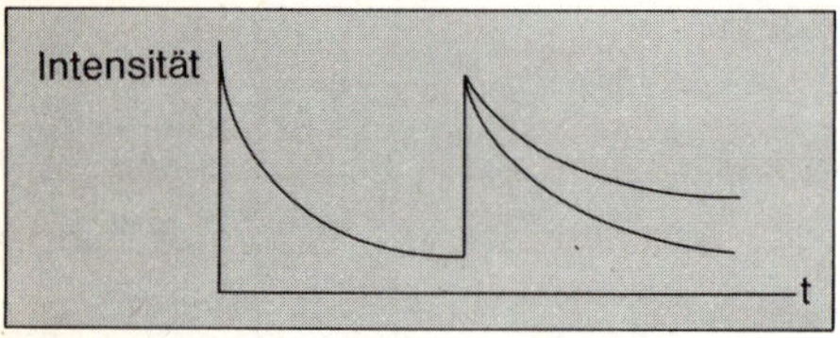

Abb. 118 Plötzliche Dekompensation

Je nach Ausgangsbefund vor dem Ereignis und Schwere der Verletzung oder der Erkrankung sind im weiteren Verlauf rückläufige Beschwerden im Sinne von Kompensation oder Teilkompensation zu erwarten.

Dekompensation

Dekompensation bedeutet, daß starker Schwindel und massive Gleichgewichtsstörungen bei niedriger Belastung oder sogar bei Bettruhe nachweisbar sind.

Dieser schwere Krankheitszustand ist praktisch in jeder Akutphase einer labyrinthären Störung oder eines Labyrinthausfalles oder unmittelbar nach Schädel-Hirn-Traumen vorhanden.

Dekompensation als Dauerzustand

Nur selten bleibt dieser schwere Zustand auf Dauer bestehen. Dies ist praktisch nur bei einem Zusammentreffen von z. B. Blindheit und Labyrinthausfall oder beim Zusammentreffen von Schädel-Hirn-Verletzungen und schweren neurologischen und internistischen Grundleiden denkbar (Abb. 119).

Allmähliche Dekompensation

Ist die Phase der Dekompensation überwunden, so kann nach Jahrzehnten durch das Hinzukommen unfallabhängiger Erkrankungen

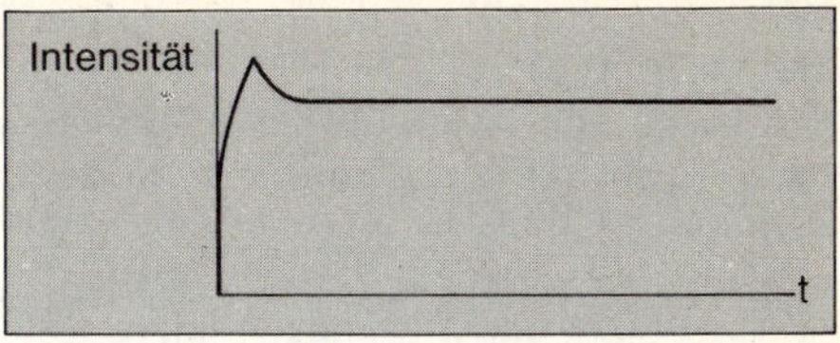

Abb. 119 Dekompensation als Dauerzustand

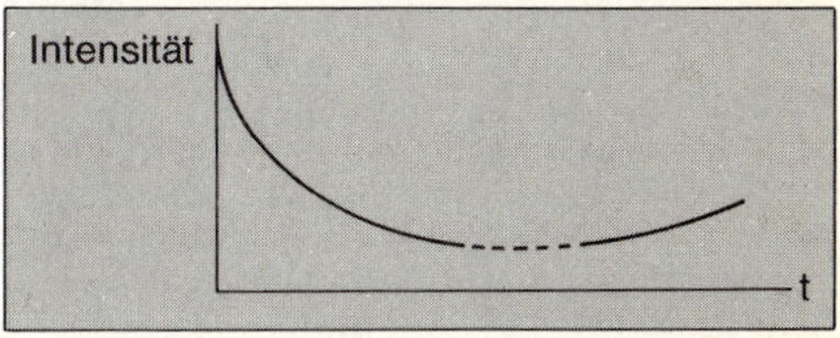

Abb. 120 Allmähliche Dekompensation

oder auch bei normalem Alterungsprozeß wieder eine allmähliche Dekompensation eintreten (Abb. 120).

Beispiel: Ein 68jähriger Maurer erlitt während des Krieges einen einseitigen Labyrinthausfall durch eine Schußverletzung, wobei das Gehirn nicht verletzt worden ist. Nach einem kurzen Lazarettaufenthalt ging er wieder mit einer Versorgungseinheit an die Front. Nach dem Kriege arbeitete er regelmäßig unter körperlicher Anstrengung im Baugewerbe. Mit 65 Jahren trat er in den Ruhestand und ist seither kaum mehr größerer Belastung ausgesetzt. Seit einem Jahr klagt er wieder zunehmend über Unsicherheit bei schnellen Bewegungen, begleitet von Schwindel.

Tauglichkeit

Führen eines Kraftfahrzeuges

Eine ärztliche Untersuchung ist für den Erwerb eines Führerscheines keine generelle Vorbedingung. Sie kann jedoch bei Bedenken gegen die körperliche und geistige Eignung von der öffentlichen Behörde in Form eines Gutachtens angefordert werden.

Je nach Situation kann dann die Verkehrsbehörde aufgrund des Sachverständigenberichtes die Fahrerlaubnis versagen, entziehen oder bedingt zuteilen. Behinderte Personen dürfen z. B. nur bestimmte Fahrzeuge benutzen und müssen sich regelmäßigen Kontrolluntersuchungen unterziehen.

Über die Verkehrstauglichkeit beim Vorliegen eines hirnorganischen Anfallsleiden hat die Deutsche EEG-Gesellschaft schon 1951 Richtlinien erarbeitet. Nach der z. Z. gültigen Fassung besteht bei Epilepsie mit mehreren Anfällen Fahruntauglichkeit, sofern die Anfälle ohne Vorboten oder Aura abrupt auftreten oder aus anderen Symptomen hervorgeht, daß der Kranke im Vorfeld des Anfalles nicht genügend Zeit oder Übersicht behält, sich rechtzeitig in Sicherheit zu bringen und den allgemeinen Verkehr nicht zu gefährden. Die Tauglichkeit wird neu überdacht, wenn der letzte Anfall über 3 Jahre ohne antikonvulsive Therapie zurückliegt, wenn im EEG kein pathologischer Befund zu erheben ist, und wenn sich ein einziger großer Anfall im Laufe von 3 Jahren nicht wiederholt hat. Eine weitere Ausnahme bilden Anfälle, die ausschließlich nachts auftreten.

Des weiteren besteht bei synkopalen oder hyperglykämischen Anfällen sowie häufigen Ohnmachten eine Fahruntauglichkeit, sofern diese Anfälle ohne Vorankündigung auftreten. Diese Vorbehalte gelten auch für einen Morbus Ménière mit unverhofft auftretenden Schwindelanfällen sowie für den Zustand akuter Labyrinthirritation. Erst nach eingetretener Kompensation mit praktischer Beschwerdefreiheit besteht nach einer vorübergehenden Labyrintherkrankung wieder Fahrtauglichkeit. Bei älteren Menschen ist generell die Kompensationsfähigkeit herabgesetzt, was die Fahrtauglichkeit negativ beeinflußt.

Die Kraftfahrzeugtauglichkeit ist bei lokalen und allgemeinen zerebralen Durchblutungsstörungen, atakischen Störungen, Parkinson-Syndrom, chronischer Intoxikation (Alkohol, Medikamente) und chronischen Psychosen in der Regel aufgehoben. Bei Zustand nach Hirnoperation oder nach Ohroperation mit postoperativen Schwindelbeschwerden kann allein der Heilverlauf darüber Auskunft geben, ob Fahrtauglichkeit wieder gegeben ist.

Führt ein Patient mit einer verkehrsgefährdenden Krankheit oder unter Medikamenten gegen ärztlichen Rat ein Fahrzeug, so stellt sich für den Arzt die Frage der Meldepflicht. Der Arzt *kann,* ist aber nicht verpflichtet, die Verkehrsbehörde zu informieren, wenn der Kranke eine echte Gefahr für den Straßenverkehr darstellt.

Nach einem Urteil des Bundesgerichtshofes vom 8. 10. 1968 (VI ZR 168/67) ist der Arzt berechtigt, nach Abwägen widerstreitender Pflichten, die Meldung an die Verkehrsbehörde über die ärztliche Schweigepflicht zu stellen.

Es ist unverständlich, warum der Gesetzgeber bei nahezu täglicher Zunahme des Verkehrsaufkommens diesbezüglich noch keine strengeren Maßstäbe ansetzt und die Kann-Bestimmung toleriert.

Nach persönlicher Einschätzung dürfte ein Großteil der Unfälle, die auf „menschliches Versagen“ zurückgeführt werden, Folge einer plötzlichen organisch bedingten Dekompensation sein. Inwieweit es sich hier um akute Schwindelsensationen bei z. B. hyper- oder hypotonen Krisen, Basilarisinsuffizienzen oder Innenohrattacken handelt, ist wissenschaftlich bisher noch nicht erfaßt. Die Häufigkeit derartiger Unfallursachen dürfte aber höher einzuschätzen sein als allgemein angenommen.

Da in dieser Gesellschaft kaum einer bereit ist, aus Krankheitsgründen freiwillig seinen Führerschein abzugeben, so kann von ärztlicher Seite nur eindringlich an die Eigenverantwortung der Erkrankten appelliert werden.

Luftfahrt

Die Richtlinien für die Feststellung der körperlichen Tauglichkeit des Luftfahrtpersonals, herausgegeben von der Bundesanstalt für Flugsicherung, sind in der Fassung von 1974 mit einer Ergänzung vom 4. 3. 1983 gültig.

Je nach vorgesehener Tätigkeit an Bord eines Flugzeuges (z. B. Linienflugzeugführer, Bordfunker usw.) werden 3 Tauglichkeitsklassen unterschieden. Ein Auszug der Tauglichkeitsanforderungen ist der Aufstellung in Tab. 31 zu entnehmen. Zur Feststellung der Flugtauglichkeit unterhält die Bundeswehr eigene flugmedizinische Institute. Neben den allgemeinen HNO-ärztlichen, neurologischen und internistischen Untersuchungen werden für die Abklärung einer möglichen Kinetoseneigung vestibulo-vegetative Belastungsteste (modifiziert nach **Graybiel**) und andere Provokationsmethoden eingesetzt.

Eine Überprüfung des Hörvermögens ist bei jeder Untersuchung eingeschlossen.

Die zivilen Luftfahrgesellschaften führen meist nur orientierende Untersuchungen auf werksärztlicher Basis durch. Bei speziellen Fragen ziehen sie öffentliche Institute mit entsprechenden Untersuchungseinrichtungen zu Rate. Bei allen Erstuntersuchungen für Tauglichkeitsgrad I ist ein Elektroenzephalogramm (EEG) abzuleiten.

Nach einer Contusio cerebri oder anderen Hirnverletzungen ist, unabhängig von dem Tauglichkeitsgrad, in jährlichen Abständen ein EEG anzufertigen.

Nach Commotio cerebri genügt ein EEG bei der nächsten Nachuntersuchung.

Besteht Verdacht auf eine zerebrale Funktionsstörung oder ein Anfallsleiden, so ist der Befund durch ein EEG zu klären. Weitere Untersuchungsmethoden sind im Untersuchungsbogen aufgeführt.

Tabelle 31 Tauglichkeitsanforderungen an Gehör und Gleichgewichtsorgane

Gehör

- Tauglichkeitsgrad Ia und IIa

  Bei der Prüfung mit dem Audiometer darf bei den Frequenzen 500, 1000, 2000, 3000 Hz der Hörverlust nicht mehr als 20 db, bei 4000 Hz nicht mehr als 40 db betragen

- Tauglichkeitsgrad Ib und IIb

  Der Hörverlust im Audiogramm darf bei Frequenzen 500, 1000, 2000, 3000 Hz nicht mehr als 40 db betragen. Ist der Hörverlust größer, so muß eine Kontrolle nach mindestens dreitägiger Lärmpause erfolgen. In Zweifelsfällen entscheidet die Sprachaudiometrie ohne und mit Geräuschkulisse, die dem Führerraumgeräusch entspricht.

- Tauglichkeitsgrad III

  Das Hörvermögen muß für Flüstersprache auf einem Ohr mindestens 1 m, für Umgangssprache mindestens 5 m betragen.

Gleichgewichtsorgan

Tauglichkeitsgrad I–III

Untauglich machen Störungen des Vestibularorgans, es sei denn, daß diese auf vorübergehender Erkrankung beruhen. Hierbei ist zeitlich Fliegeruntauglichkeit anzunehmen.

Wenn subjektive Störungen des Gleichgewichtssinnes angegeben werden oder die Prüfung ein stark überempfindliches Vestibularorgan ergibt, ist Untauglichkeit anzunehmen.

Neurologische Anforderungen

Tauglichkeitsgrad I, II und III

Untauglich machen:

- Neurolues,
- degenerative Erkrankungen des Zentralnervensystems,
- Traumafolgen des Zentralnervensystems. Insbesondere jeder irreversible Gehirnschaden,
- Tumoren des Zentralnervensystems und Zustand nach Tumoroperation,
- Folgen entzündlicher Erkrankungen des ZNS, die die normale Funktion wesentlich beeinträchtigen,
- Anfallanamnese und nachweisbare Anfall-Leiden (auch synkopale Anfälle, z. B. bei Hypotonie, Hypoglykämie, überempfindlichem Karotissinusreflex usw.),
- Migräne
- degenerative Erkrankungen des peripheren Nervensystems und der Muskulatur
- Verletzungen peripherer Nerven, die das Führen eines Luftfahrzeuges beeinträchtigen,
- Spina bifida, soweit sie mit neurologischen Ausfallserscheinungen einhergeht,
- erhebliche vegetative Übererregbarkeit mit Leistungsminderung,
- erhebliche oder generalisierte Ticks,
- Sonnenstich und Hitzschlag machen zeitlich untauglich.

Psychopathologische Befunde

Tauglichkeitsgrad I–III

Untauglich machen:

- bestehende oder überstandene sicher festgestellte endogene Psychosen.

Untauglich sind:

- psychopathische Persönlichkeiten, insbesondere Süchtige, die nach wissenschaftlicher Erfahrung durch ihre Sucht ihre Leistungsfähigkeit gefährden, Neurotiker und zu abnormen Erlebnisreaktionen Neigende,
- Schwachbegabte, auch bei sogenannter Lebensbewährung.

Simulation, Aggravation

Die Simulation von Schwindel und Gleichgewichtsstörungen dürfte dem aufmerksamen Untersucher kaum entgehen. Schon bei der Erhebung der Anamnese fällt auf, daß die Folgeerscheinungen des angeschuldigten Ereignisses nicht die charakteristischen Merkmale von schwindelauslösenden Erkrankungen aufweisen. Häufig fehlt eine Brückensymptomatik zwischen dem Zeitpunkt der Erkrankung und der Manifestation der Beschwerden.

In Zweifelsfällen muß ein neurologisch-psychiatrisches Gutachten klären, inwieweit sich eine Simulation von einer echten Psychose trennen läßt.

Stehen der Verlust des Führerscheines oder des Arbeitsplatzes auf dem Spiel, ist eher mit Dissimulation als mit Aggravation zu rechnen.

Bei den klinischen Untersuchungen fehlt oftmals die notwendige Kooperationsbereitschaft. Es besteht die Tendenz, objektive Messungen zu stören oder zu überlisten.

Ein ENG kann z. B. durch zahlreiche Lidschläge und willkürliche Augenbewegungen mit „Artefakten" überschwemmt werden, so daß die vestibuläre Reaktion nicht mehr zu erkennen ist. Außerdem läßt sich die Reaktion durch eine willkürlich gedrosselte Vigilanz beeinflussen (z. B. Sedativaeinnahme). Weniger anfällig auf Störartefakte ist das Langzeit-EKG. Vor der Beurteilung muß der Gutachter jedoch ausschließen, daß nicht eine vorübergehende Überdigitalisierung stattfand, um z. B. Endstreckenverlängerungen zu provozieren.

Das EEG reagiert wie das ENG auf Vigilanzschwankungen. Bei starker Konzentration tritt eine Besserung der Hirnaktivitäten auf, bei willkürlichem Schlafentzug wird die Grundaktivität negativ verändert.

Merke: In allen Zweifelsfällen, die sich eindeutig klären lassen, sind Beobachtungen unter klinischen Bedingungen anzuraten.

Am augenscheinlichsten sind simulierte Reaktionen bei den Koordinationsprüfungen. So wird beim Romberg-Versuch häufig ein überstarkes Schwanken und beim Gehen ein Einknicken in den Knien ohne echte Fallneigung demonstriert. Diese Unsicherheiten sind in der Regel verschwunden, sobald die Prüfungsbedingungen aufgehoben sind.

Der Gutachter sollte sich daher die Mühe machen, die Geh- und Stehfähigkeit auch außerhalb der Untersuchungsräume zu beobachten. Nötigenfalls sind auch hierbei stationäre Beobachtungen hilfreich.

Die posturographisch gemessenen rhythmischen Schwankungen um die eigene Körperachse (Abb. 121) verraten ein gut regulierbares

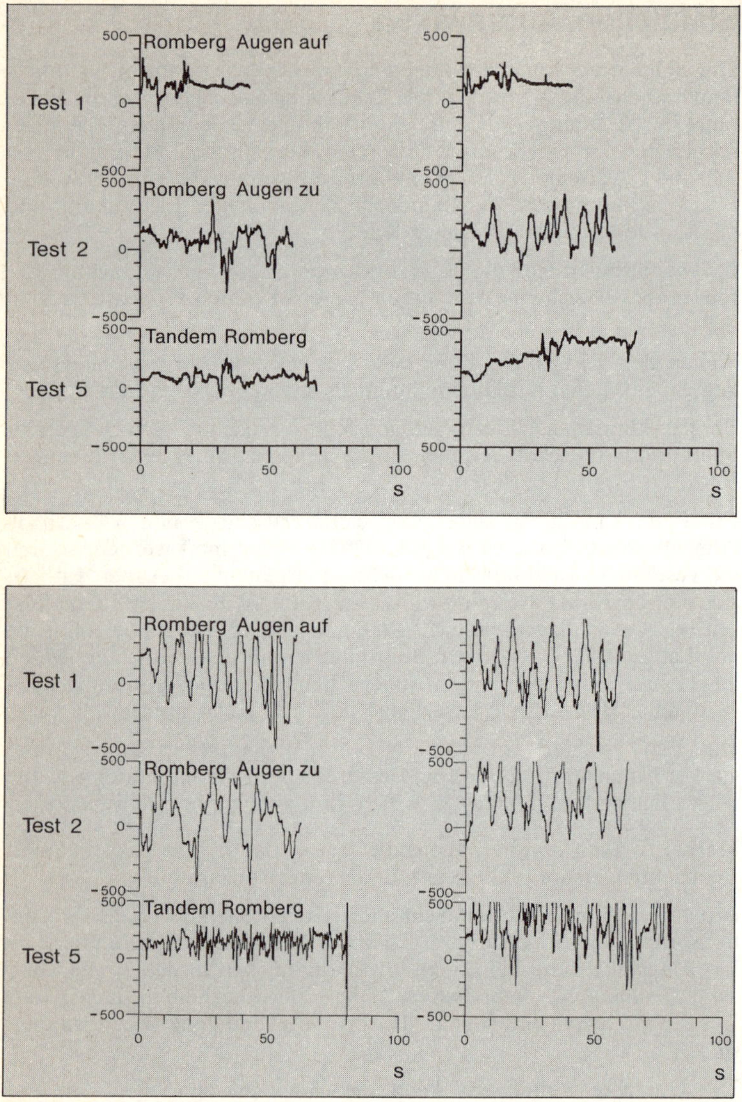

b

Abb. 121 Posturographisch dokumentierte Aggravationsmerkmale.
a Tandem-Romberg sicherer als einfacher Romberg mit geschlossenen Augen.
b Maximale Auslenkungen bei Romberg mit geöffneten Augen.

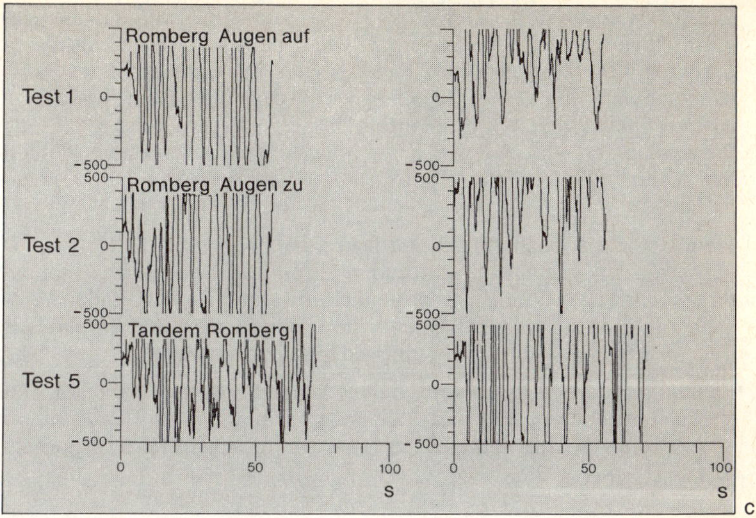

c Rhythmische Schwankungen, keine Differenz zwischen Romberg-Versuch mit geschlossenen und geöffneten Augen

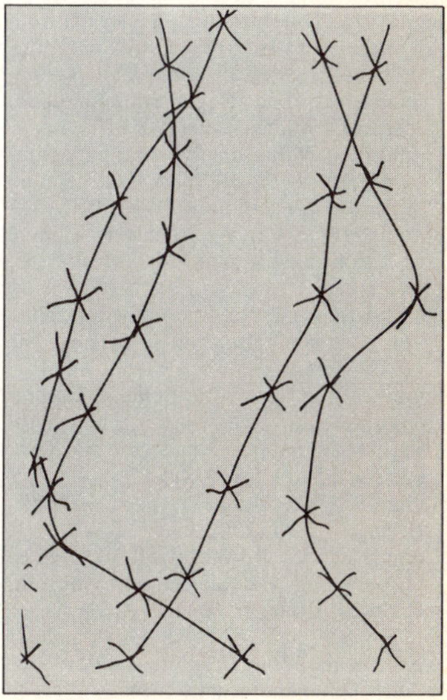

Abb. 122 Simulation im Vertikalen Zeichentest

Gleichgewichtssystem. Derartige Kurven sind bei echten Gleichgewichtsstörungen nicht produzierbar. Die Posturographie und insbesondere der Kippbühnenstehtest bieten weitere Möglichkeiten zur Aufdeckung einer Simulation. So müssen z. B. die gemessenen Ausschläge zu der Schwierigkeit jedes einzelnen Tests passen. Sind z. B. die Schwankungen während der Kippvorgänge geringer als beim Stehen auf fester unbeweglicher Plattform, so ist eine Simulation anzunehmen.

Häufig wird beobachtet, daß auf fester unbeweglicher Plattform stärkere Täuschungsmanöver stattfinden als auf der beweglichen kippbaren Standfläche. Offensichtlich lenken die ständig wechselnden Ausgangssituationen von dem eigentlichen Täuschungsmanöver ab. Der Test muß beendet sein, bevor eine Adaptation stattfindet.

Fehlende Kooperationsbereitschaft läßt sich auch im Vertikalen Zeichentest erkennen (Abb. 122). Sie äußert sich in übergroßen Zeichen, verwackelter Schrift, plötzlichem Abbruch, häufigem Richtungswechsel usw.

Weiterführende Literatur

Ammon, H. P. T.: Arzneimittelneben- und wechselwirkung. Wissenschaftliche Verlagsgesellschaft, Stuttgart 1981

Bárány, R.: Untersuchungen über den vom Vestibularapparat des Ohres reflektorisch ausgelösten rhythmischen Nystagmus und seine Begleiterscheinungen. Mschr. Ohrenheilk. 40 (1906) 193

Bárány, R.: Klinik des Bogengangapparates. Verh. d. Dtsch. Naturforscher und Ärzte 85. Versammlung (Wien 1913) 323

Barber, H. O., Ch. W. Stockwell: Manual of Electronystagmography. Mosby, St. Louis 1976

Baumgartner, G.: Neurologische Ursachen von Schwindelattacken. Internist 22 (1981) Heft 6, 315

Bender, F., E. Most: Die Behandlung bradykarder und tachykarder Herzrhythmusstörungen mit Herzschrittmachern. Internist. Welt 12 (1978) 642

Bethge, K.: Langzeitelektrokardiographie. Springer, Berlin 1982

Blömer, H. A., A. Wirtzfeld, W. Delius, H. Sebening: Das Sinusknotensyndrom. Perimed, Erlangen 1977

von Bodechtel, G.: Differentialdiagnose neurologischer Krankheitsbilder, 3. Aufl. Thieme, Stuttgart 1974

Boenninghaus, H.-G.: Ohrverletzungen. In Berendes, J., R. Link, F. Zöllner: Hals-Nasen-Ohren-Heilkunde in Praxis und Klinik, Bd. V, Ohr I. Thieme, Stuttgart 1979

Bohnert, B.: Schwindel. Kurzmonographien. Sandoz AG, Nürnberg 1976

Brandt, Th., W. Büchele: Augenbewegungsstörungen. Fischer, Stuttgart 1983

Brandt, Th., R. B. Doroff: Physical therapy for benign paroxysmal positional vertigo. Arch. Otolaryng. 106 (1980) 484

Brandt, F., W. Bles, F. Arnold, T. S. Kapteyn: Height vertigo and human posture. Advanc. Oto-Rhino-Laryng. 25 (1979) 88

Braunwald, E.: Heart Disease. Saunders, Phildelphia 1980

Breithardt, G., L. Seipel: Schwindel bei internen Grundleiden. In Morgenstern, C., M. Schirmer, K.-H. Vosteen: Gleichgewichtsstörungen. Perimed, Erlangen 1983

Brune, G. G., J. Schulte: Schwindel. Z. Allg.-Med. 58 (1982) 935

Christian, W.: Klinische Elektroenzephalographie, 3. Aufl. Thieme, Stuttgart 1982

Claussen, C. F.: Schwindel. Edition m + p Dr. Werner Rudat, Hamburg und Neu-Isenburg 1981

Cogan, D. C.: Syndrome of non syphilitic intentitial keratitis and vestibuloauditory symptoms. Arch. Ophthal. 33 (1945) 144

Decher, H.: Die zervikalen Syndrome in der Hals-Nasen-Ohren-Heilkunde. Thieme, Stuttgart 1969

Decher, H.: Die zervikalen Syndrome aus der Sicht der Oto-Rhin-Laryngologie. Wiss. Z. Wilhelm-Pieck-Univ., Rostock 1982

Dix, R., C. S. Hallpike: The pathology symptomatology and diagnosis of certain common disorders of the vestibular system. Ann. Otol. Rhinol. Laryngol. 6 (1952) 987

Feldmann, H.: Untersuchungen zur Verdeckung subjektiver Ohrgeräusche. Ein Beitrag zur Pathophysiologie des Ohrensausens. Z. Laryng. Rhinol. 48 (1969) 528

Feldmann, H.: Audiometrie bei Erwachsenen. In Berendes, J., R. Link, F. Zöllner: Hals-Nasen-Ohren-Heilkunde in Praxis und Klinik, Bd. V, Ohr I. Thieme, Stuttgart 1979

Feldmann, H.: Das Gutachten des Hals-Nasen-Ohren-Arztes, 2. Aufl. Thieme, Stuttgart 1984

Flügel, K. A.: Neurologische und psychiatrische Therapie. Perimed. Erlangen 1978

Frenzel, H.: Spontan- und Provokationsnystagmus, 2. Aufl. von Minnigerode, B., H. H. Stenger. Springer, Berlin 1982

Fukuda, T.: Vertical writing with eyes covered. Acta oto-laryng. (Stockh.) 50 (1959) 26

Goodhill, W.: Sudden deafness and labyrinthine window ruptures. Ann. Otol. 82 (1973) 2

Graybiel, A.: Prevention of motion sickness in a slow rotation room by incremental increases in strength of stimulus. NASA S. 187 (1970)

Gross, P., R. Schölmerich: Lehrbuch der Inneren Medizin. Schattauer, Stuttgart 1982

Hafter, E.: Praktische Gastroenterologie. Thieme, Stuttgart 1978

Haid, T.: Früherkennung des Akustikusneurinoms durch quantitative Neurootologie und radiologische Feindiagnostik. Frühmorgen, München 1981

Hallpike, C. S.: Die kalorische Prüfung. Pract. oto-rhino-laryng. (Basel) 17 (1955) 301

Helms, J.: Die chirurgische Therapie des Morbus Ménière. Arch. Otorhinolaryngol., Suppl. 1, 1985

Hornbostel, H., W. Kaufmann, W. Siegenthaler: Innere Medizin in Praxis und Klinik, Bd. I: Herz, Gefäße, Atmungsorgane, Endokrines System. Thieme, Stuttgart 1984

Huber, P., H. Krayenbühl, M. G. Yasargil: Zerebrale Angiographie für Klinik und Praxis. Thieme, Stuttgart 1979

Hülse, M.: Die zervikalen Gleichgewichtsstörungen. Springer, Berlin 1983

Jewett, D. L., J. S. Williston: Auditory-evoked far fields averaged from the scalp of humans. Brain 94 (1971) 681–696

Jongkees, L. B. W., M. Arslan, E. Wodak: Fortschritte der Hals-Nasen-Ohrenheilkunde, Bd. I. Karger, Basel 1953

Just, H. J.: Herzkatheterdiagnostik. Kardiologische Diagnostik in der Studienreihe Boehringer, Mannheim 1976

Karbowski, K.: Der Schwindel aus interdisziplinärer Sicht. Springer, Berlin 1981

Kornhuber, H. H.: Vestibular System Part 1 and Part 2. In: Handbook of Sensory Physiology, Vol. VI/1, VI/2. Springer, Berlin 1974

Krayenbühl, H., G. Yasargil: Zerebrale Angiographie für Klinik und Praxis, 3. Aufl. Thieme, Stuttgart 1979

Kuemmerle, H. P., N. Goossens: Klinik und Therapie der Nebenwirkungen. Thieme, Stuttgart 1984

Kuhl, W.: Der vestibuläre Schwindel. Enke, Stuttgart 1981

Kumpf, W.: Zur Methodik der Hörschwellenbestimmung. HNO 19 (1971) 209

Labhart, A.: Klinik der inneren Sekretion. Springer, Berlin 1978

Lange, G.: Die intratympanale Behandlung des Morbus Méniére mit ototoxischen Antibiotika. Laryng. Rhinol. 56 (1977) 409

Lehnhard, E.: Praktische Audiometrie. Thieme, Stuttgart 1978; 6. Aufl. 1985

Lehnhardt, E.: Klinik der Innenohrschwerhörigkeiten. Arch. Otorhinolaryngol., Suppl. 1, 1984

Lüderitz, B.: Therapie der Herzrhythmusstörungen. Springer, Berlin 1981

Lüderitz, B.: Herzrhythmusstörungen. In: Handbuch der inneren Medizin, Bd. IX/1. Springer, Berlin 1983

Ludin, H.-P.: Praktische Elektromyographie, 2. Aufl. Enke, Stuttgart 1981

Marx, H. H.: Medizinische Begutachtung. Thieme, Stuttgart 1977; 4. Aufl. 1981

Matz, D. R., P. Enders, G. Baumeister: Hyperinsulinismus. Neurologische und psychiatrische Aspekte. J. Neurol. 212 (1976) 177

Matz, D. R., G. Sitzer, A. Ludolph: Elektroencephalographie bei zerebralen Anfallsleiden. Nervenheilkunde 1. Schattauer, Stuttgart 1982

Megighian, D., C. L. Schmidt: Diagnostik der peripheren Vestibularisstörungen. In Berendes, J., R. Link, F. Zöllner: Hals-Nasen-Ohren-Heilkunde in Praxis und Klinik, Bd. VI. Thieme, Stuttgart 1980

Ménière, P.: Mémoire Sur des lésions de l'oreille interne donnant lien a des symptomes congestions cérebrale apoplectiforme. Gaz. méd. Paris, Ser. 3, 16 (1981) 597

Moore, E. J.: Bases of Auditory Brainstem-Evoked Responses. Grune & Stratton, New York 1983

Morgenstern, C.: Pathophysiologie, Klinik und konservative Therapie der Ménièrschen Erkrankung. Arch. Otorhinolaryngol., Suppl. 1, 1985

Morgenstern, C., M. Schirmer, K. H. Vosteen: Gleichgewichtsstörungen. Differentialdiagnose und Therapie. Perimed, Erlangen 1983

Moser, M., H. Simon: Der Cervikalnystagmus als objektiver Befund beim HWS-Syndrom und seine Beeinflußbarkeit durch Manualtherapie. HNO 25 (1977) 265

Most, E.: Die praktische Bedeutung der Balloneinschwemmherzkatheterisierung. Dtsch. med. Wschr. 101 (1976) 1533

Most, E.: Kardiomyopathien einschließlich entzündlicher Herzmuskelerkrankungen. Klinik der Gegenwart 2 (1982) 253

Most, E., U. St. Müller, G. Stefan, F. Bender: Die Bedeutung der M-Mode-Kontrastechokardiographie in der nichtinvasiven Diagnostik arteriovenöser Lungenfisteln. In Michel, D., G. Alber, Y. Thieme: Echokardiographie. Thieme, Stuttgart 1980

Mumenthaler, M.: Neurologie. Thieme, Stuttgart 1982

Mumenthaler, M., H. Schliack: Läsionen peripherer Nerven, Diagnostik und Therapie. Thieme, Stuttgart 1977; 4. Aufl. 1982

Nusser, E., G. Trieb, A. Weidner: Differentialdiagnostik des EKG. Schattauer, Stuttgart 1981

Pfaltz, C. R.: Pathophysiologische Aspekte und theapeutische Möglichkeiten beim Morbus Ménière. Laryng. Rhinol. 56 (1977) 396

Pfaltz, C. R., A. Meran: Sudden unilateral loss of vestibular function. Advanc. Oto-Rhino-Laryng. 27 (1981) 159

Planz, S.: Der vestibuläre Schwindel in der neurologischen Differentialdiagnose. Neurol. Psychiat. 6 (1980) 182

Poeck, K.: Neurologie. Springer, Berlin 1982

Pulec, J.: Ménière's Disease. Saunders, Philadelphia 1968

Radü, E.-W., B. E. Kendall, I. F. Moseley: Computertomographie des Kopfes. Technische Grundlagen – Interpretation – Klinik. Thieme, Stuttgart 1980

Reker, U., H. Rudert, U. Heimke: Untersuchungen zum vestibulären Recruitment. Z. Laryng. Rhinol. 54 (1975) 248–256

Riecker, G.: Therapie innerer Krankheiten. Springer, Berlin 1983

Roskamm, H., H. Reindell: Herzkrankheiten. Springer, Berlin 1982

Rudert, H., U. Reker: Saccus endolymphaticus Drainage bei Morbus Ménière. HNO 22 (1974) 317–319

Scheid, W.: Lehrbuch der Neurologie, 4. Aufl. Thieme, Stuttgart 1980; 5. Aufl. 1983

Scherer, H.: Das Gleichgewicht I. Springer, Berlin 1984

Scherer, H., A. H. Clarke, F. Baetke: Überlegungen zur Physiologie der kalorischen Gleichgewichtsreaktion. Konsequenzen aus den Ergebnissen des Weltraumexperimentes in Spacelab 1 vom Dezember 1983. Laryng. Rhinol. Otol. 64 (1985) 263–268

Schmidt, D.: Behandlung der Epilepsien medikamentös, psychosozial, operativ. Thieme, Stuttgart 1981; 2. Aufl. 1984

Schölmerich, P., H.-P. Schuster, H. Schönborn, P. P. Baum: Interne Intensivmedizin. Thieme, Stuttgart 1980

Schuknecht, H. F.: Cupulolithiasis. Arch. Otolaryng. 90 (1969) 765

Schuknecht, H. F.: Pathophysiology of endolymphatic hydrops. Arch. Ohr-, Nas., u. Kehlk.-Heilk. 212 (1976) 253

Silbernagl, S., A. Despopoulos: Taschenatlas der Physiologie, 2. Aufl. Thieme, Stuttgart 1983
Soyka, D.: Kurzlehrbuch der klinischen Neurologie. Schattauer, Stuttgart 1978
Stefan, G., E. Most: Echokardiographie. Thieme, Stuttgart 1981
Stenger, H. H.: Vestibularisuntersuchung in der Praxis. In Berendes, J., R. Link, F. Zöllner: Hals-Nasen-Ohren-Heilkunde in Praxis und Klinik, Bd. V, Ohr I. Thieme, Stuttgart 1980
Sterz, H.: Schwindel und Synkopen durch kardiovaskuläre Erkrankungen. Internist 22 (1981) 340
Stoll, W., A. Kühner: Objektive Ohrgeräusche durch arteriovenöse Mißbildungen im Bereich des Sinus transversus und Sinus sigmoideus. Laryng. Rhinol. 54 (1975) 388
Stoll, W.: Audiogrammanaloge Darstellung der thermischen Vestibularisprüfung. Laryng. Rhinol. 57 (1978) 818
Stoll, W.: Der akute Schwindelanfall. Notfallmedizin 4 (1978) 38
Stoll, W.: Die Begutachtung vestibulärer Störungen. Laryng. Rhinol. 58 (1979) 509
Stoll, W.: The reliability of Frenzel's Glasses and the optimal observation period for routine explorations. ORL (Karger, Basel) 45 (1981) 104
Stoll, W.: Der Vertikale Zeichentest. Arch. Otorhinolaryngol. 233 (1981) 201
Stoll, W.: Posttraumatische Schwindelbeschwerden aus der Sicht des Gutachters. Laryng. Rhinol. 60 (1981) 500
Stoll, W.: Der Kippbühnenstehtest. Arch. Otorhinolaryngol. 234 (1982) 105
Stoll, W.: Barotraumen des Ohres. Notfallmedizin 10 (1984) 708
Stoll, W.: Klinische Erfahrungen mit dem Vertikalen Zeichentest. Laryng. Rhinol. 63 (1984) 517
Studor, H.: Der internistische Patient und Schwindel. In Karkowski, K.: Der Schwindel aus interdisziplinärer Sicht. Springer, Berlin 1981
Tullio, P.: Forschung und Betrachtungen zur experimentellen Otologie und Phonetik. Mschr. Ohrenheilk. 64 (1930) 160
Unterberger, S.: Neue objective registrierbare Vestibularis-Körper-Drehreaktion, erhalten durch Treten auf der Stelle: Der „Tretversuch". Arch. Ohr-, Nas- u. Kehlk.-Heilk. 145 (1938) 478
Vosteen, K.-H., H. Schuknecht, C. R. Pfaltz, J. Wersäll, R. S. Kimura, C. Morgenstern, S. K. Juhn: Ménière's Disease. Thieme, Stuttgart 1981
Wodak, E., M. H. Fischer: Über die Armtonusreaktion. Z. Hals-, Nas.- u. Ohrenheilk. 3 (1922) 21 und Münch. med. Wschr. 6 (1922)
Wolter, M., H. Schliack: Neurologie. Urban & Schwarzenberg, München 1978

Sachverzeichnis

I

J

K

L

M

N

O